A. LAHME, S. KLEIN-VOGELBACH, I. SPIRGI-GANTERT

Berufsbedingte Erkrankungen bei Musikern

Springer-Verlag Berlin Heidelberg GmbH

Albrecht Lahme, Susanne Klein-Vogelbach,
Irene Spirgi-Gantert

Berufsbedingte Erkrankungen bei Musikern

Gesundheitserhaltende Maßnahmen,
Therapie und sozialmedizinische Aspekte

Mit einem Geleitwort von Horst-Peter Hesse

Mit 118 Abbildungen

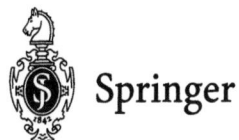

Springer

Dr. med. Albrecht Lahme
Belfortstr. 5
81667 München, Deutschland
und
c/o Richter-Herf-Institut
Universität Mozarteum

mit Musikersprechstunde
Lasserstr. 4
5020 Salzburg, Österreich

Susanne Klein-Vogelbach †
Georg und Susanne Klein-Vogelbach-Stiftung
Wiesentalstraße 126
7000 Chur, Schweiz

Irene Spirgi-Gantert
Haasenbergstr. 6
6044 Udligenswil/Luzern, Schweiz

Das Buch wurde initiiert von Susanne Klein-Vogelbach, Dr. med. h.c.
Leider konnte sie es in Zusammenarbeit mit den Autoren nicht mehr abschließen.
Der Verlag und die Georg und Susanne Klein-Vogelbach Stiftung danken Herrn Dr. A. Lahme, daß er die Autoren bis zum Abschluß des Buches herausgeberisch betreut hat.

ISBN 978-3-540-67115-2

Die Deutsche Bibliothek – CIP-Einheitsaufnahme
Lahme, Albrecht: Berufsbedingte Erkrankungen bei Musikern: gesundheitserhaltende Maßnahmen, Therapie und sozialmedizinische Aspekte / Albrecht Lahme; Susanne Klein-Vogelbach; Irene Spirgi-Gantert. – Berlin; Heidelberg; New York; Barcelona; Hongkong; London; Mailand; Paris; Singapur; Tokio: Springer, 2000

ISBN 978-3-540-67115-2   ISBN 978-3-642-58295-0 (eBook)
DOI 10.1007/978-3-642-58295-0

Dieses Werk ist urheberrechtlich geschützt. Die dadurch begründeten Rechte, insbesondere die der Übersetzung, des Nachdrucks, des Vortrags, der Entnahme von Abbildungen und Tabellen, der Funksendung, der Mikroverfilmung oder der Vervielfältigung auf anderen Wegen und der Speicherung in Datenverarbeitungsanlagen, bleiben, auch bei nur auszugsweiser Verwertung, vorbehalten. Eine Vervielfältigung dieses Werkes oder von Teilen dieses Werkes ist auch im Einzelfall nur in den Grenzen der gesetzlichen Bestimmungen des Urheberrechtsgesetzes der Bundesrepublik Deutschland vom 9. September 1965 in der jeweils geltenden Fassung zulässig. Sie ist grundsätzlich vergütungspflichtig. Zuwiderhandlungen unterliegen den Strafbestimmungen des Urheberrechtsgesetzes.

© Springer-Verlag Berlin Heidelberg 2000
Ursprünglich erschienen bei Springer-Verlag Berlin Heidelberg New York 2000

Die Wiedergabe von Gebrauchsnamen, Handelsnamen, Warenbezeichnungen usw. in diesem Werk berechtigt auch ohne besondere Kennzeichnung nicht zu der Annahme, daß solche Namen im Sinne der Warenzeichen- und Markenschutz-Gesetzgebung als frei zu betrachten wären und daher von jedermann benutzt werden dürften.

Umschlaggestaltung: de'blik, Berlin
Satz: K+V Fotosatz GmbH, Beerfelden

Gedruckt auf säurefreiem Papier   SPIN: 10760343   22/3133 as – 5 4 3 2 1 0

Geleitwort

Das professionelle Spiel eines Musikinstrumentes stellt an den Musiker höchste Ansprüche hinsichtlich Konzentration, multisensorischer Informationsverarbeitung und Gedächtnis und erfordert Spitzenleistungen der Feinmotorik. In der Praxis kommen zu den durch die Haltung des Instrumentes bedingten unsymmetrischen Belastungen des Körpers in vielen Fällen weitere Streßfaktoren durch unphysiologische Sitzbedingungen oder ungünstige Sicht auf mangelhaft beleuchtete Notenpulte. Trotz allem wird von den Spielern neben souveräner musikalischer Gestaltung eine fast unmenschliche Präzision und Unfehlbarkeit der Bewegungsabläufe erwartet. In ihrer Gesamtheit bedeuten diese Anforderungen an die psychischen und physischen Kräfte des Spielers eine enorme Belastung, die ihn nicht selten überfordert. „Berufsbedingte Erkrankungen", die Albrecht Lahme in diesem Band darstellt, können die Folge sein.

Daß Musiker für die Ausübung der Tonkunst, die vielen Menschen unsagbar viel Freude und erhebende Gefühle bringt, nicht selten mit gesundheitlichen Problemen bezahlen, ist viel zu lange verschwiegen worden. Als Lehrer an einer Universität der Künste kann ich den Autoren im Namen unserer Studierenden nicht genug dafür danken, daß sie in ihrem Buch nicht nur wertvolle Erfahrungen bei der Therapie von Erkrankungen mitteilen, sondern medizinisch sinnvolle Maßnahmen zur Prävention von Überlastungssyndromen anbieten. Möge dieses Buch ebenso wie *Musikinstrument und Körperhaltung*, das erste Buch der Autoren, das unter unseren Studierenden bereits großes Interesse gefunden hat, vielen Musikern helfen, Probleme zu bewältigen, die bisher manche Karriere belastet haben.

Salzburg, April 2000   Dr. Horst-Peter Hesse
                                                Professor am Mozarteum Salzburg

Vorwort

Das vorliegende Werk „Berufsbedingte Erkrankungen bei Musikern" ist die Ergänzung zum Buch „Musikinstrument und Körperhaltung".
 Im ersten Band wurde auf die medizinischen Grundlagen und auf die Prävention von beruflichen Überlastungsbeschwerden des Musikers aus der Sicht des Arztes, der Physiotherapeutin, des Musikpädagogen bzw. des praktizierenden Musikers eingegangen. Das Basistraining FBL Klein-Vogelbach für Musiker wurde ausführlich dargestellt.
 Band 2 widmet sich im ersten Teil der Früherkennung und Therapie funktioneller Störungen und damit der sekundären Prävention. Die Erklärung der funktionellen Zusammenhänge zwischen Stütz- und Bewegungsapparat aus Sicht des Orthopäden und Physiotherapeuten sowie aus der Sicht des Zahnarztes werden ausführlich beschrieben.
 Die Erkrankungen des Sehnengewebes, die bei Musikern sehr häufig anzutreffen sind, werden für den Musiker verständlich dargestellt. Es werden verschiedene Möglichkeiten vorgestellt, wie überlastete Strukturen entlastet werden können.
 In einem weiteren Kapitel werden mögliche Ursachen von Schmerzen aus somatischer und psychischer Sicht genannt. Im zweiten Teil des vorliegenden Werkes werden zusätzlich noch die Verschleißerkrankungen des Stütz- und Bewegungsapparats bei Musikern untersucht.
 Fallbeschreibungen von Musikerpatienten aus den verschiedenen Instrumentengruppen und deren fachübergreifende Diagnostik und Therapie werden in verständlicher Form dem Leser dargestellt. Die Grundlagen der weiterführenden Diagnostik und Therapie werden angeschnitten.
 Der handtherapeutischen Versorgung des Musikers gilt besondere Aufmerksamkeit, ferner auch den handchirurgischen Maßnahmen bei Musikern, die nur bei strenger Indikationsstellung durchgeführt werden dürfen.
 Sozialmedizinische Aspekte runden das Bild ab, die Erfahrungen einer Betriebsärztin von zwei großen Opernhäusern geben abschlie-

ßend noch einen Hinweis auf die komplexen Strukturen des Künstlerberufs.

Unser Dank gilt:
- den Koautoren, die mit ihren Beiträgen zur Vielfalt des Buchs beigetragen haben,
- allen Musikern, die uns zu diesem Projekt angespornt haben,
- Marga Botsch (Springer Verlag), die uns unermüdlich zum Arbeiten ermunterte,
- Stephanie Kaiser-Dauer für die sorgfältige Durchsicht des Manuskripts,
- Almas Schimmel-Sevim und allen, die an der Herstellung des Buchs beteiligt waren,
- allen, die uns in unserer Arbeit unterstützt haben und unseren akademischen Lehrern,
- Fabian Höpker (Logomed-Verlag, München) für die unentbehrliche, verdienstvolle Koordination zwischen Herausgeber und Verlag,
- Juliane von der Heyde für organisatorische Tätigkeiten,
- unseren Familien, die unsere Arbeit mit großem Verständnis begleitet haben.

Im April 2000

Albrecht Lahme
Irene Spirgi-Gantert

Literatur

Klein-Vogelbach S, Lahme A, Spirgi-Gantert J (2000) Musikinstrument und Körperhaltung. Eine Herausforderung für Musiker, Musikpädagogen, Therapeuten und Ärzte. Gesund und fit im Musikeralltag. Springer Berlin Heidelberg New York

Inhaltsverzeichnis

1 Gesundheitserhaltende Maßnahmen: Sekundäre Prävention 1

1.1 Früherkennung und Therapie funktioneller Störungen 1

1.1.1 Primäre konstitutionelle Gegebenheiten 2
Orthopädische Erkrankungen/Gegebenheiten 2
Seitliche Verkrümmung der Wirbelsäule (Skoliose) 2
A. Lahme
Wirbelgleiten (Spondylolisthesis) 6
A. Lahme
Scheuermann-Krankheit (Morbus Scheuermann) 8
A. Lahme
Sehnenvariationen der Finger am Beispiel
des Kleinfingers 10
A. Lahme
Stoffwechselstörungen am Beispiel der Gicht 11
A. Lahme
Gelenkinstabilitäten (Hypermobilität) 13
A. Lahme
Funktionelle Zusammenhänge des Kausystems mit
Beschwerden in Bewegungsapparat, Körper-
und Hals-Nasen-Ohren-Bereich 17
J. Lahme
Kausystem: Anatomische Grundlagen 20
Streßverarbeitung Zähneknirschen:
Überhöhte Aktivität im Kauorgan 24
Kiefergelenksstörungen und Probleme aus dem
Hals-Nasen-Ohren-Bereich: das Schmerz-Dysfunktions-
syndrom (SDS) 29

Zahn- und Mundkrankheiten vorbeugen
(Prophylaxe) 32
Kieferorthopädische Aspekte: Zahn- und
Kieferfehlstellungen bei Jugendlichen
und Erwachsenen 34
Bioverträglichkeit und Amalgamsanierung 38
Zahnmedizinische Ansatzverbesserungen 40
Hilfsmittel bei Spielbeschwerden 41

1.1.2 **Instrumentenspezifische Überlastungsbeschwerden** 45
Erkrankungen des Sehnengewebes (Tendopathien) 46
A. Lahme, J. Stingl
Anatomie des Sehnengewebes 46
Physiologie des Sehnengewebes 48
Erkrankungen des Muskel-Sehnen-Apparats:
Erscheinungsformen 51
Sehnenverletzungen 53
*Beschwerden durch Überlastung von Muskeln, Sehnen
und Bändern* 55
Beschwerden im Bereich des linken Arms
und der Hand 55
S. Scharf
Irritationen der Rotatorenmanschette 58
A. Lahme
Entzündung am Ansatz des Oberarm-Speichen-Muskels
(Styloiditis radii) 61
A. Lahme
Muskuläres Thoracic Outlet Syndrom 63
A. Lahme, S. Breier
Halswirbelsäulensyndrom durch Dauerbelastung/
Fehlbelastung der Halsmuskulatur (muskuloten-
dinotisches, pseudoradikuläres Zervikalsyndrom) 67
A. Lahme
Funktionelles Lumbalsyndrom 68
A. Lahme, T. Papoušek
*Generelle Behandlungsansätze bei instrumenten-
spezifischen Überlastungsbeschwerden* 71

1.1.3 **Therapieansätze aus Sicht der FBL Klein-Vogelbach** 74
S. Klein-Vogelbach, I. Spirgi-Gantert
*Schulung des Bewegungsverhaltens:
Therapeutische Übungen* 74
Funktionelle Bewegungslehre: Entlastungsstellungen 76

Prinzip der Entlastungsstellungen 76
Entlastungsstellungen für einzelne Wirbelsäulenabschnitte 79
Behandlungstechniken der FBL 80
Hubfreie Mobilisation 81
Mobilisierende Massage 81
Widerlagernde Mobilisation 81

1.2 Schmerz als Symptom – wo liegt die Ursache? 82

1.2.1 Somatischer Schmerz: Wahrnehmung und Verarbeitung 83
J. Stingl, A. Lahme
Schmerzentstehung: Der Musiker als Patient 83
Organische Ursachen 84
Subjektives Schmerzerleben: Musikerspezifische Faktoren 84
Schmerzbehandlung: Der Musikerarzt 88
Therapievorschläge 89

1.2.2 Kopfschmerz 92
A. Lahme
Ursachen und Erscheinungsformen 92
Schmerzleitung 93
Häufige Kopfschmerzarten bei Musikern 94
Nackenkopfschmerz (Zervikozephalgie) 94
Funktionelle Kopfgelenksyndrome 94
Spannungskopfschmerz (Muskelkontraktionskopfschmerz) 95
Schmerzbehandlung bei Berufsmusikern 96
Medikamentöse Behandlung 96
Neuraltherapie 97

1.2.3 Psychosomatische Aspekte 99
J. Stingl, A. Lahme
Konversionsneurosen 100
Ursachenforschung 100
Behandlung 102

1.3 Symptomatische Therapie – Frühphase der kausalen Therapie 103

1.3.1 Physikalische Verfahren 103
A. Lahme

2 Therapie und Rehabilitation: Tertiäre Prävention ... 107

2.1 Klinische Erkrankungen ... 107

2.1.1 Verschleißerkrankungen der Wirbelsäule und der Gelenke ... 107
A. Lahme
Zervikalsyndrom ... 108
Akuter Schiefhals ... 110
Akuter Bandscheibenvorfall ... 110
Chronische Nervenwurzelirritation (neuroradikuläres Zervikalsyndrom) ... 111
Kopfschmerzen, Schwindel (vertebrobasiläres Syndrom) .. 112
Beschleunigungsverletzung der Halswirbelsäule (sog. Schleudertrauma) ... 113
BWS-Syndrom ... 114
Degeneratives Lumbalsyndrom ... 116
Hexenschuß ... 116
Ischialgie ... 116
Akuter Bandscheibenvorfall ... 117
Facettensyndrom ... 118
Gelenkverschleiß (Arthrose) ... 119
Ursachen und Diagnose ... 119
Symptome ... 120
Therapie ... 120

2.1.2 Fokale Dystonie (Musikerkrampf, Beschäftigungskrampf, „Beschäftigungsneurose") ... 123
A. Lahme
Symptome ... 123
Ursachen ... 124
Behandlung ... 125

2.2 Beispiele aus der Praxis ... 126

2.2.1 Fallbeschreibungen aus den verschiedenen Instrumentenbereichen ... 127
A. Lahme, S. Klein-Vogelbach, I. Spirgi-Gantert, J. Lahme
Hohe Streicher ... 128
Geige 1 ... 128
Geige 2 ... 134
Bratsche ... 138

Tiefe Streicher	145
Cello	145
Blechblasinstrumente	149
Trompete	149
Holzblasinstrumente	157
Saxophon	157
Querflöte	164
Blockflöte	169
Tasteninstrumente	175
Klavier	175
Zupfinstrumente	182
E-Gitarre	182
Harfe	188
Schlaginstrumente	194
Schlagzeug	194

2.2.2 Zusammenfassung, Bewertung, statistische Daten 202
A. Lahme
Ergebnisse 202
Diskussion 203
Mögliche Beschwerdeursachen 203
Behandlungsvoraussetzungen 204

2.3 Weiterführende Diagnostik 205

2.3.1 Kernspintomographie 206
A. Lahme
Physikalische Grundlagen 206
Funktionsweise 207

2.3.2 Dreidimensionale computergesteuerte Haltungs- und Bewegungsanalyse 207
A. Lahme
Funktionsweise 210
Weitere Anwendungsbereiche 210

2.3.3 Digitale Bildgebung 212
A. Lahme
Funktionsweise 214

2.4 Weiterführende Therapie 215

2.4.1 Physikalische Medizin 215
A. Lahme

Physikalische Diagnostik	216
Therapieansätze	216
Ursachen von Schmerz	217
Behandlungsformen	217
Beispiel aus der Praxis	217
Physikalisch-medizinische Befundbeschreibung	218
Therapie	218

2.4.2 Sport/Sporttherapie 219
A. Lahme
Die Wahl der Sportart 219

2.4.3 Die handtherapeutische Versorgung des Musikers: Grundlagen, Möglichkeiten und Indikationen der Schienenbehandlung 220
Susanne Breier, Helmut Vedder
Besondere Aspekte der Schienenversorgung beim Musiker 221
Spezifische Ziele einer Schienenbehandlung 222
Spezifische Anforderungen an die Schienenkonstruktion .. 230
Klassifikation der Schienen nach statischem und dynamischem Wirkungsprinzip 232
Statische Schienen 232
Dynamische Schienen 233
Anatomie und Kinesiologie der Hand in bezug auf die Schienenkonstruktion 234
Die Hand in Funktionsstellung 235
Die Bedeutung der Handbögen 236
Aufklärung und Instruktion des Patienten 239
Spezielle Indikationen 239
Nervenkompressionssyndrome im Bereich des Unterarms 240
Entzündungen des Sehnengleitgewebes (Tendovaginitiden) 246
Überlastungsbeschwerden 249
Allgemeine Behandlungsrichtlinien bei Überlastungsbeschwerden 250
Ausblick 252

2.4.4 Handchirurgische Maßnahmen bei Musikern: Möglichkeiten und Grenzen 254
G. Straub
Typische Erkrankungen 255
Tendovaginitis stenosans de Quervain 255

Tendovaginitis stenosans („schnellender Finger",
„Triggerfinger") 255
Kompression des Mittelarmnervs (N. medianus)
am Handgelenk („Carpaltunnelsyndrom", CTS) 255
Ganglion carpi 256
N. radialis-Kompressionssyndrome 256
Supinator-Syndrom 257

3 Sozialmedizinische Aspekte 259

3.1 Soziale Sicherheit für Berufsmusiker 259
H.-M. von Heinz

3.1.1 Die arbeitsrechtliche Situation abhängig beschäftigter
Berufsmusiker 259

3.1.2 Die rechtspolitische Forderung nach Selbständigkeit 261

3.1.3 Versicherungspolitische Konsequenzen 263
Gesetzliche Krankenversicherung (GKV) 263
Gesetzliche Unfallversicherung (GVU) 265
Zusatzversorgung zur gesetzlichen Rentenversicherung ... 266

3.1.4 Forderung nach speziellen Rehabilitationseinrichtungen
für Berufsmusiker im Freistaat Sachsen 266

3.2 Der Betriebsarzt in szenischen Musiktheatern 268
W. Küntzel

3.2.1 Betriebsorganisation eines Musiktheaters 268
Berufskrankheiten und berufsbedingte Erkrankungen 272

3.2.2 Sicherheit und Arbeitsschutz
– wer trägt die Verantwortung? 273
Arbeitsschutzgesetz (ArbSchG), Arbeitssicherheitsgesetz
(ASiG) und Unfallverhütungsvorschriften (UVVen) 274
Aufgaben des Betriebsarztes 275
Arbeitsmedizinische Vorsorgeuntersuchungen 279
Arbeitsmedizinische Sprechstunden 282

3.2.3 Psychologie im Theater 283

3.2.4 Spezielle Arbeitsplatzprobleme 286
Arbeitsmedizin bei Orchestermusikern 287
Ergonomie am Arbeitsplatz 288

Lärmbelastung 290
Medikamenten- und Alkoholabhängigkeit 291
Die Situation älterer Orchestermusiker 292
Arbeitsmedizin bei Sängern 293
Belastungen für die Haut 293
Belastungen für Skelettsystem, Augen, Ohren
und Stimme 294
Impfschutz 295
Berufsunfähigkeit bei Orchestermusikern und Sängern ... 295

3.2.5 **Probleme der betriebsärztlichen Betreuung:
Zusammenfassung** 296

Sachverzeichnis 297

Beitragsautorinnen und -autoren

Susanne Breier
Forstenrieder Allee 59
81476 München
Deutschland

Dr. jur. Hans-Michael von Heinz
Sächs. Staatministerium für Soziales (SMS)
Alberststr. 10
01097 Dresden
Deutschland

Dr. med. Waltraud Küntzel
Seeshaupter Str. 13
81476 München
Deutschland

Dr. med. Albrecht Lahme
Belfortstr. 5
81667 München
Deutschland
Lasserstr. 4
5020 Salzburg
Österreich

Dr. med. dent. Ernst-Joachim Lahme
Fischergasse 1
88131 Lindau
Deutschland
Schulgasse 18
6850 Dornbirn
Österreich

Tanja Papoušek
Nordendstr. 41
80801 München
Deutschland

Stephan Scharf, Dipl. med.
Hochschule für Musik und Theater
Grassistr. 8
04107 Leipzig
Deutschland

Irene Spirgi-Gantert
Haasenbergstr. 6
6044 Udligenswil/Luzern
Schweiz

Dr. med. Julia Stingl
Zillestr. 42
10585 Berlin
Deutschland

Dr. med. Günther Straub
Pyhrgasstr. 1
4600 Wels/Thalheim
Österreich

Dr. med. Helmut Vedder
Klinik für Psychiatrie und Psychotherapie
Philipps-Universität Marburg
Rudolf-Bultmann-Str. 8
35033 Marburg
Deutschland

Gesundheitserhaltende Maßnahmen: Sekundäre Prävention

Der Begriff *sekundäre Prävention* bezeichnet gesundheitserhaltende Maßnahmen, die vor der Ausbildung einer klinischen Erkrankung getroffen werden können, wenn bereits ein Gesundheitsrisiko besteht. Darunter fallen die Früherkennung funktioneller Störungen, die noch keine strukturellen Veränderungen nach sich gezogen haben, und das Ausschalten eventueller Risikofaktoren.

1.1
Früherkennung und Therapie funktioneller Störungen

Orthopädische Gegebenheiten wie z.B. Gelenkinstabilitäten (Hypermobilitäten), Seitverbiegungen der Wirbelsäule und ähnliche konstitutionelle Varianten auch im kieferorthopädischen bzw. zahnmedizinischen Bereich, die schon *vor Aufnahme des Musikunterrichts* bestehen, sollten bereits beim Instrumentalanfänger diagnostiziert werden. In Abschn. 1.1.1 werden ihre Symptome und Behandlungsmöglichkeiten beschrieben. In Abschn. 1.1.2 geht es dann um Überlastungsbeschwerden, die *infolge des Instrumentenspiels* aufgetreten sind, aber noch nicht zu strukturellen Veränderungen der Gewebe des Stütz- und Bewegungsapparates geführt haben. Diese beiden Aspekte sind nicht nur für Ärzte und Physiotherapeuten interessant, sondern auch für Musikpädagogen, die so ihren Blick für potentielle Spielprobleme ihrer Schüler bzw. Studenten schärfen können.

In Abschn. 1.1.3 werden die Grundlagen einer bedeutenden Form der Physiotherapie, der Funktionellen Bewegungslehre (FBL) Klein-Vogelbach, erläutert. So können Patienten das Vorgehen des Therapeuten während der Therapie besser nachvollziehen und den Erfolg aktiv unterstützen. Physiotherapeuten erfahren, wie sie – nach Befundaufnahme und Formulierung des funktionellen Problems – die Therapie den Leitgedanken der Funktionellen Bewegungslehre entsprechend konzipieren können.

1.1.1
Primäre konstitutionelle Gegebenheiten

Orthopädische Erkrankungen/Gegebenheiten

Seitliche Verkrümmung der Wirbelsäule (Skoliose)
(Albrecht Lahme)

Eine nicht ausgleichbare fixierte Seitverbiegung der Wirbelsäule mit Verdrehung (Torsionskomponente) nennt man *strukturelle Skoliose* (Abb. 1.1, 1.2). Eine nicht fixierte Seitverbiegung heißt *funktionelle Skoliose* bzw. *skoliotische Fehlhaltung*.

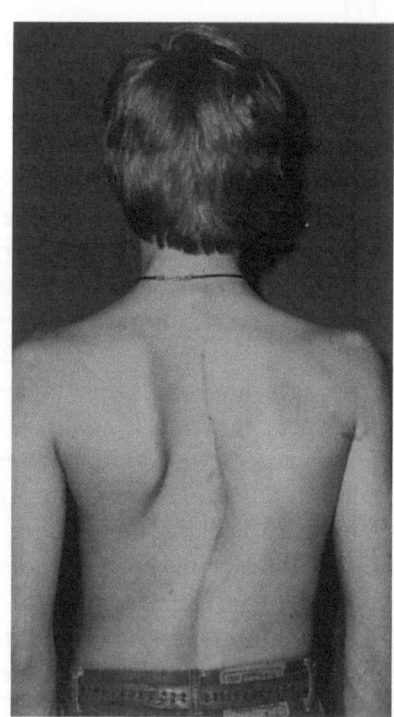

Abb. 1.1. Skoliose (Münzenberg 1988)

1.1 Früherkennung und Therapie funktioneller Störungen

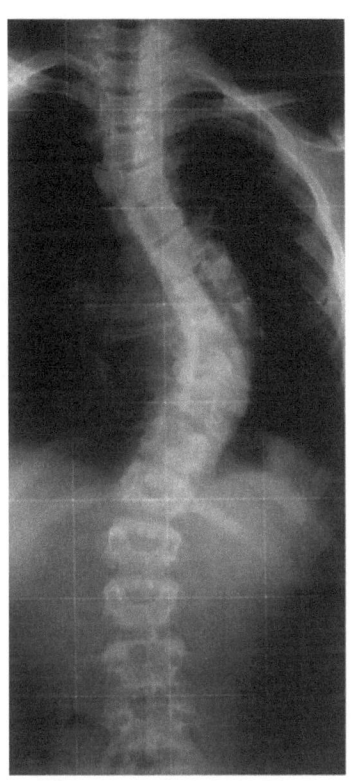

Abb. 1.2. Röntgenaufnahme bei Skoliose. Ausschnitt aus einer Ganzaufnahme der Wirbelsäule im Stehen (Münzenberg 1988)

Bei der *strukturellen Skoliose* sind zwei Aspekte gegeneinander abzugrenzen:
- die gleichsinnige Verdrehung der Wirbelkörper um die Längsachse des Körpers (Torsion) (Abb. 1.3) und
- die Verdrehung der Wirbelkörper gegeneinander (Rotation).

Torsion und Rotation gemeinsam führen zum sog. Rippenbuckel (Abb. 1.4).

Formen

Es gibt unterschiedliche Formen der Skoliose, die sich nach der Zahl der Krümmungen unterscheiden:
- c-förmige Skoliose (eine Krümmung),
- s-förmige Skoliose (zwei Krümmungen: Haupt- und Nebenkrümmung) und
- Tripelskoliose (drei Krümmungen).

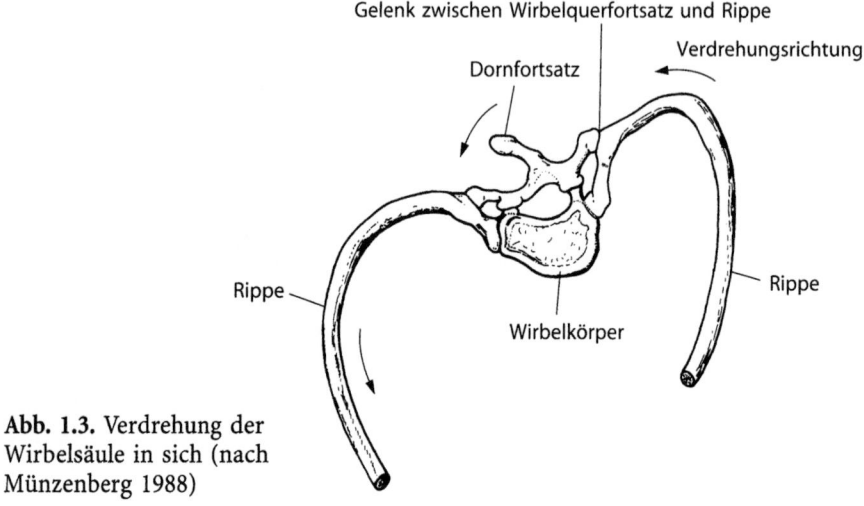

Abb. 1.3. Verdrehung der Wirbelsäule in sich (nach Münzenberg 1988)

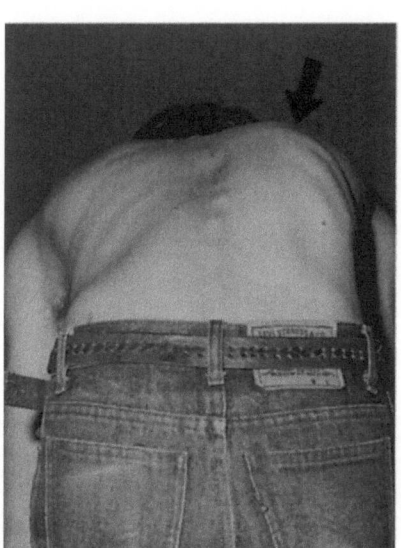

Abb. 1.4. Rippenbuckel, unter Rumpfbeuge zu diagnostizieren (Münzenberg 1988)

Mehrfachkrümmungen entstehen aufgrund der Tendenz der Wirbelsäule, die Hauptkrümmung durch Nebenkrümmungen zu kompensieren und damit wieder die Balance herzustellen.

Ursachen

Ein weiteres Unterscheidungsmerkmal ist durch die unterschiedlichen Ursachen von Skoliosen gegeben.

- Idiopathische Skoliose:
80 Prozent aller Skoliosen, Ursache nicht bekannt, evtl. erblich.
- Angeborene (kongenitale) Skoliose:
angeborene Wirbelfehlbildungen wie Blockwirbel, d.h. Zusammenwachsen mehrerer benachbarter Wirbelkörper.
- Neuromuskuläre Skoliose:
bei Lähmungen wie Kinderlähmung (Polio) oder spastischen Lähmungen.
- Skoliose bei Bindegewebsschwäche oder Systemerkrankungen: z.B. Marfan-Syndrom (siehe Abschn. „Gelenkinstabilitäten", S. 13 ff, S. 52).
- Posttraumatische Skoliose:
nach Unfällen mit Wirbelbrüchen.
- Statische Skoliose:
bei Beinverkürzung mit Beckenschiefstand (konvexe Krümmung zur verkürzten Seite hin im Bereich der Lendenwirbelsäule).
- Rachitische Skoliose:
durch Vitamin-D-Mangel in der Wachstumsphase verursachte Knochenerweichung (Osteomalazie); nahezu ausgestorben.

Behandlung

Die frühzeitige Behandlung einer Skoliose ist sehr wichtig, da sie nur während des Wachstums sinnvoll ist bzw. Aussichten auf Erfolg hat.

Je nach Schweregrad und Ursache der skoliotischen Verformung sind folgende Arten der Behandlung möglich:
- Physiotherapie zum Ausgleich muskulärer Dysbalancen, zur Korrektur der Hauptkrümmung und zur Erhaltung bzw. Verbesserung der Beweglichkeit der Wirbelsäule. Strukturelle Skoliosen lassen sich allerdings auf diese Weise nicht heilen.
- Transkutane elektrische Stimulation von Muskelgruppen an der Seite der Konvexität.
- Korsett. Das Korsett muß Tag und Nacht bis zum Wachstumsende konsequent getragen werden.
- Zurückbiegende (reklinierende), korrigierende Gipsverbände, -mieder oder Zugbehandlung (Extension).
- Operative Korrektur. Eine Operation ist bei Winkelgrößen ab 40 Grad bereits im Alter von 13 Jahren und bei Winkelgrößen von 45 bis 50 Grad im Alter zwischen 13 und 18 Jahren angezeigt, wenn trotz entsprechender Vorbehandlung ein starkes Fortschreiten zu beobachten ist.

> Bei Überlastung bzw. Fehlhaltung am Instrument kann eine Skoliose körperliche Beschwerden verstärken. Daher muß sie als primäre Erkrankung immer konsequent behandelt werden.

Wirbelgleiten (Spondylolisthesis)
(Albrecht Lahme)

Eine weitere primäre Erkrankung, die sich in Form von Rückenschmerzen im Lendenbereich äußert, ist das Wirbelgleiten (Spondylolisthesis). Bei der Spondylolisthesis verschieben sich die Wirbel aus ihrer normalen Lage. Ursache ist die Spondylolyse, eine knöcherne Kontinuitätsunterbrechung (Lockerung und Lösung eines Wirbels) im Bereich des Wirbelbogens zwischen dem kopfwärts (kranial) und fußwärts (kaudal) gelegenen Gelenkfortsatz. Die Spondylolyse ist eine angeborene Störung, kann aber gelegentlich auch durch Überlastung entstehen.

Das Gleiten des Wirbels beginnt meist erst mit dem 20. Lebensjahr und tritt in ca. 80 Prozent der Fälle am Übergang zwischen 5. Lendenwirbel und Kreuzbein und in ca. 20 Prozent der Fälle zwischen dem 4. und 5. bzw. dem 3. und 4. Lendenwirbelkörper auf. Nach Meyerding (Münzenberg 1988) gibt es 5 Stadien des Wirbelgleitens (Abb. 1.5).

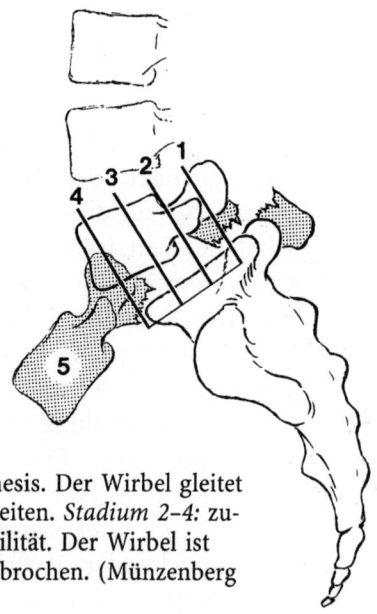

Abb. 1.5. Meyerding-Stadien der Spondylolisthesis. Der Wirbel gleitet nach vorne und unten. *Stadium 1:* geringes Gleiten. *Stadium 2-4:* zunehmendes Gleiten. *Stadium 5:* völlige Immobilität. Der Wirbel ist vollständig verrenkt, der Dornfortsatz ist abgebrochen. (Münzenberg 1988)

Symptome

Neben Beschwerden in der Lendengegend (lumbosakraler Übergang) sind bisweilen auch Symptome einer Überbelastung der Bänder und Muskelansätze der Rückenstreckermuskulatur bzw. der kurzen Drehmuskulatur der Wirbelsäule zu beobachten. Bei ausgeprägtem Wirbelgleiten strahlt der Schmerz gelegentlich auch einseitig oder gar doppelseitig in die Beine aus. Klinisch zeigt sich eine deutlich vermehrte Hohlkreuzbildung.

Diagnose

Die Verschiebung der Wirbelkörper gegeneinander ließ sich bisher nur durch Röntgenfunktionsaufnahmen der Lendenwirbelsäule (Aufnahme in maximaler Vorwärts- und maximaler Rückneigung) darstellen. Neuerdings läßt sich die segmentale Beweglichkeit der Wirbelsäule während des gesamten Vorneigungs- bzw. Seitneigungsvorgangs mittels der dreidimensionalen Wirbelsäulenanalyse auf Ultraschallbasis darstellen (siehe Abschn. 2.3.2). Der Vorteil dieser Methode besteht in der Dokumentation der funktionellen Beweglichkeit und Stabilität der Wirbelsäule beim Vorwärts- und Seitneigen bei fehlender Strahlenbelastung. Diese Form der Diagnostik sollte in Zukunft auch bei der Prävention von Wirbelsäulenerkrankungen zum Standard werden.

Behandlung

Die Spondylolysthesis wird meist konservativ behandelt. Bei Kindern im Wachstumsalter kann bei einer erstgradigen Spondylolysthesis noch eine Ruhigstellung in einem individuell modellierten *Gipskorsett* vorgenommen werden, um so u.U. die Spondylolyse knöchern zu überbrücken. Wird diese knöcherne Überbrückung nicht in angemessener Zeit erreicht, erfolgt eine Ruhigstellung im *Kunststoffkorsett*.

Krankengymnastik zur Kräftigung der Rückenstrecker- und Bauchmuskulatur ist die Therapie der ersten Wahl. Bei Erwachsenen mit stärkeren Beschwerden kann ein *Überbrückungsmieder* angefertigt werden.

Bei fortschreitendem Wirbelgleiten mit neurologischen Begleiterscheinungen muß gelegentlich eine *Fusionsoperation* zur Stabilisierung vorgenommen werden. Zur Klärung der Diagnose kann zunächst versuchsweise eine Fixierung mittels eines von außen zugänglichen Spannungs- und Haltungsapparats (Fixateur externe) vorgenommen werden. Können dadurch die lumbalen Kreuzschmerzen gebessert werden, so läßt sich in einer zweiten Operation per Plattenosteosynthese (Verbindung der Wirbelkörper durch eine angeschraubte Platte) mit einer Wirbelfusion mittels autologer Knochenspäne (Knochenmaterial aus dem Beckenkamm) eine innere Stabilisierung erreichen.

Scheuermann-Krankheit (Morbus Scheuermann)
(Albrecht Lahme)

Eine weitere Erkrankung der Wirbelsäule im Wachstumsalter ist die sog. Scheuermann-Krankheit (Morbus Scheuermann). Beim Morbus Scheuermann stirbt das Knochengewebe im Bereich der Wirbelkörper ab, und die Wirbelkörper werden nicht mehr ausreichend ernährt. Es kommt zu Wirbelkörpereinbrüchen (Keilwirbel) und zu einer Verformung des betroffenen Wirbelsäulenabschnitts nach hinten (Buckel/ Kyphose).

Die Scheuermann-Krankheit kann sich im Alter von 10 bis 18 Jahren aufgrund einer Ernährungsstörung des Knochengewebes in Zusammenhang mit dem Wirbelkörperwachstum entwickeln. Dies führt zur Ausbildung eines Rundrückens. Rückenschmerzen sind im Anfangsstadium eher selten, nehmen jedoch im weiteren Verlauf immer mehr zu.

Diagnose

Klinisch zeigt sich immer ein kompensatorisches Hohlkreuz (Lendenlordose), so daß das Gesamtbild der Wirbelsäule einen hohlrunden Rücken ergibt. Häufig kommt es auch zu einer Seitverbiegung der Brustwirbelsäule ohne Drehkomponente, wie sie bei der funktionellen Skoliose (siehe S. 2) zu finden ist.

Bei Röntgenaufnahmen sind folgende Auffälligkeiten zu erkennen (Abb. 1.6):
- Unregelmäßigkeiten der Wirbelkörperdeckplatten,
- Keilwirbelbildung mit Verschmälerung des ventralen (vorderen) Anteils des Wirbelkörpers,
- sog. typische Deckplatteneinbrüche mit halbrunden Lückenbildungen im Bereich der Wirbelkörperdeckplatte (Schmorl'sche Knötchen).

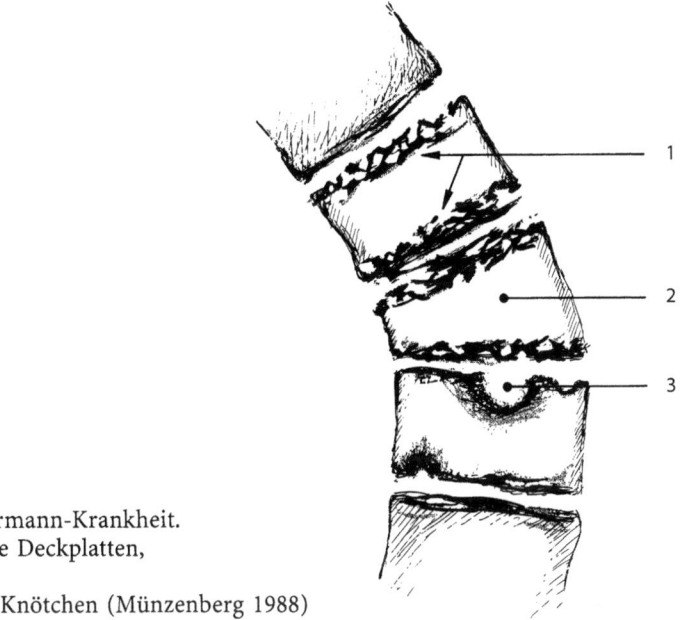

Abb. 1.6. Scheuermann-Krankheit.
1 = unregelmäßige Deckplatten,
2 = Keilwirbel,
3 = Schmorl'sche Knötchen (Münzenberg 1988)

Behandlung

Die Behandlung der Scheuermann-Krankheit besteht in der Aufrichtung der Brustkyphose und im Ausgleich der kompensatorischen Lendenlordose. Eine konsequente *Physiotherapie* mit drei Sitzungen pro Woche ist unerläßlich. Sportarten wie Rudern oder Rennradfahren sollten vermieden werden.

Stärkere Buckelbildungen sollten bis zum abgeschlossenen Wirbelsäulenwachstum mit einem maßgefertigten *Stützkorsett* (z.B. Hohmannsches Reklinationsmieder) behandelt werden.

Im Rahmen der Prävention sollte bei Musikschülern die Wirbelsäule besonders ausführlich untersucht werden.

Eine Scheuermann-Krankheit sollte bei Instrumentalisten immer ausgeschlossen werden. Gerade bei Pianisten kann es zu Wirbelkörperverformungen im Bereich der Brustwirbelsäule (BWS) kommen, die dann in der Folge immer stärkere Rückenprobleme verursachen können, da der Bandscheibenverschleiß schnell fortschreitet.

Sehnenvariationen der Finger am Beispiel des Kleinfingers
(Albrecht Lahme)

An die 40 Prozent aller Menschen weisen eine anatomische Variante auf: Die Flexorensehnen des kleinen Fingers und des Ringfingers, teilweise auch die des Mittelfingers, sind bis zu einem gewissen Punkt zusammengewachsen (Abb. 1.7). Diese Variante ist auf eine fehlerhafte Trennung der Sehnen in der Embryonalzeit zurückzuführen.

Diagnose

Festzustellen ist diese Sehnenvariation durch einen einfachen klinischen Test, bei dem der kleine Finger gebeugt werden soll, während die übrigen gestreckten Finger festgehalten werden (Abb. 1.8a). Ist eine Beugung des kleinen Fingers nur in Zusammenhang mit dem Ringfinger möglich (Abb. 1.8b), liegt eine Sehnenvariation vor.

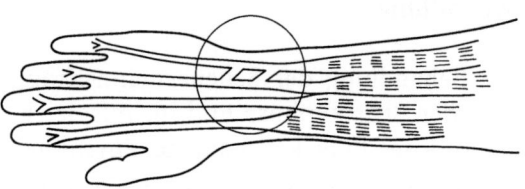

Abb. 1.7. Schematische Darstellung der Sehnenverbindungen zwischen Ringfinger und kleinem Finger (Norris 1995)

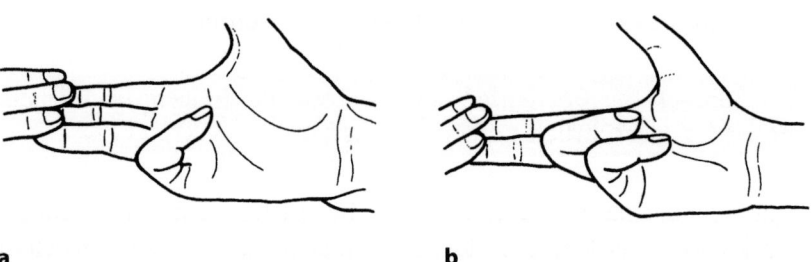

a   b

Abb. 1.8a,b. Überprüfung der Hand auf Sehnenvariationen. a Kann der kleine Finger bei gestrecktem Zeige-, Mittel- und Ringfinger im ersten Fingergelenk (PIP) gebeugt werden, liegt keine Sehnenvariation vor. b Ist die gemeinsame Beugung von Kleinfinger und Ringfinger nur begrenzt möglich (gemeinsam mit dem Mittelfinger), sind die Sehnen aller drei Finger zusammengewachsen (Norris 1995)

> Sehnenvariationen äußern sich bei Streichern und Gitarristen häufig darin, daß sie bei Doppelgriffen, Lagenwechseln usw. Schwierigkeiten mit dem kleinen Finger haben.

Da infolgedessen bestimmte Griffkombinationen nicht einwandfrei zu meistern sind, wird oft vermehrt geübt und dabei versucht, die Finger zu spreizen. So entsteht mechanischer Streß und Schmerz meist entlang den ellenseitigen Beugemuskeln am Unterarm (ulnarseitige Flexoren).

Behandlung

Als Therapie empfehlen sich vorsichtige *Dehnungs- und Stärkungsübungen* im Sinne einer ergotherapeutischen Behandlung. Allerdings ist diese Sehnenverbindung oft so stark ausgeprägt, daß alleinige Dehnung nicht hilft. Dann ist eine *handchirurgische Spaltung* möglich, die allerdings keinen Erfolg garantiert. Eine weitaus einfachere Variante für den Musiker besteht im Erstellen entsprechender Fingersätze.

Stoffwechselstörungen am Beispiel der Gicht
(Albrecht Lahme)

Wichtige primäre Störungen, die das Instrumentenspiel dauerhaft negativ beeinträchtigen können, sind Erkrankungen der Gelenke infolge von Erbkrankheiten, Stoffwechselstörungen oder Infekten. Eine der häufigsten Gelenkerkrankungen ist die Gicht (Arthritis urica). Dabei handelt es sich um eine teils in akuten Schüben, teils von vornherein chronisch verlaufende Purinstoffwechselstörung. Sie ist charakterisiert durch Abscheidung von harnsauren Salzen an verschiedenen Körperstellen, besonders in den Gelenken und ihrer Umgebung.

Formen

Je nach Ursache unterscheidet man zwischen
- primärer und
- sekundärer Gicht.

Die *primäre Gicht* ist eine angeborene Stoffwechselstörung. Unter diese Kategorie fallen z. B. Störungen der Harnsäureausscheidung in den Nierenkanälchen (Tubulussystem der Niere), von denen bereits Kinder und Jugendliche betroffen sein können.

Die bei weitem häufigere Form der Gicht ist die *sekundäre Gicht*, die ernährungsbedingt durch Zufuhr von zuviel Purinen entsteht. Purine werden zu Harnsäure abgebaut. Verantwortlich für die Erhöhung des Harnsäurespiegels sind hauptsächlich Fleisch, Schokolade, Rotwein, Bier. Folgen sind nicht nur schmerzhafte Gelenkentzündungen, sondern – vielmehr als bisher beachtet – auch Entzündungen der Weichteile. Hiervon sind meist Patienten ab 40 Lebensjahren betroffen.

Symptome

Der sog. *akute Gichtanfall* tritt häufig nach einer stark purinhaltigen Mahlzeit auf. Dabei kommt es zu starken Schmerzzuständen mit Schwellung, Rötung und Überwärmung bestimmter Gelenke. Die häufigste Form ist die sog. Podagra, die Gicht des Großzehengrundgelenks. Weitere häufige Lokalisationen sind die Sprunggelenke und das Kniegelenk (Gonagra). Man findet Gichtanfälle jedoch auch im Bereich der oberen Gliedmaßen, z. B. am Handgelenk (Chiragra). Langfristig ist durch die entzündliche Reaktion des Gewebes, die durch Ablagerung der Harnsäure-Kristalle ausgelöst wird, eine lokale Verformung des skelettalen Systems möglich. Ein Funktionsverlust der betroffenen Gelenke ist die Folge.

Diagnose

Bei der Blutuntersuchung zeigt sich vor allem ein erhöhter Harnsäurespiegel. Zusätzlich wird auch eine Vermehrung der weißen Blutkörperchen (Leukozytose) und eine Erhöhung der Blutsenkung festgestellt.

Harnsäureablagerungen gibt es jedoch auch in den Weichteilen um die Gelenke herum. Die Gichtknoten (Tophi) finden sich vermehrt am Ohrläppchen, können aber auch im Bereich der Fingergelenke oder auch in der Muskulatur nachgewiesen werden.

Im Röntgenbefund sieht man u. U. deutlich abgegrenzte Knochendefekte im Bereich der Köpfchen der Mittelfußknochen bzw. an der Basis des Grundgelenks.

Behandlung

Pathologisch sind Harnsäurewerte von mehr als 7,5 mg/dl im Blut (beim Mann) bzw. von mehr als 6 mg/dl (bei der Frau). Erstrebenswert sind Werte von max. 3,5 bis 4 mg/dl.

Im Vordergrund der Behandlung steht eine Ernährungsumstellung (übermäßige Fleischzufuhr, Schokolade, Rotwein vermeiden).

Basische Mineralwasser fördern die Harnsäureausscheidung.

Beim akuten Gichtanfall setzt man therapeutisch zunächst Entzündungshemmer (Antiphlogistika) ein und ferner *Medikamente*, die die Harnsäureausscheidung stimulieren, in schweren Fällen auch das Colchizin (Alkaloid der Herbstzeitlosen). Als Dauermedikation wird Allopurinol verabreicht, ein Enzymhemmer, der den Abbau der Purine in Harnsäure verhindert.

Bei bereits nachgewiesenen Gelenkveränderungen im Bereich des Großzehengrundgelenks sollten als orthopädisches Hilfsmittel auch weiche *Bettungseinlagen* nach Abdruck eingesetzt werden.

Gelenkinstabilitäten (Hypermobilität)

Gelenkinstabilitäten bzw. -überbeweglichkeiten sind keine Erkrankung im eigentlichen Sinn, sondern vielmehr Varianten innerhalb eines Normspektrums. Daher braucht jede Gelenküberbeweglichkeit ihre individuelle Prävention und ggf. Therapie.

Eine klinische Beschreibung der Hypermobilität lieferte bereits Hippokrates. Das Volk der Skythen (in der heutigen Ukraine) hatte so lockere Gelenke, daß seine Krieger ihre Bögen nicht anspannen konnten, um Pfeile abzuschießen. Besonders das Schulter- und Ellenbogengelenk der Skythen sei sehr instabil gewesen.

Allerdings wurde der Gelenkhypermobilität dann erst im späten 19. Jahrhundert wieder Aufmerksamkeit geschenkt, als entsprechende Krankheitsbilder und Syndrome (z.B. Marfan-Syndrom, Ehlers-Danlos-Syndrom) beschrieben wurden. Man stellte fest, daß Gelenkinstabilitäten über das Erbgut weitergegeben werden. Kirk et al. (1967) definierten das Hypermobilitätssyndrom (HMS) bei Patienten mit sog. lockeren Gelenken und später auftretenden Beschwerden im Muskel-Knochen-Bereich, die ihrer Ursache nicht in einer Rheumaerkrankung haben.

Gelenkhypermobilitäten bei *Musikern* wurde bisher zuwenig Aufmerksamkeit geschenkt. Bei einer angeborenen Hypermobilität der

Gelenke neigt der Instrumentalist von vorne herein dazu, mit zuviel Kraftaufwand zu spielen. Der Pädagoge hingegen erhält häufig den (falschen) Eindruck eines lockeren Instrumentalspiels.

> Der *Gelenküberbeweglichkeit* sollte bei jeder Untersuchung des Stütz- und Bewegungsapparates des Musikers besondere Aufmerksamkeit zukommen.

Überlastungsbeschwerden infolge Gelenküberbeweglichkeiten werden oft als psychogene/psychosomatische Störungen fehlinterpretiert.

> So lag bei Nicolo Paganini vermutlich eine Gelenküberbeweglichkeit im Sinne eines Marfan-Syndroms vor. Bei Patienten mit Marfan-Syndrom (*generalisierte*, d. h. den ganzen Körper betreffende Bindegewebserkrankung mit unterschiedlicher Ausprägung der befallenen anatomischen Strukturen) sollten Pädagoge, Arzt und Therapeut darauf achten, dem Patienten bei einer adäquaten Instrumentenwahl behilflich zu sein. Besonders das Blech- oder Holzblasinstrumentenspiel kann zu einer übermäßigen Belastung des Kreislaufs und der Atemwege führen. Abb. 1.9 zeigt einen jungen Trompeter mit Marfan-Syndrom.

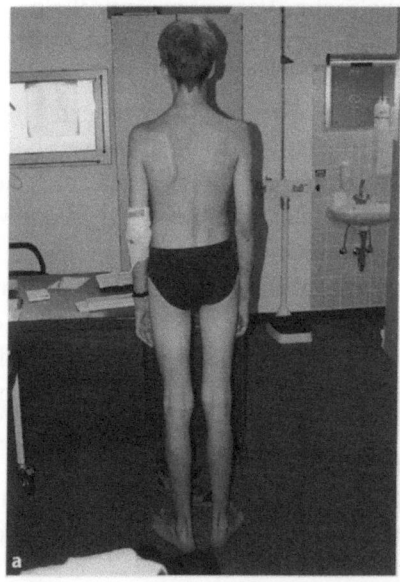 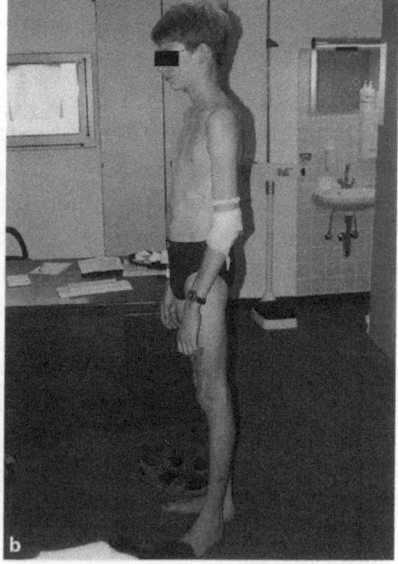

Abb. 1.9 a, b. Junger Trompeter mit Marfan-Syndrom **a** von hinten, **b** von der Seite

Symptome

Bei hypermobilen Patienten treten muskuläre Überlastungsbeschwerden vor allem *nach* und nicht während ungewohnter Tätigkeiten auf.

> Für einen Musiker mit instabilen Gelenken wird das Instrumentalspiel bereits bei einem mehrtägigen Aussetzen zur „ungewohnten Tätigkeit". Beginnt er dann wieder zu üben, können sich mehrere Stunden anhaltende Überlastungsbeschwerden einstellen.

Da auch die Wirbelsäule von einer Hypermobilität betroffen sein kann, treten Störungen wie z.B. chronischer Rückenschmerz, Bandscheibenvorfall oder Wirbelgleiten (Spondylolisthesis) besonders bei hypermobilen Patienten auf. Im Englischen spricht man bei hypermobilen Frauen mit „unerklärlichen Rückenschmerzen" vom „Loose Back Syndrom". Auch sog. „Wachstumsschmerzen" in der Kindheit haben ihre Ursache häufig in Gelenkinstabilitäten.

Eine Hypermobilität im Sinne des Marfan-Syndroms kann sich auch in Störungen äußern, die nicht die Gelenke betreffen. So kann es zu Krampfadernbildung (Varicosis), Bauchwandhernien und am Herz (kardial) zum Vorfall der Herzklappe (Mitralklappenprolaps) kommen. Daher spricht man hier von einer „generalisierten" Erkrankung.

Diagnose

Zur Diagnostik der Hypermobilität wird meist das Einteilungssystem nach Beighton et al. (1989) verwendet (Abb. 1.10). Der Patient erhält für jede Übung eine gewisse Punktzahl, nach der am Ende der Grad seiner Hypermobilität bestimmt wird. Wir haben dieses Einteilungssystem auf die Musiker abgestimmt und noch erweitert. Folgende Kriterien wurden von uns hinzugefügt:
- vermehrte Rückneigungsfähigkeit (Reklination) der Halswirbelsäule/des Kopfes,
- vordere Instabilität der Schultergelenke (d.h. die Schulter kann nach vorne fast ausgerenkt werden),
- Handgelenksinstabilität,
- Instabilität der Fingergrundgelenke (MP-Gelenke) und/oder der Mittelgelenke (PIP-Gelenke) und/oder der Endgelenke (DIP-Gelenke) der Finger,

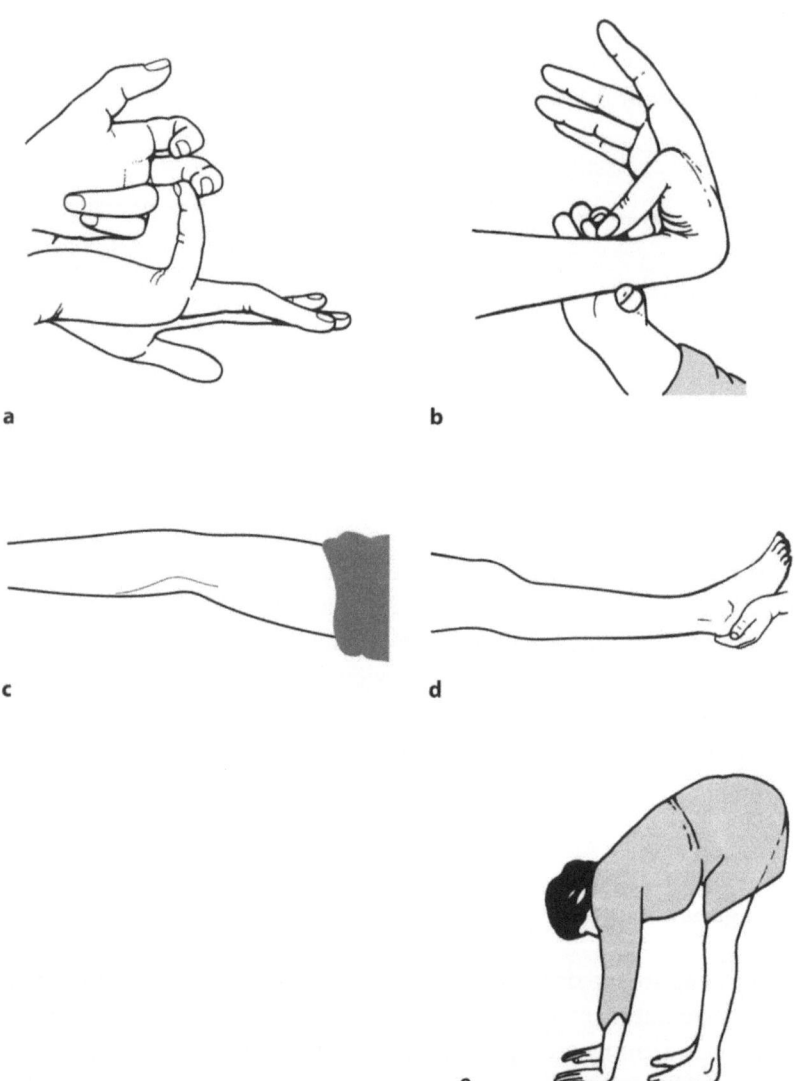

Abb. 1.10 a–e. Einteilungssystem nach Beighton zur Diagnostik der Hypermobilität. **a** Passive Überstreckung (Dorsalextension) des kleinen Fingers über 90 Grad, **b** passive Annäherung des Daumens zur Beugeseite des Unterarms, **c** Überstreckung (Hyperextension) des Ellenbogens über 10 Grad, **d** Überstreckung (Hyperextension) des Knies über 10 Grad, **e** Vorwärtsneigung des Oberkörpers bei voll durchgestreckten Knien, so daß die Handflächen flach auf dem Boden aufliegen (Beighton et al. 1989)

- Instabilität der Daumensattelgelenke,
- vermehrte Hüftabspreizung (Spagat),
- Fußdeformitäten (Knick-/Senk-/Spreizfuß).

Zur Überprüfung der Beweglichkeit der Wirbelsäule bedienen wir uns der dreidimensionalen Wirbelsäulenanalyse zur segmentalen Bestimmung von Hyper- oder Hypomobilitäten der Wirbelsäule (siehe Abschn. 2.3.2). Hier ist allerdings festzustellen, daß Bewegungseinschränkungen in einem Segment bzw. Wirbelsäulenabschnitt häufig mit einer Überbeweglichkeit in anderen Segmenten kompensiert werden.

Die Stabilität des Schultergelenks sowie der Langfingergelenke und des Daumengrund- bzw. Sattelgelenks können mittels klinischer Untersuchung überprüft werden.

Funktionelle Zusammenhänge des Kausystems mit Beschwerden in Bewegungsapparat, Körper- und Hals-Nasen-Ohren-Bereich
(Joachim Lahme)

Verspannungen im Bewegunsapparat wie „Halswirbelsyndrom", „Schulter-Arm-Syndrom", „Schmerz-Dysfunktionssyndrom", „Fokale Dystonie", Migräneanfälle, Atmungsstörungen, Sensibilitätsstörungen und -ausfälle, Ansatzschwächen bei Bläsern usw. – diese und ähnliche Probleme sind bei allen Musikern weit verbreitet. Nach unserer Erfahrung ist jeder zweite Musiker davon betroffen.

Um die Ursachen für die vielen Symptome zu finden, muß der Patient zunächst ganzheitlich, d.h. interdisziplinär bzw. von verschiedenen Fachärzten untersucht werden, damit die Therapie „an der Wurzel" ansetzen kann. Entspannungstechniken wie Autogenes Training, Alexandertechnik, Feldenkrais, Kinesiologie, Focusing o.ä., Spritzen oder andere ärztliche Eingriffe können zwar kurzfristig hilfreich sein, setzen jedoch meist nur am Symptom an, verschieben die Probleme. Oft machen sie eine Therapie an der Ursache (kausale Therapie) unmöglich.

> Geduld von seiten des Arztes und des Musikers bildet die Basis für eine erfolgreiche Diagnostik und Therapie.

Im folgenden geht es darum, das Bewußtsein des Musikers für die Wichtigkeit des *Kausystems*, seine Funktion und die physiologischen Zusammenhänge mit den übrigen Körperfunktionen zu wecken. Das Kausystem nimmt im Bewegungsapparat eine Schlüsselstellung ein. Seine Funktionen sind nicht nur die Nahrungszerkleinerung, die Sprachproduktion und der Ausdruck von Emotionen. Daneben dient es
- als Steuermechanismus des Kopfgelenks und damit der gesamten Körperbewegung,
- als Stabilisator der Bewegungs-Grundeinstellung (Fixierung der Körperposition) durch den festen Zusammenbiß und
- in schwierigen seelischen Situationen auch als streßverarbeitendes Organ.

Wir gehen heute davon aus, daß der Kopf nicht nur geistig lenkt, sondern auch die Körperbewegung ansteuert. Durch die Fehlhaltung des Kopfes können somit Grundverspannungen in der Kopf-, Kau-, Hals- und Nackenmuskulatur entstehen, deren Symptome – durch die Funktionskette der Muskulatur weitergeleitet – auch in anderen Körperbereichen auftreten. Diese Symptome können vielfacher Natur sein und sich selbst in Organen und Geweben zeigen.

Wie kompliziert das Zusammenspiel der Muskeln ist, soll hier im Detail erklärt werden. Als Grundlage dienen zunächst einige Übungen.

Übungen

Bei diesen Übungen geht es darum, die einzelnen Bewegungen des Kauorgans im Zusammenspiel mit Bewegungen des gesamten Kopfes zu erspüren, sie sich bewußt zu machen und so die Bedeutung dieses Organs im Zusammenhang mit dem Musizieren zu erfassen.

Legen Sie zunächst beide Hände mit den Mittelfingern vor dem Ohr auf die Kiefergelenke und tasten sorgsam ab, was die Kiefergelenke machen, wenn man
- den Mund öffnet und schließt,
- etwas abbeißt,
- den Unterkiefer hin- und herbewegt.

Achten Sie nun bei gerade gehaltenem Kopf darauf, wie sich der Mund öffnet, wie die Muskulatur den Unterkiefer nach unten bewegt.

Halten Sie nun den Kopf gerade und machen eine Nickbewegung nach unten – das Kinn nähert sich dem Brustbein: Es sind die gleichen Muskeln, die den Mund öffnen, die nun den Kopf nach vorne nikken lassen. Dabei handelt es sich um die oberen und unteren Zungenbeinmuskeln, die vom unteren Kinnrand über das Zungenbein zum Brustbein verlaufen.

Bewegen Sie nun den Kopf in den Nacken und spüren die Spannung im Hals. Mit der Nickbewegung nach unten und oben haben Sie nun den Kopf im obersten Gelenk, dem Atlas oder 1. Halswirbel, bewegt.

Stellen Sie sich nun hin und recken und strecken die Hände so weit wie möglich nach oben. Dabei ziehen Sie den Hinterkopf nach oben und das Kinn nach unten. Damit bringen Sie das Kopfgelenk in die Grundeinstellung und zentrieren sich.

Wiederholen Sie diese Übungen nochmals und konzentrieren sich darauf, wie Sie das Zusammenspiel der Kopfmuskulatur empfinden. Wie kompliziert das Zusammenspiel der Muskeln schon allein beim Kopfnicken ist!

Wenn Sie nun ein Instrument spielen – worauf sollten Sie achten?

Machen Sie sich Gedanken, wie Sie den Kopf beim Spiel halten – mehr nach unten gekippt, horizontal oder mehr in den Nacken gekippt?

Üben Sie weiter mit Kippen des Kopfes zur Seite – nach rechts und links. Drehen Sie nun den Kopf langsam nach rechts und links soweit es geht: Geht es auf beiden Seiten gleich weit oder nicht, knackt es im Hals oder schmerzt es sogar? Drehen sie den Kopf, wenn Sie spielen, und wenn ja – wie weit?

Schieben Sie den Kopf nun nach vorne, soweit es geht, bis der Hals angespannt ist, und bringen Sie ihn dann wieder in die Ausgangsstellung. Wie weit schieben Sie den Kopf beim Spiel nach vorne?

Wiederholen Sie diese Übungen nochmals, diesmal mit Instrument, am besten vor einem großen Spiegel. Beobachten Sie, welche Lageänderung, Drehung oder Seitneigung der Kopf vollzieht. Welche Muskeln spannen Sie dabei an?

Achten Sie nun auch auf Ihre gesamte Körperhaltung. Sitzen Sie aufrecht mit geradem oder mit rundem Rücken? Stehen oder sitzen Sie aufrecht, sind die Schultern nach vorne oder oben gezogen? Sind Ihre Arme, Ihre Hände locker? Befindet sich der Körper in entspannter Haltung und ist auch die Kaumuskulatur entspannt, so kann man die Zahnreihen leicht schließen.

Eine lockere Kopfhaltung ist die Voraussetzung für eine ungestörte physiologische Kaubewegung. Ein lockeres Kausystem ist die Voraussetzung für eine ungestörte physiologische Körperhaltung.

Stimmt der Zusammenbiß, so stehen alle Zähne gleichmäßig aufeinander. Dies nennt man den Schlußbiß oder die „Zentrik". In dieser zentrischen Position sollen die Kiefergelenke ausgeglichen in der Gelenkpfanne stehen.

Die Zahnform und die Stellung der einzelnen Zähne ist von Natur aus so aufeinander abgestimmt, daß bei korrekter Zahnstellung eine ungestörte Kaubewegung durchgeführt werden kann.

Fahren Sie nun über die Zähne, spüren Sie deren Oberflächen und beißen Sie immer fester zu. Dies tun Sie, wenn Sie sich anspannen, wenn Sie etwas bewältigen müssen, wenn Sie sich „durchbeißen" müssen. Dies tun Sie auch nachts, wenn Sie es nicht merken, wenn Sie ein Problem verarbeiten.

Kausystem: Anatomische Grundlagen

Das Kauorgan besteht aus
- den beiden Kiefern,
- den beweglichen Kiefergelenken des Unterkiefers (Abb. 1.11),
- Sehnen,
- Bändern,
- den Gesichtsmuskeln/mimischen Muskeln (Abb. 1.12):
  - Stirnmuskel (M. occipitofrontalis),
  - ringförmiger Augenmuskel (M. orbicularis oculi),
  - ringförmiger Lippenmuskel (M. orbicularis oris)
  - Lippenheber (M. levator labii),
  - Senker der Mundwinkel (M. depressor anguli oris),
- den Kaumuskeln (Abb. 1.13):
  - Schläfenmuskel – Mundschließer (M. temporalis),
  - großer Kaumuskel (M. masseter),
  - innerer Flügelmuskel – Mundöffner/Seitwärtsbewegung (M. pterygoideus lat.),

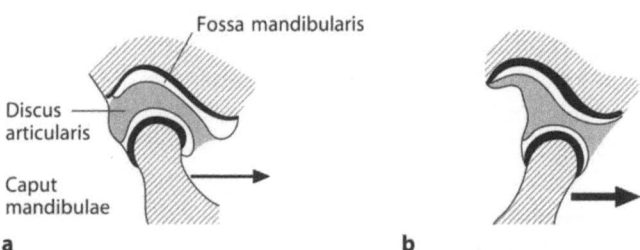

Abb. 1.11 a, b. Rechtes Kiefergelenk. **a** Bei Kieferschluß liegen der Gelenkkopf (Caput mandibulae) und die Gelenkscheibe (Discus articularis) in der Gelenkgrube (Fossa mandibularis). **b** Gelenkbewegung bei Kieferöffnung (nach Schiebler et al. 1995)

1.1 Früherkennung und Therapie funktioneller Störungen

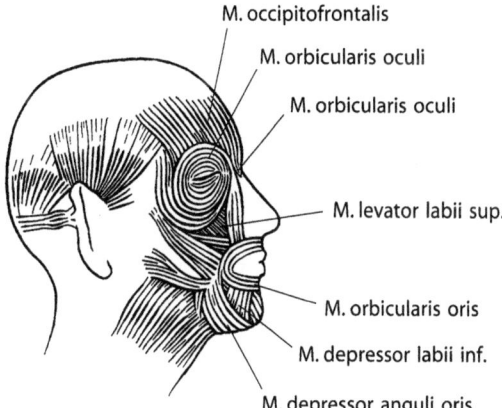

Abb. 1.12. Gesichtsmuskulatur (nach Schiebler et al. 1995)

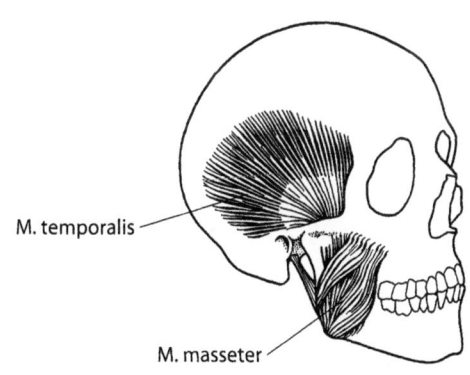

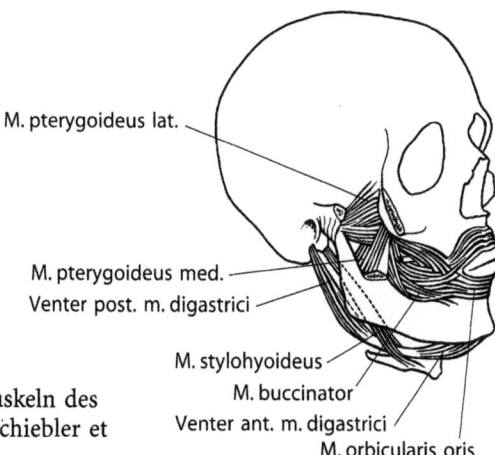

Abb. 1.13. Kaumuskulatur und Muskeln des Lippen-Wangen-Bereiches (nach Schiebler et al. 1995)

- äußerer Flügelmuskel – Mundschließer (M. pterygoideus med.),
- zweibäuchiger Muskel – Rückzieher des Unterkiefers (M. digastricus venter anterior und posterior),
- Stabilisator des Zungenbeins (M. stylohyoideus),
- Stabilisator der Wangen – „Trompetenmuskel" (M. buccinator),
• den Gelenkscheiben (Disci) (siehe Abb. 1.11),
• den Speicheldrüsen,
• den Schleimhäuten,
• den Zahnreihen,
• der Zunge (Mundbodenmuskulatur!) (Abb. 1.14, 1.15):
  - Mundbodenmuskel (M. mylohyoideus),
  - Zungengrundstabilisator (M. hyoglossus),
  - Zungenstabilisator nach rückwärts (M. styloglossus),

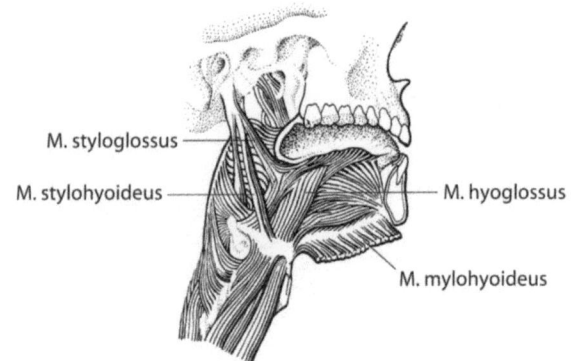

Abb. 1.14. Zungen- und Schlundmuskulatur (nach Schiebler et al. 1995)

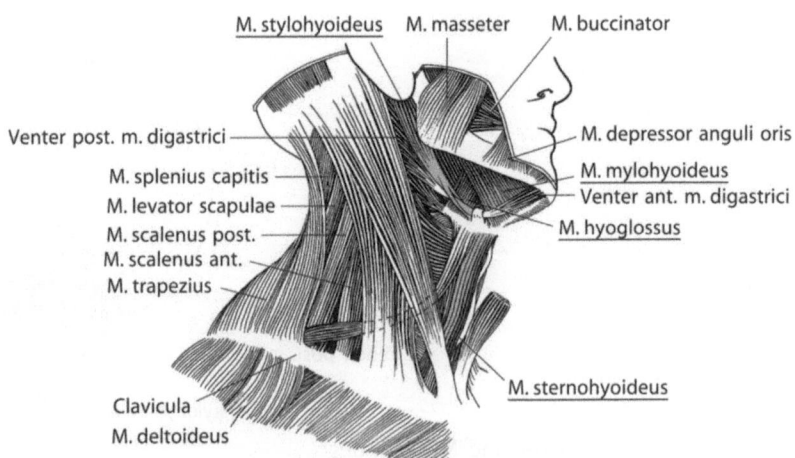

Abb. 1.15. Halsmuskulatur. Blick auf die rechte Halsseite (nach Schiebler et al. 1995)

1.1 Früherkennung und Therapie funktioneller Störungen

- Zungenbeinstabilisator (M. stylohyoideus),
- der Mundöffnermuskulatur (siehe Abb. 1.13, 1.15),
- dem Zungenbein und
- der Zungenbeinmuskulatur (M. sternohyoideus, gleichzeitig Kopfnicker) (siehe Abb. 1.13, 1.15).

Die *Kiefergelenke* sind höchst komplizierte Gelenke (wie z.B. auch die Kniegelenke) mit einem noch schwierigeren Funktions- und Bewegungsmuster (siehe Abb. 1.11). Die Bewegungsmuster ergeben sich aus dem funktionellen Zusammenspiel mit der Kaumuskulatur, die teilweise gleichzeitig die Kopfbewegung und die Kopfsteuerung übernimmt (Kopfdrehen, Kopfnicken, Rück- und Seitbewegung des Kopfes). Des weiteren besteht der funktionelle Bezug der Kau- und Kopfstellmuskulatur zu Halsmuskulatur, Schultermuskulatur, Rückenmuskulatur und somit quasi zur gesamten Muskulatur des Körpers. Die Steuerungsfunktion des Kopfes hinsichtlich der Körperhaltung oder Körperlage ergibt sich außerdem aus der Lage der Gleichgewichtsorgane im Ohr in direkter Nachbarschaft zu den Kiefergelenken.

Der vordere Gesichtsbereich wird durch folgende *Nerven* versorgt:
- *Sensible Versorgung (Gefühl/Berührungsempfindlichkeit)* durch den N. trigeminus (V) (Abb. 1.16) mit seinen 3 Ästen für
  - die Stirn (N. ophtalmicus V_1),
  - den Oberkieferbereich (N. maxillaris V_2) und
  - den Unterkieferbereich (N. mandibularis V_3).
- *Motorische Versorgung (für die Bewegung)* durch den N. facialis (Gesichtsnerv) (Abb. 1.17) mit seinen
  - oberen Ästen (Rr. temporales),
  - mittleren Ästen (Rr. buccales) und
  - unteren Ästen (Rr. colli).

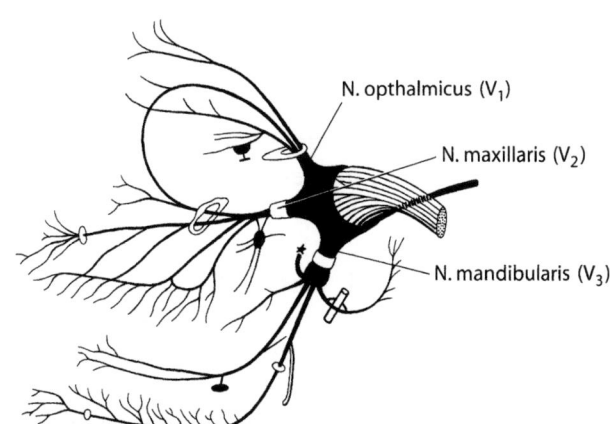

Abb. 1.16. Verästelung des N trigeminus (nach Schiebler et al. 1995)

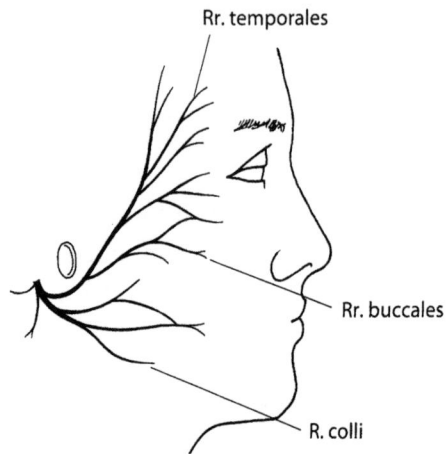

Abb. 1.17. Verlauf und Aufzweigung des N. facialis (nach Schiebler et al. 1995)

Streßverarbeitung Zähneknirschen: Überhöhte Aktivität im Kauorgan

„Zähne zeigen", „sich durchbeißen", „beiß die Zähne zusammen", „ich habe es zähneknirschend hingenommen" – dies sind gängige Formulierungen, wenn es darum geht, sich mit einer schwierigen Situation auseinanderzusetzen, die es zu überwinden gilt. Streßausgleich und Stabilisierung sind wichtige Funktionen des Kauapparates.

Innere Belastung und Streß sind allerdings nicht immer die Ursachen für Knirschen und Pressen. Auch ungleiche Zahnkontakte, die keinen gleichmäßigen Zusammenbiß und keine harmonischen und ungestörten Kaubewegung zulassen, können erhöhte Aktivitäten des Kauorgans auslösen. Diese ungleichen Kontakte animieren unterbewußt zur erhöhten Knirsch- und Preßaktivität (Bruxismus), da das Kauprogramm, das im Unterbewußtsein abgespeichert ist, nicht ungestört ablaufen kann.

Was genau passiert nun beim „Auf-die-Zähne-beißen" oder beim Bruxismus? Beim „Beißen" werden die Zähne mit massiver Erhöhung der Muskelspannung aufeinander gepreßt, beim Zähneknirschen verschieben sich die Zahnreihen dabei noch gegeneinander, was oft gut hörbar ist. Beide Aktionsarten führen zu einer überhöhten Muskelaktivität (Hyperaktivität). Dabei verstärkt sich die Spannung der

- Mundschließer (M. masseter und M. pterygoideus medialis) (siehe Abb. 1.13),
- der Zungen- und Mundbodenmuskulatur (siehe Abb. 1.14) und
- der Kaumuskulatur, mit der man den Unterkiefer vor-, zurück- und zur Seite bewegt (eigentliche Kaubewegung) (siehe Abb. 1.13).

1.1 Früherkennung und Therapie funktioneller Störungen

Dabei wird viel Energie verbraucht, denn isometrische Muskelaktivität (Anspannung ohne Längenänderung) verbraucht sehr viel mehr Energie als isotonische Muskelaktivität (mit Längenänderung). Knirscher (Bruxer) sind also oft sehr müde und abgeschlagen, da sie sich nachts nur wenig erholen können.

Symptome

Eine überhöhte Aktivität im Kauorgan kann sich in unterschiedlichen Symptomen äußern, die in Tabelle 1.1 aufgelistet sind.

Die *Knirschkontakte* werden als flächige Abriebstellen auf den Zahnhöckern oder auch in den Frontzähnen sichtbar: Die Eckzähne verlieren die Spitzen und werden flach, die Frontzähne nutzen ungleich und ungleich stärker ab, oder einzelne Frontzähne verlängern sich – sie „wachsen aus". Der Abrieb geht manchmal so weit, daß sich der Zahnschmelz der sichtbaren Zahnkrone bis auf das Zahnbein abreibt oder „das Zahnfleisch zurückgeht". Die Folge sind empfindliche Zähne, freiliegende empfindliche Zahnhälse und ein erheblicher Knochenabbau des Kieferknochens bis hin zu Lockerung und Verlust der Zähne.

Im fortgeschrittenen Stadium kann es dazu kommen, daß sich Form und Struktur der Kiefergelenke ändern. Dabei nutzen sich die Gelenkscheiben ab und erfahren dadurch eine Lageänderung, was an einem Reiben und Knacken hörbar oder am Vorspringen des Kiefergelenkes bei weiter Mundöffnung spürbar wird (Abb. 1.18). Es kann

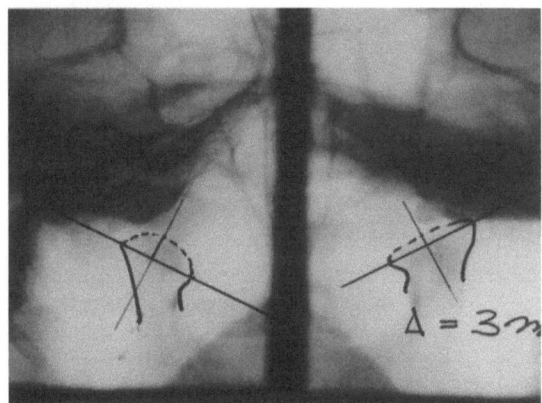

Abb. 1.18. Bratscher: Röntgenaufnahme der Kiefergelenke. Durch die Fehlfunktion und das jahrzehntelange Spiel in verschobener Unterkieferposition sind die Kiefergelenke rechts stark und links fals völlig abradiert

Tabelle 1.1. Symptome bei Bruxismus oder Störkontakten im Biß

Betroffene Körperregion	Beschwerden
Allgemeinbefinden	Schlaf schlecht oder gestört, Schlaflosigkeit, regelmäßiges Aufwachen zu bestimmten Zeiten; Kraftlosigkeit, Antriebslosigkeit, Energielosigkeit, ständige Müdigkeit, Konzentrationsschwäche, Nervosität, schlechte Merkfähigkeit, Unruhe, Labilität, starke Wetterfühligkeit.
Kopf	Migräne, halbseitiger Kopfschmerz (Hemikranie), Spannungskopfschmerz; Gefühl, als ob eine Stricknadel oder ein Balken quer durch den Kopf geht, in einem Bereich der Schmerz wie ein Lappen liegt u. a.
Auge	Sehen wie durch Milchglas, verschwommen, Bildrand flimmernd, Doppelbilder u. a.
Ohr	Ohrgeräusche (Tinnitus) – summen, sausen, brausen, klingeln, pfeifen, singen, oft ständig, sich beim Instrumentenspiel verschlechternd oder steigernd; stechende, ziehende, schneidende Schmerzen; Schwindel u. a.
Kaumuskulatur	Druckschmerz, stechender Schmerz.
Kiefergelenk	Schmerzen beim Öffnen, beim Kauen, beim Spiel; Druckschmerz, Öffnung eingeschränkt.
Mundöffnermuskeln/ Zunge	Zunge fühlt sich an wie ein Kloß, dick, wie gelähmt, wie wenn Splitter reiben; reduzierte Sensibilität.
Lippen	Durch Instrumentalansatz Sensibilitätsverlust und umschriebene neurologische Ausfälle.
Kehlkopf	Stimme heiser, belegt, wie wenn Splitter aneinanderreiben, „Kloß im Hals", Gefühl, als ob ein Stock oder eine Nadel quer durchsteckt.
Obere Extremität (Schulter, Hals, Nacken, Oberarm, Ellbogen, Unterarm, Handgelenk, Hand, Finger)	Schmerzhafte Punkte, Bewegungseinschränkung, Gelenkschmerzen, Sensibilitätsstörungen und -verlust.
Rücken/untere Extremität	Schmerzen in der Lendenwirbelsäule, Bandscheibenbeschwerden und -vorfälle; Beschwerden in Hüfte, Hüftgelenk, Bein, Knie, Knöchel, Fuß.

1.1 Früherkennung und Therapie funktioneller Störungen

eine teilweises oder ganzes Ausrenken des Kiefergelenks (Subluxation/Luxation) auftreten. Zusätzlich können sich Schmerzen im Gelenk einstellen.

Diagnose

Zu sehen ist der Abrieb des Zahnschmelzes am besten auf präzise angefertigten Gebißmodellen. Genau nachvollziehbar werden die Abriebflächen dann mit Hilfe eines Kausimulators oder Kaucomputers (Artikulator). In diesem Gerät wird das Gebißmodell des Patienten kiefergelenkbezogen montiert, so daß seine Unterkieferbewegungen genau simuliert werden können. Diese Methode erlaubt eine exakte Analyse der Kaubewegungen auch in den Grenzbereichen. Dadurch können auch noch nicht sichtbare Stör- und Fehlkontakte entdeckt werden. Neben muskulären Problemen mit entsprechenden Projektionsbeschwerden oder -schmerzen läßt sich so auch der Abnutzungsgrad des Gebisses bestimmen (Abb. 1.19). Ebenso kann mit dieser

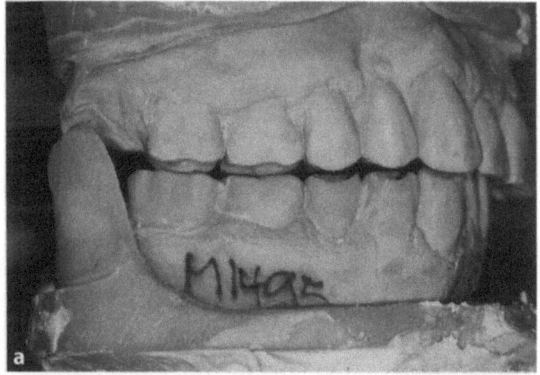

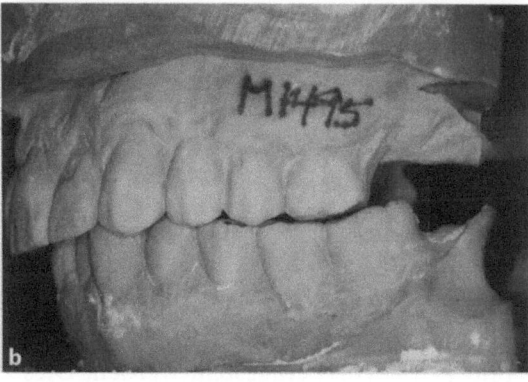

Abb. 1.19 a, b. Geiger: Gebißmodell **a** von rechts, **b** von links. Keinerlei Seitenzahnabstützung im Zusammenbiß

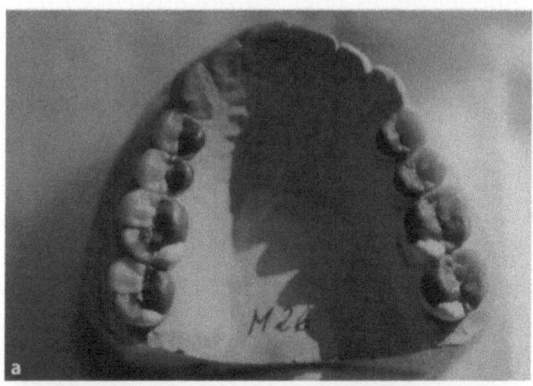
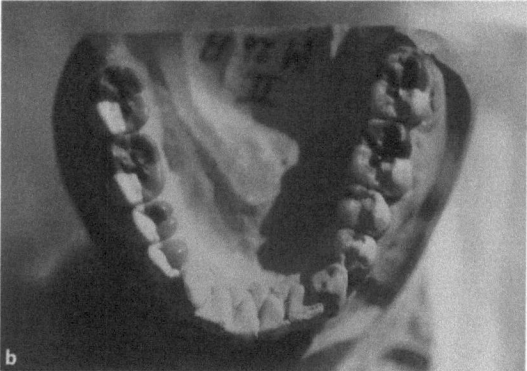

Abb. 1.20 a, b. Pianistin: Aufbau korrekter Funktionsflächen auf dem Modell als Vorlage für die endgültige Restauration. **a** Oberkiefer, **b** Unterkiefer

Methode die anstehende Behandlung zum diagnostischen Aufbau der Zähne simuliert werden. Dieser erfolgt durch Aufwachsen der korrekten Zahnhöcker und -furchen (Abb. 1.20 a, b).

Das Auffinden der Ursachen für Projektionsbeschwerden und -schmerzen wird im fortgeschrittenen Stadium immer schwieriger – besonders dann, wenn nur mit Entspannungstechniken gearbeitet wurde. Ein eventueller Abrieb am Kiefergelenkkopf oder an der Gelenkscheibe (Discus) ist erst in einem fortgeschrittenen Stadium im Röntgenbild (siehe Abb. 1.18) oder Kernspintomogramm (magnetfeldtomographische Schichtaufnahmen, NMR) sichtbar.

Behandlung

Entscheidend für den Patienten ist zu wissen, daß eine Entspannungs- oder Streßtherapie allein nicht weiterhilft: Das Gebiß muß geprüft und ggf. korrekt eingestellt werden. Dies kann zwar durch Gymnastik,

Manuelle Therapie und Entspannungstechniken *unterstützt* werden. Auf jeden Fall sind jedoch die Fehlkontakte festzustellen und zu entfernen. In schwierigen Fällen muß der Fehlbiß ausgeglichen und/oder aufgebaut werden.

Kiefergelenksstörungen und Probleme aus dem Hals-Nasen-Ohren-Bereich: das Schmerz-Dysfunktionssyndrom (SDS)

Durch die räumliche Nähe der Kiefergelenke zu den Ohren und Gleichgewichtsorganen ist der Hals-Nasen-Ohrenarzt (HNO) oft der erste Ansprechpartner, wenn es um die genannten Symptome geht. So war es denn auch ein HNO-Arzt, Dr. Costen, der 1934 erstmals den Zusammenhang zwischen der Fehlstellung der Kiefergelenke und den Ohrsymptomen beschrieb. Die wichtigsten *Symptome*, die auf einen Zusammenhang mit einem Fehlbiß hinweisen, sind hier nochmals zusammengefaßt:
- Migräne,
- halbseitiger Kopfschmerz (Hemikranie),
- Ohrenschmerzen (Otalgie),
- Schwerhörigkeit,
- Ohrensausen/Ohrgeräusche (Tinnitus),
- Schwindel (Vertigo),
- Herpesinfektion des Gehörgangs evtl. mit der Folge einer halbseitigen Gesichtslähmung (Fazialisparese),
- Nervausfälle im Mund (Sensibilitätsstörungen, gestörte Speichelsekretion usw.),
- Hörsturz!

Costen (Lahme u. Menke 1977) ging von einem direkten Zusammenhang zwischen der mechanischen Überbelastung der Kiefergelenke und den Beschwerden der benachbarten Gewebe, also dem Ohrbereich, aus. Heute weiß man, daß die Ursache für die vielfältigen Beschwerden nicht im mechanischen Druck der Kiefergelenke auf die Gelenkpfanne und das zum Ohr hin gelegene Gewebe (Blutgefäße, Muskeln und Nerven) liegt, sondern in der indirekten Spannung dieser Gewebe, die durch die Fehlstellung der Kiefergelenke verursacht wird und die sog. *Projektionsschmerzen* auslöst. Projektionsschmerzen sind Beschwerden, die an einem anderen Ort auftreten als an ihrem Ursprung.

Die Amerikanische Akademie für Kiefergelenksstörungen (American Academy of Craniomandibular Disorders, AACD) hat für dieses heute weitgehend unerforschte Krankheitsbild die Bezeichnung „CMD" (Craniomandibular Disorders) geprägt, die heute neben vielen anderen wie z.B. SDS (Schmerz-Dysfunktionssyndrom) synonym gebraucht wird. Im folgenden wird die deutsche Bezeichnung „SDS" verwendet.

Nach Peroz (1998) wird das SDS unterteilt in:
- *Skelettale Fehlbildungen*
  - angeborene Fehlbildungen: Fehlen bzw. Überentwicklung, Unterentwicklung, Fehlentwicklung von Knochenstrukturen,
  - erworbene Fehlbildungen: Knochenbrüche (Fraktur) oder krankhafte Neubildung.
- *Gelenkabhängige Funktionsstörungen*
  - Abweichen der Gelenkform,
  - Verlagerung der Gelenkköpfchen,
  - Verlagerung der Gelenkscheiben,
  - entzündliche Veränderungen (Kapselentzündungen, Schleimbeutelentzündungen),
  - Gelenkentzündungen (Osteoarthrose, Arthritis, Polyarthritis),
  - Gelenkversteifungen.
- *Muskuläre Funktionsstörungen*
  - Gesichtsschmerz,
  - Muskelentzündungen,
  - Muskelkrämpfe,
  - Muskelverkürzungen,
  - Veränderungen im Muskelgewebe.

Versuche und Untersuchungen haben belegt, daß ein hoher Anteil aller Patienten ein SDS aufweist. Vielen ist dies jedoch nicht bewußt, da die Beschwerden anfangs keinen Krankheitscharakter haben, als SDS kaum erkannt und daher meist bagatellisiert werden.

Ursachen

Zwei Faktoren sind für die Entstehung eines SDS verantwortlich:
- *Störungen des Zusammenbisses:*
  - Verlust von Stützzonen im Seitenzahnbereich durch Zahnverlust,
  - störende Zahnkontakte,
  - Abweichung des Unterkiefers beim Zahnreihenschluß (in der Zentrik) und beim Kauen durch ungleiche oder störende Zahnkontakte;
- *hyperaktive Muskulatur*, bedingt durch Streß, psychogene oder hormonelle Ursachen.

1.1 Früherkennung und Therapie funktioneller Störungen 31

Bei Verlust des Zusammenbisses durch Zahnverlust oder bei extremer Abnutzung der Zähne kommt es zu einer stärkeren Einlagerung der Kiefergelenkköpfe in die Gelenkpfanne (Kompression). Durch die anatomische Nähe von Kiefergelenk und Ohr ergeben sich folgende Zusammenhänge:

- Durch die Verbindung des Bänderapparates der Kiefergelenkscheibe mit dem Mittelohr können Ohrirritationen entstehen.
- Eine Vorverlagerung der Gelenkscheibe mit eingeschränkter Mundöffnung kann die Ohrtrompete stören und das Gefühl des „verstopften Ohres" auslösen.
- Durch die ständige Überspannung der Kaumuskeln und des Trommelfells mit Wirkung auf die Mittelohrknochen Hammer, Amboß und Steigbügel kann eine Überreizung der Mittelohrnerven entstehen. Die Folge sind Ohrgeräusche aller Art – Tinnitus, vor allem im Zusammenhang mit Knirschen und Pressen.

Diagnose

Zur Diagnose eines SDS werden folgende Aspekte abgeklärt:
- Anamnese des Kiefergelenks auf Geräusche und Druckschmerzhaftigkeit,
- Identifikation der schmerzauslösenden Punkte (Triggerpunkte),
- Prüfung der Beweglichkeit des Unterkiefers (Änderung oder Abweichung der Bewegungsbahn beim Öffnen oder Schließen),
- Prüfung des Zusammenbisses,
- Überprüfung der Zunge auf seitliche Zahneindrücke,
- Zusammenbiß- (Okklusions-)Prüfung anhand von Modellen im Artikulator (siehe Abb. 1.19, S. 27),
- Überprüfung auf Knirschen oder Pressen,
- Prüfung der Beweglichkeit der Kiefergelenke (treten die Gelenkköpfchen bei Maximalöffnung nach vorne?),
- bei Schmerzen, Ausklinken der Gelenkköpfchen oder erheblichen Einschränkungen der Mundöffnung magnetfeldtomographische Schichtaufnahmen (NMR=Kernspintomographie), die auch die Weichgewebe wie Bänder und Muskeln darstellen.

Behandlung

Erwiesenermaßen lassen sich bei vielen Patienten mit HNO-Befunden die Störungen durch eine *Kiefergelenksbehandlung* erheblich verrin-

gern. So wiesen Kempf et al. (1993) nach, daß bei 80 Prozent (!) aller von ihnen untersuchten HNO-Patienten eines oder mehrere der folgenden zahnmedizinischen Probleme vorlagen:
- Muskelverspannungen, Kopfschmerzen,
- Herdgeschehen (tote Zähne; beherdete Zähne, die eine chronische Knochenentzündung im Kiefer unterhalten),
- verlagerte Weisheitszähne (!),
- Prothesenprobleme,
- Knirschen und Pressen.

Bei einer Kiefergelenksbehandlung wird zunächst ein Bißausgleich durch eine individuell eingestellte Aufbißschiene erreicht. Die Aufbißschiene entlastet die Gelenke, entlastet und entspannt die Muskulatur: der Zusammenbiß wird harmonisiert.

Um die schmerzhaften Symptome zunächst zu lindern, können *begleitende Therapien* angewandt werden, die jedoch nicht die eigentliche Ursache beseitigen:
- Neuraltherapie der Triggerpunkte,
- Massage der betroffenen Muskulatur,
- Autogenes Training, Feldenkrais- oder Alexandertechnik, Focusing, Kinesiologie o. ä. zur Entspannung,
- Akupunktmassagen (APM) nach Penzel,
- Osteopathie/Manualtherapie/Kraniosakraltherapie,
- Physiotherapie in Form von Manueller Therapie.

Abschließend wird das Gebiß in der entspannten Unterkieferposition durch Einschleiftherapie, Korrektur der Kauflächen mit Kronen und Brücken oder entsprechend funktionell präzise angefertigtem Zahnersatz mit den Zusammenbißkontakten sauber eingestellt. Dies geschieht im Rahmen einer Gebißsanierung.

Zahn- und Mundkrankheiten vorbeugen (Prophylaxe)

Die Bedeutung der Zahnpflege und Mundhygiene für den Gebißerhalt ist heute nachgewiesen. Allerdings ist es immer wieder überraschend, daß es vielen Menschen an grundlegendem Wissen darüber fehlt, obwohl sie regelmäßig „putzen".

In der Tat sind viele der bei Musikern auftretenden Zahnprobleme auf eine falsche Zahnpflege zurückzuführen (siehe z. B. Abb. 1.21 a, b).

1.1 Früherkennung und Therapie funktioneller Störungen

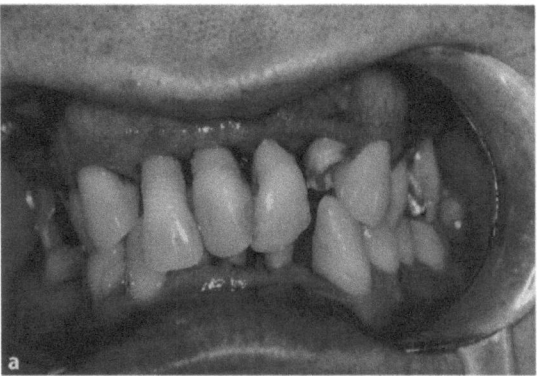

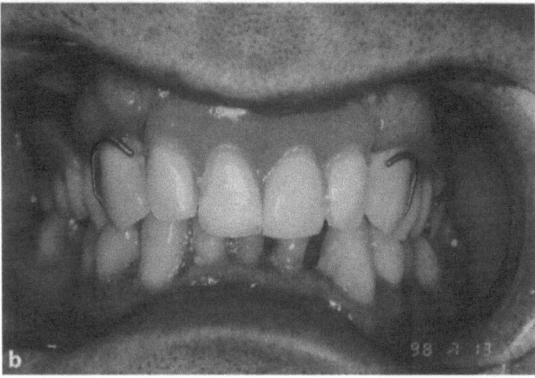

Abb. 1.21. a Trompeter: Ausgangssituation mit erheblicher Parodontose. **b** Sofortversorgung nach Entfernung der nicht mehr zu erhaltenden 4 Frontzähne: Verbesserung des Ansatzes und der Ästhetik. Der Patient konnte am selben Tag wieder spielen

Daher sollen hier zunächst nochmals die wichtigsten Regeln genannt werden. Die wichtigste Regel lautet:

Nach jeder Mahlzeit jeweils ca. 2 Minuten unter Beachtung der Kauflächen und der Zahnzwischenräume leicht kreisförmig putzen und danach ausspülen.

Als Zahnpasta ist ein Pflegemittel emfehlenswert, das möglichst wenig Schmirgelstoffe enthält und den Mund selbst mitneutralisiert, d.h. den Speichel von der einwirkenden Säure entlastet (z.B. Merfluan Zahnsalz).

Weitere sinnvolle Hilfsmittel sind:
- Zahnzwischenraumbürsten oder „Paro-Sticks" bei weiten Zahnzwischenräumen oder Kronen/Brücken,

- gewachste Zahnseide,
- „Super-Floss"-Zahnseide zur Anwendung wie Zahnzwischenraumbürsten.

Vorsicht ist geboten bei Zahnpflegekaugummis: Sie bedeuten eine sehr starke Überbelastung der Zähne und nutzen vorhandene Restaurationen wie Füllungen oder Kronen/Brücken erheblich schneller ab oder beschädigen sie. Außerdem wird der Zahnhalteapparat unnötig belastet.

Zur Prophylaxe bzw. Hygienekontrolle sollte alle 3 Monate der Zahnarzt aufgesucht werden.

Kieferorthopädische Aspekte: Zahn- und Kieferfehlstellungen bei Jugendlichen und Erwachsenen

Ab dem Zahnwechsel mit etwa 6 Jahren, spätestens jedoch ab dem 10. Lebensjahr sollte der Zahn- und Kieferstellung besondere Aufmerksamkeit gewidmet werden. In der Regel ist bis zum 13. Lebensjahr genügend Zeit, um eventuelle Fehlstellungen zu behandeln und dabei die Entwicklung der Körperhaltung zu beobachten und steuernd zu beeinflussen.

Heute wissen wir, daß ein enger Zusammenhang zwischen Gebißentwicklung und Körperhaltung bzw. Skelettentwicklung besteht. Durch die richtige Steuerung der Gebißentwicklung ergeben sich außerdem positive Einflüsse auf die Entwicklung der Nasennebenhöhlen und damit auf die Nasenatmung (rapides Absinken einer evtl. vorhandenen Infektanfälligkeit!).

Funktion des Mundraums und Symptome des Mundatmers

Einen sehr hohen Stellenwert nimmt in der Physiologie die gesunde Nasenatmung ein. Ist die Nasenatmung durch Verlegung oder nicht korrekte Ausformung der Nasennebenhöhlen nicht möglich, können Entwicklungsstörungen, Kieferhöhlenprobleme und Infektanfälligkeiten auftreten. Die typischen Symptome von Fehlatmung und Fehlhaltung des Mundatmers sind in Abb. 1.22 dargestellt.

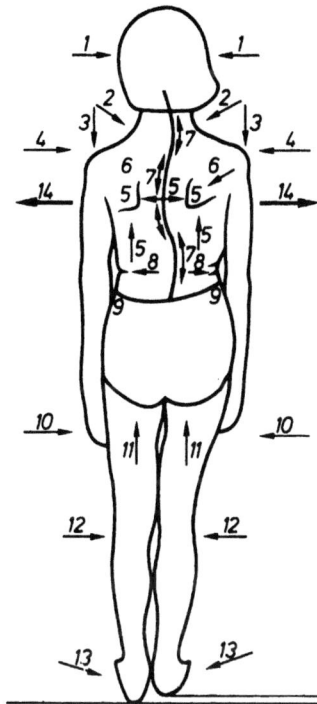

Abb. 1.22. Wer den Mundatmer von hinten betrachtet, findet zahlreiche Hinweise, die als Symptome von Fehlatmung und Fehlhaltung zu deuten sind: *1* = Haltung, Neigung und Drehung des Kopfes, *2* = Hals-Schulter-Winkel, *3* = unterschiedliche Schulterhöhe, *4* = unterschiedliche Schulterbreiten, *5* = Schulterblätter: unterschiedliche Höhe, Abstand der Innenränder, *6* = unterschiedliche Ausformung bzw. Auswölbung des Schulter-Thorax-Anteils, *7* = Spannungszustand der langen Rückenstrecker und Verlauf der Dornfortsatzlinie, *8* = unterschiedliche Ausformung der Hüften mit unterschiedlichen Faltenbildungen in den Taillen, *9* = unterschiedlicher Beckenhochstand, *10* = unterschiedlicher Hand-Boden-Abstand, *11* = unterschiedliche Gesäßmuskeln und ihre Begrenzung nach kaudal, *12* = X- oder O-Beine?, *13* = Fußform und Fußschwäche, *14* = insgesamt rechts- oder linkslastig? (Bahnemann 1993)

Kieferorthopädische Behandlung von Fehlstellungen

Einer gestörten Gebißentwicklung geht ein mangelhaftes muskuläres Gleichgewicht zwischen
- der Zunge von innen,
- den Lippen und
- der Wangenmuskulatur von außen

voraus. Dieses Gleichgewicht wiederherzustellen ist die Aufgabe *aktiver Geräte,* die die Muskulatur in der richtigen Richtung trainieren und stärken. Die korrekte Zahnstellung und das korrekte Kieferwachstum stellen sich dann als Folge einer harmonischen Muskelfunktion von alleine ein. Die Therapie sollte also an der Ursache – dem muskulären Ungleichgewicht (Dysbalance) – und nicht an der Folge – der Zahn- oder Kieferfehlstellung – ansetzen.

> Ist die Entscheidung für eine kieferorthopädische Korrektur gefallen, sollte eine Spange gewählt werden, die ggf. die musikalische Ausbildung (gerade bei Bläsern) nicht behindert.

Diesbezüglich können immer adäquate Lösungen gefunden werden. Die Abb. 1.23 bis 1.28 zeigen einige Möglichkeiten bzw. verschiedene Spangen.

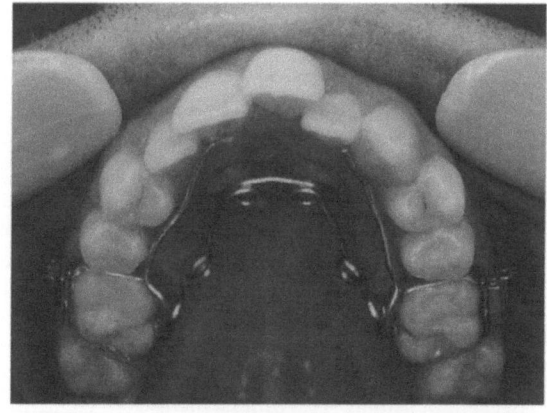

Abb. 1.23. Trompeter: Optimieren des Ansatzes durch Einstellen der Front mit einer sog. Quadhelix (festsitzend, beim Spiel absolut nicht störend)

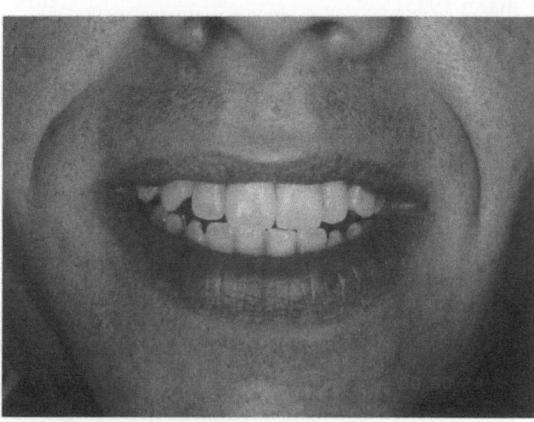

Abb. 1.24. Trompeter mit Quadhelix: Ergebnis nach 1 Jahr

1.1 Früherkennung und Therapie funktioneller Störungen

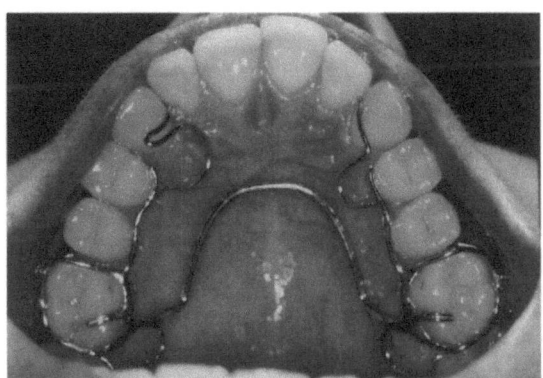

Abb. 1.25. Herausnehmbares Gerät nach Crozat

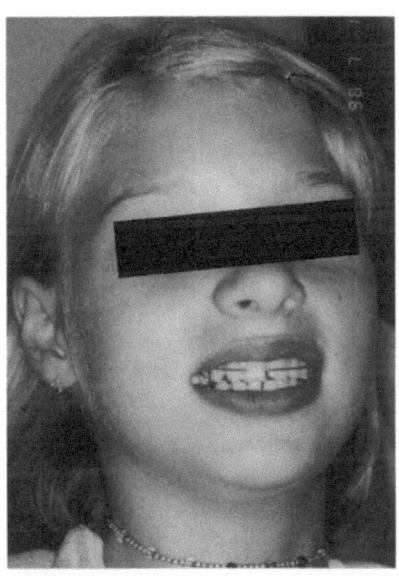

Abb. 1.26. Herausnehmbares aktives Gerät (Bionator)

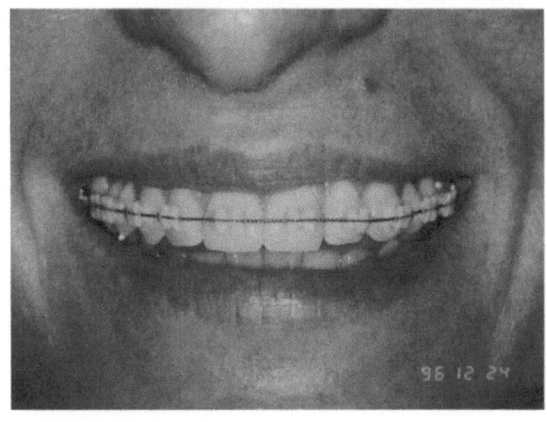

Abb. 1.27. Festsitzende Bebänderung, die mit weichen Kappen versehen werden kann, wodurch selbst das Trompetenspiel möglich wird

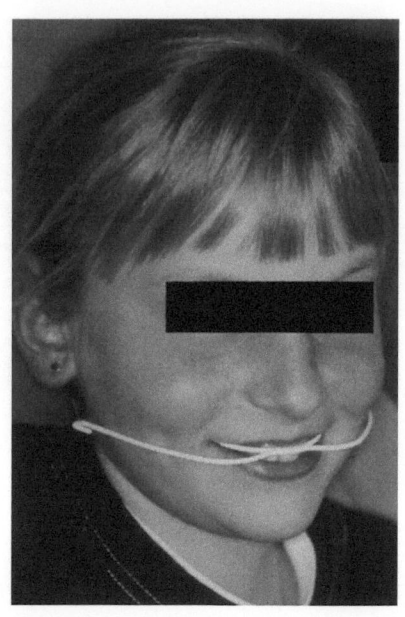

Abb. 1.28. Herausnehmbarer Außenbogen (Headgear)

Bioverträglichkeit und Amalgamsanierung

Amalgam löst vielfach ähnliche Symptome aus wie die beschriebenen Kiefergelenkstörungen.

Ursachen

Die Amalgamfüllungen bestehen zu 50 Prozent aus reinem Quecksilber. Die Füllung härtet nie ganz aus („Flow"), so daß durch den Kaudruck noch nach Jahrzehnten (!) ein erhöhter Quecksilbergehalt im Speichel nachgewiesen werden kann. Das Quecksilber lagert sich an den Markscheiden der Nervenbahnen und in der Hirnanhangdrüse (Hypophyse) ab. Auch die anderen im Amalgam vorhandenen Metalle (Amalgam=Gemisch) wie Zinn, Silber, Kupfer, Zink, Iridium oder auch das Palladium aus Edelmetallegierungen von Kronen und Brükken lösen sich mit der Zeit und werden vom Körper aufgenommen.

Symptome

Eine erhöhte Quecksilberbelastung kann sich äußern in Symptomen wie
- Migräne,
- halbseitigem Kopfschmerz (Hemikranie),
- Müdigkeit,
- Abgeschlagenheit,
- Konzentrationsschwäche,
- Gelenkbeschwerden in den Körpergelenken,
- Herzbeschwerden,
- Schlafstörungen usw.

Diagnose

Die Diagnose erfolgt durch einen Schwermetalltest oder den Kaugummitest, der sich zusammensetzt aus:
- Speichelabnahme,
- 10 Minuten Kaugummikauen,
- erneute Speichelabnahme.

Im Labor werden dann die Quecksilberkonzentration und die Konzentrationen anderer Schwermetalle ausgewertet. Bisweilen ergeben sich dabei Werte, die um ein Vielfaches über der zulässigen Höchstgrenze liegen. Die Höchstgrenze liegt je nach Autor zwischen 10 und 18 ppm.

Behandlung

Sind die Quecksilberwerte stark erhöht (über 10 ppm), muß das Amalgam systematisch entfernt werden. Da die Empfindlichkeit des Einzelnen auf die Werte stark unterschiedlich ist, sollte der Amalgamentfernung immer eine Ausleitung (Entgiftung) folgen.

Die *Entfernung* geschieht mit Hilfe einer Schutzfolie (Cofferdam), die Mundraum und Nasenbereich ohne Beeinträchtigung der Atmung so exakt abdeckt, daß nichts verschluckt oder eingeatmet werden kann. Gleichzeitig hält die Folie den Arbeitsbereich optimal trocken, um das neue, bioverträgliche Füllungsmaterial sauber einbringen zu können. Das Füllungsmaterial ist hochgradig feuchtigkeitsempfindlich. Das Einbringen einer Füllung ohne Schutzfolie bedeutet also schlechte Füllungsqualität. Als Alternative zum gebräuchlichen Amalgam werden vorübergehend Materialien wie Glasionomere oder Feinhybride verwendet.

Nach der Amalgamentfernung sollte ein Zeitraum von vier Wochen vergehen, bevor dann kurmäßig mit einer *Amalgamausleitung* über drei Monate hinweg begonnen werden kann. Diese Ausleitung kann mit folgenden Präparaten erfolgen:
- DMPS (Entgiftungspräparat, das injiziert wird),
- homöopathisch,
- Chlorella-Algen (Tablettenform),
- Koriander (Tropfenform).

Zahnmedizinische Ansatzverbesserungen

Es gibt eine ganze Reihe technischer Möglichkeiten, einen Instrumentalansatz zu optimieren oder einen fehlerhaften Ansatz zu korrigieren. Im folgenden werden zwei Beispiele kurz vorgestellt:
- Optimieren der Frontzahnform für einen verbesserten Ansatz durch direkte Füllungen in einer Sitzung (Abb. 1.29 a, b). Der Hornist kann nun eine Quart höher blasen als zuvor.

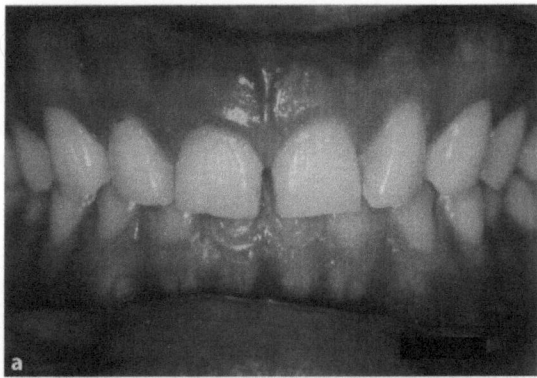
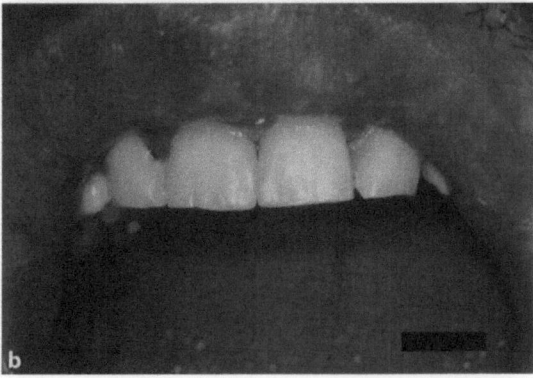

Abb. 1.29. a Hornist: Ansatzprobleme durch fehlerhafte Atmung und Körperhaltung. **b** Durch Ausformen der Frontzähne konnte dennoch eine Verbesserung des Ansatzes erreicht werden

1.1 Früherkennung und Therapie funktioneller Störungen

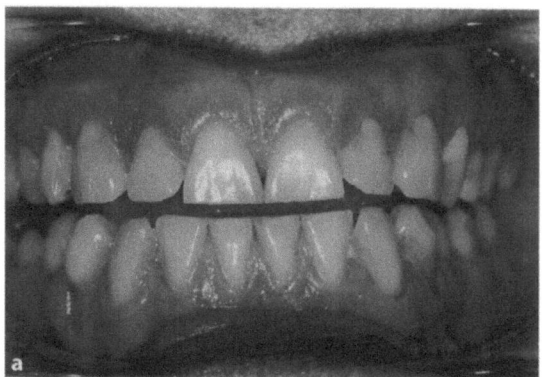
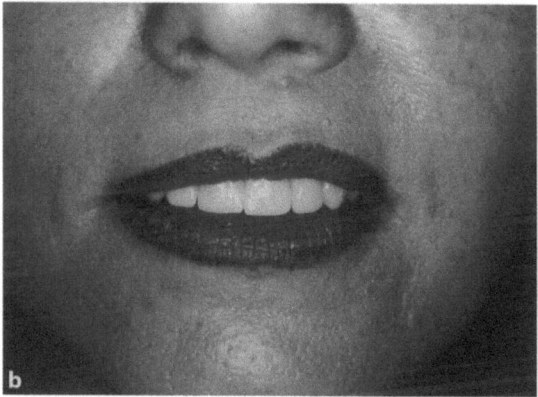

Abb. 1.30. a Flötistin: Stark abgekaute Frontzähne, Schmerzen in Kiefergelenken und Kaumuskeln. **b** Aufbau der Front mit Porzellanschalen: Ansatz und Ästhetik konnten erheblich verbessert werden. Das Kausystem ist entspannt

- Optimieren der Frontzahnform mit Porzellanschalen („Veneers") (Abb. 1.30 a, b).

Hilfsmittel bei Spielbeschwerden

In vielen Fällen sind Unabwägbarkeiten durch das Instrument selbst (Kinnhalter, Mundstück, Fingerstützen usw.) oder durch den individuellen Körperbau (Halslänge, Armlänge, Zahn-/Kieferstellung usw.) auszugleichen. Dazu haben wir eine Reihe von Hilfsmitteln entwickelt bzw. weiterentwickelt, die dem Instrumentalisten sofort enorme Erleichterung bringen. Hier werden nur einige Beispiele genannt:
- Einstellen der Klaviaturhöhe beim Klavier/Flügel durch Unterlegscheiben, damit die Knie bei entsprechender Körpergröße unter die Klaviatur passen.

- Unterkiefer-Frontzahnschiene nach N. Linden für Klarinettisten oder Oboisten zur Entlastung der Unterkiefer-Schneidezähne und der Lippen (Abb. 1.31).
- Korrekt eingestellte Schulterstütze. Diese wird von uns individuell geformt, eingestellt und bei Bedarf auch gebaut (Abb. 1.32).
- Unsere Weiterentwicklung des „Kinnhalters": die Kieferwinkelstütze. Sie wird individuell geformt, angepaßt und hergestellt und sichert dem Geiger oder Bratscher optimalen Komfort beim Spiel – vorausgesetzt, sie wird in der korrekten Instrumentenhaltung vorbereitet (siehe Lahme et al. 2000).
- Individuell hergestellter Gehörschutz („Stöpsel"/„Ear-plugs") mit einstellbarem Filter für bestimmte Frequenzbereiche; vor allem für Orchestermusiker geeignet, die vor den Posaunen oder Pauken spielen müssen (Abb. 1.33).
- Stütze fürs Fagott (Abb. 1.34).

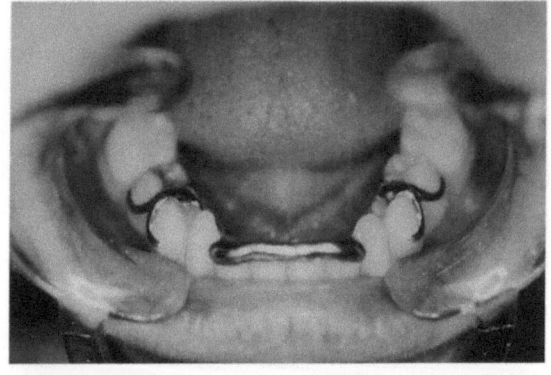

Abb. 1.31. Unterkiefer-Frontzahnschiene nach N. Linden für Klarinettisten oder Oboisten zur Entlastung der Unterkiefer-Schneidezähne und der Lippen

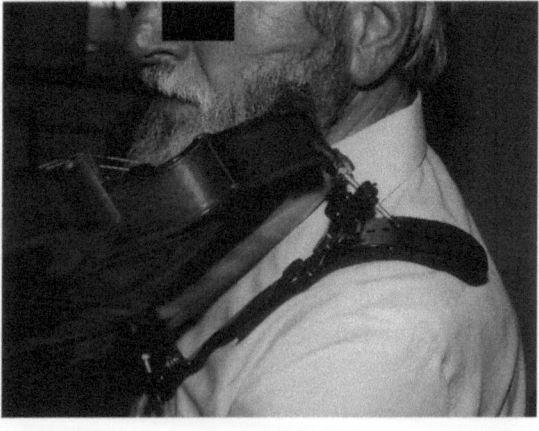

Abb. 1.32. Korrekt eingestellte Schulterstütze, die von uns individuell geformt und bei Bedarf auch gebaut wird. Ergänzung der Kieferwinkelstütze siehe Klein-Vogelbach et al. (2000), S. 255

1.1 Früherkennung und Therapie funktioneller Störungen

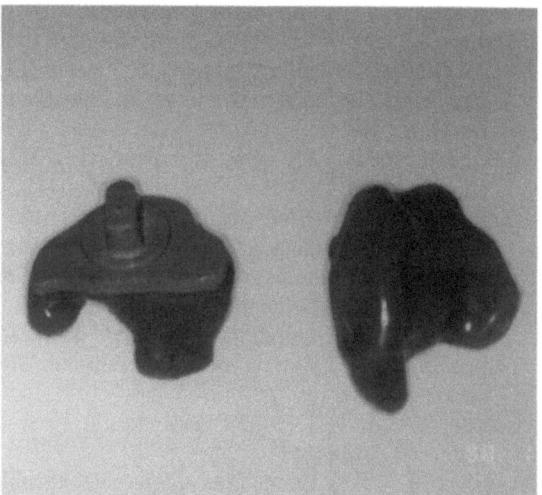

Abb. 1.33. Individuell eingestellter Gehörschutz („Stöpsel"/„Ear plugs") mit einstellbarem Filter für bestimmte Frequenzbereiche. Geeignet v. a. für Orchestermusiker, die vor den Posaunen oder Pauken spielen müssen

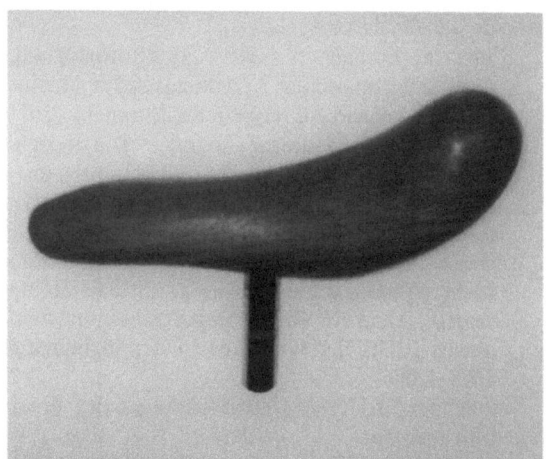

Abb. 1.34. Daumenstütze fürs Fagott, ähnlich bei Klarinette

Literatur

Ash MA, Ash CM, Ash JL, Ash GM (1991) Kiefergelenk und Gehörsymptome – Möglichkeiten der Therapie. Phlipp Journal 5:287–290

Bahnemann F (1993) Der Bionator in der Kieferorthopädie. Haug, Heidelberg

Beighton P, Grahame R, Bird H (1989) Hypermobility of joints, 2nd ed. Springer, London Berlin Heidelberg New York

Chan SWY, Parker PC (1987) Tinnitus and otalgia in temporomandibular disorder. J Prosth Dent 58:495–498

Chole RA, Parker WS (1992) Tinnitus and vertigo in patients with tempromandibular disorder. Arch Otolaryngol Head Neck Surg 118:817–821

Ganz H, Jahnke V (1996) Hals-Nasen-Ohren-Heilkunde, 2. Aufl. De Gruyter, Berlin

Kempf HG, Roller R, Mühlbradt L (1993) Über die Beziehung von Innenohrstörungen und Kiefergelenkserkrankungen. HNO 41:7–10

Klein-Vogelbach S, Lahme A, Spirgi-Gantert I (2000) Musikinstrument und Körperhaltung. Eine Herausforderung für Musiker, Musikpädagogen, Therapeuten und Ärzte. Gesundheitsvorsorge im Musikeralltag. Springer, Berlin Heidelberg New York Tokyo

Lahme A (1992) Systematik therapeutischer Möglichkeiten bei Musikerkrankheiten. Orchester 1:17–18

Lahme A (1994a) Streichinstrumentenspiel und Bewegungsapparat (Vortrag auf dem 1. Europäischen Ärztekongreß für Musikermedizin, Freiburg)

Lahme A (1994b) Adjuvante Behandlung von Tendomyosen (Fibrositis-Syndrom) mit einem Antirheumatikum auf pflanzlicher Basis (Vortrag auf dem 2. Europäischen Ärztekongreß für Musikermedizin, München)

Lahme A (1997) Systematik orthopädischer Beschwerden bei Berufsmusikern. praxis ergotherapie 1:25–26

Lahme A, Lahme J (1993) Entwicklung einer individuellen Kieferwinkelstütze. Orchester 3:246–249

Lahme, JE (1994) Zahn- und Kiefergelenkprobleme bei Musikern (Vortrag auf dem 1. Europäischen Ärztekongreß für Musikermedizin, Freiburg)

Lahme JE (1997) Diagnose und ganzheitliche Therapie bei bläserischen Beschwerden. Rohrblatt 3/97:120–122

Lahme JE, Edinger D (1994) Funktionsstörungen des Kausystems (Vortrag auf dem 2. Europäischen Ärztekongreß für Musikermedizin, München)

Lahme JE, Lahme AC (1994) Funktionelle Probleme bei Musikern aus der Sicht des Orthopäden und Zahnarztes. Die individuelle Kieferwinkelstütze („Kinnhalter") zur Prävention und Therapie von orthopädischen Überlastungsbeschwerden bei Geigern und Bratschern (Vortrag auf dem 2. Europäischen Ärztekongreß für Musikermedizin, München)

Lahme JE, Lahme AC, Edinger D (1994) Functional malfunctions of the stomoatognathic system of musicians – an interdisciplinary problem. J Gnathol 13/1:43–48

Lahme JE, Menke E (1977) Das Erscheinungsbild des Schmerz-Dysfunktions-Syndroms (COSTEN-Syndrom) in der täglichen Praxis. Medizin-Zeitschrift 21/77: 2393–2400

Münzenberg KJ (1988) Orthopädie in der Praxis, 2. Aufl. VCH, Weinheim (edition medizin)

Norris R (1995) The musician's survival manual. A guide to preventing and treating injuries in instrumentalists, 2nd edn. MMB Music, Saint Louis/MO

Peroz I (1998) Craniomandibuläre Funktionsstörungen und Hals-Nasen-Ohren-Symptome. ZMK 1–2/98:21–26

Rubinstein B, Axelsson A, Carlsson GE (1990) Prevalence of signs and symptoms of craniomandibular disorders in tinnitus patients. J Craniomandib Disord 4:186–192

Schiebler TH, Schmidt W, Zilles K (Hrsg) (1995) Anatomie, 6. Aufl. Springer, Berlin Heidelberg New York Tokyo

Slavicek R (1997) Gedanken zu den sogenannten Parafunktionen. Biol Zahnmed 13/2:40–47

1.1.2
Instrumentenspezifische Überlastungsbeschwerden

„No overuse without misuse" – keine Überlastungsbeschwerden ohne Fehlbelastung –, so lautet eine gängige Mediziner- und Pädagogenweisheit. So sind Überlastungsbeschwerden bei Instrumentalisten häufig die Folge von körperlichen Fehlhaltungen, die unterschiedliche Ursachen haben können:
- instrumentenspezifische Anforderungen,
- eine mangelhafte Ergonomie am Instrument und/oder
- eine mangelhafte bzw. unphysiologische Technik beim Instrumentalspiel.

Das klassische Overuse-Syndrom ist zunächst ein *funktionelles* Syndrom. Mit anderen Worten: Es liegen noch keine strukturellen Schädigungen der Gewebe vor. Nach Fassbender (1975) finden sich jedoch elektronenmikroskopisch gelegentlich Schwellungen der Mitochondrien. (Die Mitochondrien sind im Zellplasma liegende ovale Körnchen, die für die Atmung und den Stoffwechsel der Zelle wichtig sind).

Zeichen chronischer muskulärer Überlastungen sind beim Musiker vor allem an folgenden Muskelsehnenansätzen zu finden:
- im Zervikalbereich: Halswirbelsäule, Nackenmuskulatur, Riemenmuskel des Kopfes (M. splenius capitis),
- am Ansatz der Schultermuskulatur (Infra- und Supraspinatusansatz),
- am Rabenschnabelfortsatz,
- am Unterarmstrecker- und Beugerursprung (Epicondylitis humeri radialis und ulnaris),
- am Bizepssehnenansatz (Tuberculum radii),
- an den handseitigen Fortsätzen von Elle und Speiche (Processus styloideus radii et ulnae).

Weitere Erkrankungen der Muskeln bzw. Sehnen sind die stenosierende Sehnenscheidenentzündung nach Quervain (Tendovaginitis stenosans de Quervain, siehe Abschn. 2.4.3 und 2.4.4) sowie die Paratendinitis crepitans, also die klassische Sehnenscheidenentzündung, die jedoch bei den von uns untersuchten Musikern nur relativ selten vorkam.

Da der Begriff der „Sehnenscheidenentzündung" allerdings immer wieder zu hören ist, werden im folgenden Abschnitt einige Details zur

Anatomie, Physiologie und Funktion des Sehnengewebes erläutert, die für den Arzt, den Musikpädagogen und den betroffenen Musiker sehr wichtig sind.

Erkrankungen des Sehnengewebes (Tendopathien)
(Albrecht Lahme, Julia Stingl)

Die Sehnen verbinden den aktiven, muskulären Teil des Bewegungsapparats und das Skelett. Auf mechanische Überbeanspruchungen reagieren sie besonders empfindlich. Deshalb treten Erkrankungen und Verletzungen des Sehnenapparates häufig bei Berufsmusikern auf. Der Heilungsprozeß ist extrem langwierig und verlangt große Geduld von Arzt und Patient. Hinzu kommt, daß sich die Wissenschaft noch nicht einig ist, wie solche Sehnenschädigungen zu behandeln sind (Putz u. Müller-Gerbel 1985). Der auf raschen Wiedereinsatz angewiesene Musikerpatient drängt oft zu raschem Handeln, obwohl durch ein geduldiges konservatives Vorgehen gelegentlich längerfristige Erfolge erzielt werden könnten.

Anatomie des Sehnengewebes

Für das Verständnis der Erkrankungen des Sehnenapparates (Tendopathien) ist die Kenntnis vom Aufbau der Sehnen und von ihrer Rolle im Körper wichtig. Sehnen stellen die *Verankerung der Muskeln am Knochen* dar. Sie haben die Aufgabe, den Muskelzug an den Knochen zu übertragen und in Bewegung umzuwandeln. Sie müssen also starken Kräften standhalten und bestehen deshalb aus straffen Kollagenfasern, der Bausubstanz des *Bindegewebes*.

Aufbau der Sehne

Das Bindegewebe der Sehne besteht aus wenigen *Zellen* und vielen *Kollagenfasern*. Die meisten Zellen sind bindegewebseigene Zellen, Fibrozyten, die wegen ihrer besonderen Zellform auch als Flügelzellen bezeichnet werden (Abb. 1.35). Daneben gibt es noch Endothelzellen der Kapillaren (kleinste Blutgefäße; hier findet der Stoffaustausch statt) sowie Fortsätze von Nervenzellen. Die Zellen nehmen nur einen kleinen Raum ein. Das restliche Volumen wird von der sog. Bindegewebsmatrix, bestehend v.a. aus Kollagenfasern, eingenommen.

1.1 Früherkennung und Therapie funktioneller Störungen

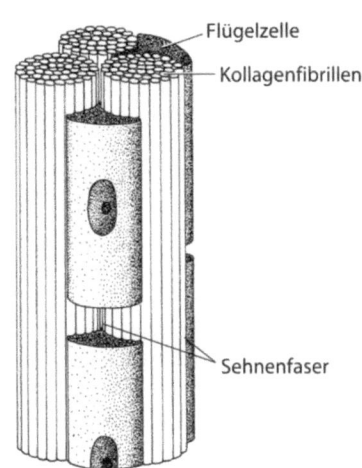

Abb. 1.35. Ausschnitt aus einer Sehne. Zwischen gestreckt verlaufenden Kollagenfasern liegen Fibrozyten, die wegen ihrer besonderen Zellform als Flügelzellen bezeichnet werden (Schiebler et al. 1995)

Eine Sehne hält eine Zugbelastung von bis zu 12 kg pro mm^2 aus (Benninghoff 1944). Sie ist wenig elastisch verformbar. Bevor sie reißt, beginnt sie sich bei zu starker gleicher Belastung irreversibel zu verlängern: man sagt, sie „fließt". Ihre normalen elastischen Eigenschaften erhält die Sehne durch netzförmig verzweigte *Elastinfasern*, die die kollagenen Elemente umspannen und raffen. Nach normaler Dehnung ziehen die elastischen Fasern die Sehne wieder in den gewellten Ausgangszustand.

Die Räume zwischen den Sehnenfasern werden von lockerem Bindegewebe mit eingelagerten Fibrozyten, dem *Peritendineum internum* (Peritendineum=die Sehnen einhüllendes Bindegewebe), ausgefüllt. Je nach Sehnengröße werden mehr oder weniger Fasern zusammengefaßt. Außen ist der Sehnenquerschnitt vom *Peritendineum externum* und dem gefäß- und nervenführenden *Epitendineum* (auch Paratendineum genannt) umgeben (Abb. 1.36).

Muskel-Sehnen-Ansatz

Die Muskelkraft soll ohne Verlust an den Knochen weitergegeben werden. Deshalb muß die Sehne so straff wie möglich im Muskel verankert sein. Die Muskelzellmembranen sind mit den Kollagenfasern der Sehne verzahnt, und das Muskelbindegewebe (Epimysium, Perimysium) geht direkt ins Sehnengewebe über.

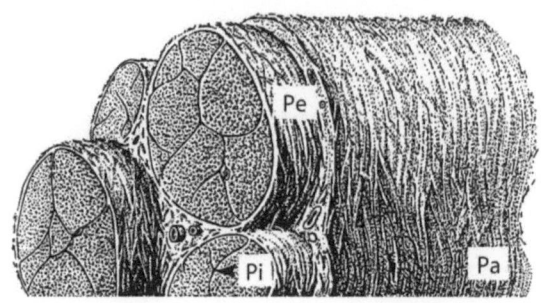

Abb. 1.36. Sehne eingebettet in lockeres, Gefäße und Nerven führendes Paratendineum *(Pa)*, aus dem das etwas festere Peritendineum externum *(Pe)* hervorgeht. Die einzelnen Sehnenbündel werden durch das Peritendineum internum *(Pi)* unterteilt (Putz u. Müller-Gerbl 1995)

Sehnen-Knochen-Ansatz

Sehnen mit *hoher Zugbelastung* zeigen zum Knochen hin einen charakteristischen Aufbau. An die Muskelsehne schließt sich eine Knorpelzone an, die dann ohne Knochenhaut direkt im Knochen verankert ist. Der Knorpel bildet hierbei ein abgestuftes Abwehrsystem gegen Zug und Druck, da er starre (verkalkte) und elastische Abschnitte enthält. Die Verankerung am Knochen geschieht durch Sharpey-Fasern (Sehnenfasern) und durch elastische Fasern. Eine Sehne mit hoher Zugbelastung ist beispielsweise die Bizepssehne, die am oberen Ende der Speiche angreift und die Speiche mit dem Oberarmmuskel verbindet, der den Arm im Ellbogengelenk beugt.

Weniger zugbelastete Sehnen sind an der Knochenhaut (Periost) befestigt. Als Beispiel wäre hier die Sehne des länglichen Muskels an der Innenseite des Oberschenkels (M. gracilis) zu nennen, die am Schienbein (Innenseite des Tibiakopfs) ansetzt.

Physiologie des Sehnengewebes

Ernährung des Sehnengewebes

Sehnen gehören zu den sog. *bradytrophen Geweben*, d. h., sie sind in bezug auf den Stoffwechsel weitgehend inaktiv und zeigen kaum Zellaktivität. Deshalb sind sie auch anspruchslos, was die Ernährung betrifft. Versorgt werden sie zum einen durch *Diffusion* direkt aus der Umgebung (Synovialflüssigkeit) – d. h. die Nährstoffe kommen aus dem umgebenden Gewebe –, zum anderen über den Blutweg.

Die *Blutversorgung* kann über zwei Wege erfolgen:
- vom Peritendineum aus und
- durch Blutgefäße der Muskelversorgung.

Ist die Sehne durch Verletzung eines Nahrungsweges beraubt und wird eine Transplantation ohne Blutgefäße notwendig, so wird zur Überbrückung (bis neue Gefäße einwachsen) die Versorgung durch direkte Diffusion aus der Umgebung automatisch gewährleistet.

Verschiedene Wissenschaftler haben nachgewiesen, daß die Durchblutung der Sehne nach Ruhigstellung eines Muskels über längere Zeit abnimmt. Gleichzeitig stellte man fest, daß in diesem Fall auch der Sauerstoff aus dem Blut für die Energiegewinnung schlechter ausgeschöpft werden kann.

Die Versorgung der Sehne scheint sich also durch Ruhigstellung zu verschlechtern. Dadurch erhöht sich die Anfälligkeit für Verletzungen und Erkrankungen.

Nervenverbindungen

Sehnengewebe enthalten verschiedene Nervenendigungen. In ihrer Funktion dienen sie
- als Mechanorezeptoren zur Bewegungskontrolle,
- als Schmerzrezeptoren und
- zur Regulation der Blutversorgung (Gefäßweitstellung und -zusammenziehung).

Die *Mechanorezeptoren* verhindern unphysiologische Bewegungen der Gelenke durch unkoordinierte Muskelkontraktionen. Außerdem sollen sie bei der Stabilisierung der Gelenke mithelfen. Ein Beispiel sind die Golgi-Sehnenorgane, sensorische Nervenendigungen in Muskel und Sehnen. Sie reagieren, wenn durch starke und schnelle Muskelkontraktion plötzlicher Zug an der Sehne entsteht. Ihr Signal übt eine Hemmwirkung auf den Muskel aus und aktiviert gleichzeitig den Gegenspieler, so daß die Bewegung schnell abgebremst wird. Man kann diese Wirkung am eigenen Körper testen, wenn man den Patellarsehnenreflex auslöst (leichter Schlag unterhalb der Kniescheibe). Zunächst schnellt der Unterschenkel durch Kontraktion des M. Quadrizeps femoris nach oben. Vor einer vollständigen Streckung im Kniegelenk werden durch die Reaktion der Golgi-Organe die Kniebeugemuskeln aktiviert, und der Quadrizeps wird gehemmt, was zu einer schnellen Abbremsung der Bewegung führt. Der Unterschenkel schwingt wieder zurück.

Altersabhängige Veränderungen

Sehnen erneuern sich im Laufe des Lebens nicht (bradytrophes Gewebe, siehe Abschn. „Ernährung des Sehnengewebes"). Die Halbwertszeit einer Elastinfaser ist länger als die durchschnittliche Lebenszeit des Menschen (Putz u. Müller-Gerbel 1985). Der Sehnenquerschnitt vergrößert sich bis zum zweiten Lebensjahrzehnt und bleibt bis zum sechsten konstant, wobei die Zellzahl ab- und die Fibrillengröße zunimmt. Später wird der Querschnitt dann wieder etwas kleiner.

Im Alter ändert sich die Zusammensetzung des Sehnenbindegewebes. Der Wassergehalt und die Menge an Elastin nimmt ab, während sich die Kollagenfasern vermehren und im Querschnitt vergrößern. Die Zellzahl wird kleiner. Diese Veränderungen beeinflussen die mechanischen Eigenschaften der Sehnen. Mit anderen Worten: Im Alter nimmt die Elastizität und Reißfestigkeit der Sehnen ab.

Reaktion von Sehnen auf Ruhigstellung (Immobilisation)

Bereits nach einer Ruhigstellung (Immobilisation) von nur wenigen Wochen, z.B. nach einem Knochenbruch, ist bei den Sehnen, die im Bereich des Bruchs mit ruhiggestellt sind, eine Abnahme der Reißfestigkeit festzustellen; das Dehnungsverhalten ist verschlechtert. In Tierversuchen wurde nach einer Ruhigstellung von sechs Wochen Dauer eine Abnahme des Wassergehalts der Sehne gemessen. Die Kollagenfasern lagen nicht mehr streng parallel, sondern zeigten eine weniger geordnete Struktur mit Überkreuzungen (Buckwalter 1987).

Funktionell wichtige Veränderungen findet man auch dort, wo die Sehne am Knochen ansetzt. Um den Sehnenansatz herum wird Knochenmasse aufgelöst (resorbiert), wodurch sich die Verankerung lokkert; die Verletzungsgefahr steigt. Bei Sehnen, die nicht direkt am Knochen, sondern an der Knochenhaut (Periost) befestigt sind (bevorzugt Sehnen kleiner Muskeln, wie man sie für feine Bewegungen benötigt), sind diese Veränderungen am Ansatz weitaus gravierender. Eine Wiederherstellung des ursprünglichen Zustands kann durch Bewegung (z.B. Physiotherapie/Ergotherapie) erreicht werden, doch hier ist ungleich mehr Zeit erforderlich, als für die Ruhigstellung aufgewendet wurde. Sechs Wochen Immobilisation erforderten in der Versuchsreihe mehr als sechs Monate Bewegung, um die Veränderungen wieder zu reparieren.

Erkrankungen des Muskel-Sehnen-Apparats: Erscheinungsformen

Auch über die Entstehungsweise (Ätiologie) der Erkrankungen des Sehnengewebes wird in wissenschaftlichen Fachkreisen derzeit noch diskutiert. Sicher ist, daß neben Verletzungen und Überlastungen degenerative Vorgänge (Verschleiß) eine Rolle spielen, wobei die Abgrenzung degenerativer Veränderungen zum physiologischen Alterungsprozeß nur unscharf ist. Entsprechend werden mehrere Erkrankungsformen unterschieden, die im folgenden näher betrachtet werden.

Tendomyosen

Die Sehne ist in ihrer Funktion dem Muskel zugeordnet. Deshalb haben Erkrankungen der Sehnen auch immer eine Auswirkung auf die Funktion des Muskels und können nie getrennt davon betrachtet werden. Der Begriff „Tendomyose" beschreibt eine funktionelle, mit Schmerzen und ggf. Bewegungseinschränkung einhergehende Muskelstörung ohne eindeutigen mikroskopisch faßbaren Sehnenverschleiß.

Somit muß man in der Beschreibung dieser Erkrankung auf funktionelle Gesetzmäßigkeiten zurückgreifen, die für das Auftreten derartiger Beschwerden eine Rolle spielen.

> Für den Musiker ist dabei die Störung der physiologischen Muskeltätigkeit durch Über- oder Fehlbeanspruchung eines oder mehrerer Muskeln relevant, wie sie durch das Instrumentalspiel entstehen kann.

Die typischen *Symptome* der Tendomyose können durch langdauernde Fehlbelastung, aber auch akut, also bereits nach kurzer Zeit, auftreten. Dabei ist das wichtigste Merkmal die funktionsgebundene Schmerzhaftigkeit des erkrankten Muskels, d.h., die Schmerzen treten genau dort auf, wo die Fehlbelastung stattfindet, strahlen aber in den ganzen betroffenen Muskel aus (sog. pseudoradikuläre Schmerzausbreitung). Besonders betroffen sind dabei die Sehnen und ihre Ansatzpunkte am Knochen. Schon im Ruhezustand kommt es zu wechselnd starken Schmerzempfindungen, die bohrenden, brennenden, reißenden oder dumpfen Charakter haben können. Der Beginn einer Bewegung wird von Steifigkeits- und Spannungsgefühlen und von zunehmendem Schmerz begleitet. Im weiteren Verlauf läßt der Bewegungsschmerz evtl. etwas nach, die beanspruchte Muskelpartie ermüdet jedoch rasch. Neben dem Schmerz klagen viele Patienten über Störungen der Gefühlswahrnehmung wie Kribbeln oder „Einschlafen" des betroffenen Körperteils.

Bei der ärztlichen *Untersuchung* wird eine ausgeprägte Druckempfindlichkeit des gesamten Muskel-Sehnen-Apparates festgestellt, wobei einige Stellen, sog. Triggerpunkte, besonders schmerzhaft sind. Im Muskel sind diese Stellen mit strangförmigen Verhärtungen gekoppelt, die in der Fachsprache Myogelosen genannt werden. Besonders schmerzhaft sind auch die Sehnenansätze.

> Entsprechend der berufsbedingten Muskelbelastung treten Tendomyosen beim Musiker v. a. im Schulter- und Unterarmbereich auf.

Die *Behandlung* der Tendomyose erfolgt mittels physikalischer Therapie und Friktionsbehandlung bzw. propriozeptiver neuromuskulärer Fazilitation (PNF) zur Verbesserung der neuromuskulären Leistung.

Verschleißerkrankungen der Sehne

Während die Tendomyosen organisch kein einheitlich zu beschreibendes Beschwerdebild liefern, sind degenerative Veränderungen an Sehnen pathomorphologisch beobachtbar, d. h., unter dem Mikroskop sind Veränderungen erkennbar. Ursächlich liegen hierbei Krankheiten wie das Marfan-Syndrom oder das Ehlers-Danlos-Syndrom mit Störungen der Bindegewebsbildung, aber auch dauerhafte Muskel(fehl)belastungen und Alterserscheinungen zugrunde (Putz u. Müller-Gerbel 1985).

Mikroskopisch lassen sich folgende Veränderungen im Sehnengewebe nachweisen (Putz u. Müller-Gerbel 1985):
- Verfettung der Fibrozyten und Kollagenfibrillen,
- Fettablagerungen an den Gefäßwänden der Blutgefäße (Lipoidose),
- Veränderungen der Zusammensetzung des Bindegewebes zu funktionell minderwertigerem Gewebe (mukoide Degeneration),
- Faserknorpelbildung als Bindegewebsersatz (chondroide Metaplasie),

- Verkalkung und Verknöcherung des Sehnengewebes, dadurch Abnahme der Elastizität und Reißfestigkeit,
- Ablagerung von krankhaft verändertem Material im Bindegewebe (Amyloidose),
- Absterben von Zellen (Nekrosen).

Durch derlei Veränderungen läßt sich die Abnahme der Beweglichkeit, Reißfestigkeit und Elastizität von degenerativ veränderten Sehnen erklären. Solche Umbauvorgänge erhöhen auch die Anfälligkeit einer Sehne für Verletzungen, wie sie im folgenden Abschnitt besprochen werden.

Sehnenverletzungen

Gelegentlich können Sehnen ohne größeren Anlaß, z. B. durch einen Unfall, reißen. Man spricht von „spontanen Sehnenrupturen". Dennoch treten diese Verletzungen nicht wirklich spontan auf, sondern befallen Sehnen, die durch verschiedene Ursachen in ihrer Reißfestigkeit bereits eingeschränkt sind (Putz u. Müller-Gerbel 1985).

Beim Musiker kann es im Rahmen von degenerativen Veränderungen infolge dauernder mechanischer Beanspruchung zu kleinsten Rissen im Sehnengewebe (rezidivierende Mikrotraumen) kommen. Derartige Veränderungen der Mikrostruktur können bei akuter Belastung zu einem vollständigen Sehnenriß führen. Besonders schwere Auswirkungen haben in diesem Zusammenhang eine mangelnde Koordination und unausgewogene Bewegungsabläufe in der Muskelfunktion (Putz u. Müller-Gerbel 1985). Vorbeugend sollten Musiker deshalb auf genaue Koordination und möglichst kleine Bewegungsumfänge achten („körpernahes Arbeiten").

Ab dem 3.-4. Lebensjahrzehnt erhöht die altersbedingte Abnahme der Durchblutung der Sehne die Gefahr für das Auftreten spontaner Risse noch zusätzlich. Durch eine schlechtere Ernährung und Sauerstoffversorgung wird die Sehne anfälliger für Verletzungen. Auch bei Erkrankungen, die die Blutversorgung beeinträchtigen (z. B. Diabetes mellitus oder Fettstoffwechselstörungen), können u. U. Spontanrupturen auftreten. Daneben gibt es noch einige seltenere Ursachen, die über eine Herabsetzung der Reißfestigkeit der Sehne zu Rupturen führen können. Dazu gehören Schädigungen wie Sehnenzysten, die nach

Operationen und traumatischen Verletzungen entstehen können (Putz u. Müller-Gerbel 1985).

Sehnen können plötzlich, aber auch schleichend reißen. So gibt es Teilrisse (Partialrupturen), die zunächst unbemerkt bleiben, bei akuter Belastung dann jedoch zu einem vollständigen Sehnendurchriß führen.

Heilung von verletzten Sehnen

Bei einer Sehnenverletzung wie z. B. einem Riß werden *Zellen* und umliegendes *Gewebe* geschädigt. Falls *Blutgefäße* gerissen sind, tritt Blut ins Gewebe und verursacht einen Bluterguß. Zellen sterben ab, die regelmäßige Struktur der Bindegewebsfasern wird zerstört. Betroffen sind auch sog. Milieufaktoren des Gewebes wie z. B. der pH-Wert. Auf solche Schädigungen reagiert der Körper mit einer Entzündung.

Entzündungsprozesse werden durch Signalstoffe in Gang gesetzt, die von den geschädigten Zellen freigesetzt werden. Es kommt zu
- Gewebsschwellung,
- Rötung und
- Erwärmung.

Die Rötung entsteht durch eine vermehrte Durchblutung; dadurch wird eine bessere Nährstoffversorgung und Abfuhr von Zellgiften erreicht. Durch die lokale Überwärmung werden infektiöse Keime abgetötet, und Heilungsvorgänge laufen schneller ab. Die Schwellung bewirkt eine schmerzhafte Bewegungseinschränkung von Sehne und Muskel.

Bereits während der Entzündung setzten Mechanismen zur Reparatur und Wiederherstellung der Funktion des geschädigten Gewebes ein. Es wird vermehrt Kollagen gebildet, und neue Bindegewebszellen entstehen. Im Laufe der Zeit wird das neu gebildete Narbengewebe durch Umbauvorgänge dem normalen Bindegewebe angepaßt: Das Kollagen gewinnt an Dichte, die Vernetzung der Fasern nimmt zu. Während die anfängliche Reparatur einer Verletzung bereits nach Wochen zu einer Gewebsstabilisierung führt, dauert ein Umbau des Narbengewebes zu straffem Sehnengewebe jahrelang. Das neu gebildete Bindegewebe unterscheidet sich auch dann in Struktur und Funktion noch vom gesunden Sehnengewebe (Buckwalter 1987). Die Kraftentwicklung und Reißfestigkeit des Muskel-Sehnen-Apparates bleiben vermindert.

Auch die Muskelbeweglichkeit ist durch die behinderte Gleitfähigkeit der Sehne verschlechtert. Gründe dafür sind zunächst die Schwellung (Entzündungsödem) und der Bluterguß bei Verletzung von Gefäßen (Hämatom); später kann es durch Bindegewebsneubildung zu Verwachsungen mit umliegendem Bindegewebe (Adhäsionen) kommen. Dadurch bleibt eine evtl. schmerzhafte Bewegungseinschränkung bestehen.

Eine Sehnenverletzung ist also ein langwieriges Geschehen. Strukturelle Veränderungen und Funktionseinschränkungen bleiben über Jahre bestehen und können letztlich nie völlig ausgeheilt werden.

Beschwerden durch Überlastung von Muskeln, Sehnen und Bändern

Beschwerden im Bereich des linken Arms und der Hand
(Stephan Scharf)

Gesundheitsstörungen, die im Zusammenhang mit dem Instrumentalspiel stehen, müssen grundsätzlich *komplex* und *funktional*, nicht ausschließlich morphologisch betrachtet werden, da sonst nur die für die krankhafte Störung besonders anfällige Körperstelle gesehen wird. In diesem Sinne werden Therapie und Prophylaxe an einem Beispiel typischer Lokalisation skizziert: die Epicondylitis humeri radialis des linken Arms beim *Geiger* und *Bratscher*.

Die *Epicondylitis humeri radialis* („Tennisellbogen") ist eine Reizung der Handgelenksextensoren (Streckermuskulatur) an ihrem Muskelursprung am und in Nähe des Epicondylus humeri radialis, einem Knochenvorsprung an der Außenseite des Ellenbogens. Abbildung 1.37 zeigt den Epicondylus humeri radialis und die Muskeln in seiner Umgebung.

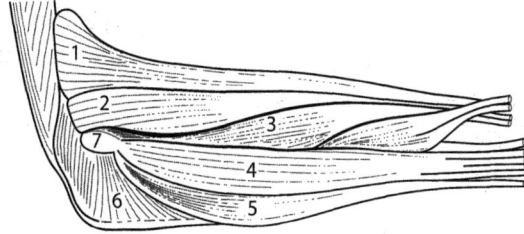

Abb. 1.37. Die radiale Seite des Ellenbogengelenks. *1* = M. brachioradialis (beugt den Unterarm im Ellbogengelenk), *2* = M. extensor carpi radialis longus (langer Handstrecker), *3* = M. extensor carpi radialis brevis (kurzer Handstrecker), *4* = M. extensor digitorum (streckt den 2.–5. Finger), *5* = M. extensor carpi ulnaris (ulnarer Handstrecker), *6* = M. anconeus (streckt den Vorderarm und spannt die Ellbogengelenkkapsel), *7* = Epicondylus humeri radialis

Ursachen und Symptome

Die Ursache dieser Erkrankung liegt in einer funktionellen Überbeanspruchung im Hand- und Unterarmbereich.

> Beim *Geigen-* und mehr noch beim *Bratschenspiel* werden die Sehnen der Extensoren durch Beugung der linken Hand passiv überdehnt.

Durch starke Auswärtsdrehung (Supination) des Unterarms und der Hand tritt die Verdrehung der Ansatzpunkte der Extensoren hinzu. Das Verhältnis zwischen Kraftaufwand und Wirkung wird ungünstiger. Zugverstärkung reizt am Epicondylus. Es entstehen Schmerzen.

Die Haltung des linken Armes birgt von vornherein die Gefahr einer Grenzstellung. Besonders beim Spiel auf den beiden unteren Saiten (C und G) kann die Reizung am seitwärts gelegenen (lateralen) Epicondylus erfolgen.

Der Schmerz ist meist am radialen Epicondylus am stärksten, strahlt aber auch über den Unterarmrücken zum Handgelenk und in den Handrückenbereich, mitunter sogar in den Oberarm und die Schulter aus. In diesem Fall kommt allerdings auch die Halswirbelsäule als Ursprungsort in Frage.

Diagnose

Liegt eine Epicondylitis humeri radialis vor, treten bei Streckung der Hand in Richtung Handrücken (Extension) gegen Widerstand Schmerzen auf. Schmerzprovokation kann auch durch Faustschluß, Hand- und Finger-Strecken oder durch festes Zugreifen erfolgen.

Der radiale Epicondylus ist beim häufigsten Typ, bei dem eine Reizung des Ansatzes (Insertionstendopathie) des M. extensor carpi radialis brevis (kurzer Handstrecker) vorliegt, druckschmerzhaft. Der Befall des M. extensor carpi radialis longus (langer Handstrecker) zeigt sich in einer oberarmwärts (proximal), der Befall des Sehnen-Muskel-Überganges des M. extensor carpi radialis brevis in einer handwärts (distal) vom Epicondylus gelegenen Schmerzhaftigkeit. Häufig bestehen Mischformen auch unter Mitbeteiligung des M. supinator.

Weitere Ursachen ähnlicher Schmerzen liegen im Bereich der Halswirbelsäule (Kompression der Nervenwurzel C6), der 1. Rippe oder des

Hals-Brust-Übergangs, weshalb grundsätzlich die Halswirbelsäule mit untersucht werden muß, nachdem man sich einen Überblick über die Beschwerden verschafft und die Inspektion mit Instrument vorgenommen hat. Weiterhin sollten differentialdiagnostisch Störungen im Handgelenksbereich, eine Nervenkompresssion des tiefen Radialis-Astes oder eine Überdehnung des M. supinator bedacht werden.

Behandlung

Die Funktionsstörung der Halswirbelsäule, die Blockierung der 1. Rippe und die Blockierung im Ellenbogengelenk werden primär *manualmedizinisch* (chirotherapeutisch) behandelt. Die Therapie der muskulären Verspannung erfolgt durch die postisometrische Relaxation, eine spezielle manualmedizinische Technik. Erfolgreich behandelt man auch oft schon mit einer weiteren manualmedizinischen Technik der Schmerzpunktlöschung oder mit Querfriktion, einer spezifischen Massagetechnik am Ursprung der Extensoren. Eine *Epikondylitisbandage* kann verordnet oder eine Tape-Bandage angelegt werden. Außerdem kann eine lokale Infiltration mit *Lokalanästhetika* und ggf. mit Kortikosteroiden durchgeführt werden. Physiotherapeutische Maßnahmen (z. B. Ultraschall) und Akupunktur können in die Behandlung einbezogen werden.

Von einer länger dauernden *Ruhigstellung* sollte beim Musiker nur in Ausnahmefällen Gebrauch gemacht werden. Das letzte zur Verfügung stehende Mittel ist die *Operation* nach Hohmann/Wilhelm.

Neben der medizinischen Therapie steht die eventuell notwendige *Haltungskorrektur am Instrument*. Die übermäßige Auswärtsdrehung von Hand und Unterarm (Supinationsgrenzstellung), die vor allem beim Spiel auf den unteren Saiten und in hoher Lage erfolgt, sollte vermieden werden. Leichtes Seitwärtsnehmen des Instrumentes nach links und Kippen nach rechts verlangt eine weniger starke Auswärtsdrehung.

Um ein ökonomisches Spiel zu ermöglichen, müssen Saitenabstand, Steghöhe und Stegwölbung optimal sein. Der Instrumentalist sollte einen sicheren Instrumentenhalt haben. Hierzu gehört auch die optimale Einstellung der Schulterstütze, damit der linke Arm nicht noch übermäßig Haltearbeit zu verrichten hat. Wird ohne Stütze gespielt (z. B. bei Verwendung von Originalinstrumenten in der Alten Musik), sollte das Instrument nicht durch permanentes Anheben der linken

Schulter und Beugung der Halswirbelsäule fixiert werden. Vor allem aber müssen die Spielbewegungen ökonomisiert, d.h. mit minimalem Kraft- und Wegaufwand ausgeführt werden.

Bei Schülern mit kurzen Armen oder eingeschränkter Supinationsfähigkeit treten gehäuft Probleme auf. Solche „Barrieren der Natur" (Wagner 1980) sind auch durch Training nicht zu überwinden. Bei der Wahl des Instrumentes sollte hier von vor allem von der Bratsche und im Einzelfall auch von der Geige abgeraten werden. Viel Schaden könnte vermieden werden, wenn jeder Schüler vor Beginn seiner Instrumentalausbildung bzw. vor Vollzug des Wechsels von der Geige auf die Bratsche im Hinblick auf diese Aspekte sorgfältig untersucht und beraten würde.

Irritationen der Rotatorenmanschette
(Albrecht Lahme)

Der Schultergürtel besteht aus mehreren Gelenken. Diese wirken bei den Schulterbewegungen zusammen. Die große Mobilität geht allerdings auf Kosten der Stabilität.

Da zudem ein Mißverhältnis zwischen dem Humeruskopf (dem oberen Ende des Oberarmknochens) und der relativ kleinen Gelenkpfanne besteht, wird das Schultergelenk zusätzlich von Muskeln geführt. Diese Muskelsicherung übernimmt die *Rotatorenmanschette* (Abb. 1.38). Sie besteht
- bauchwärts (ventral) aus dem Unterschulterblattmuskel (M. subscapularis),
- kopfwärts (kranial) aus dem Übergrätenmuskel M. supraspinatus und
- rückenwärts (dorsal) aus dem Untergrätenmuskel (M. infraspinatus) und dem kleinen Rundmuskel M. teres minor.

Gemeinsam bilden diese Muskeln eine haubenförmige Ansatzsehne, die von oben (proximal) in die Kapsel des Humeruskopfes einstrahlt. Zwischen dem Schulterdach und der Ansatzsehne der Rotatorenmanschette befindet sich die Bursa subakromialis, ein Schleimbeutel, der unmittelbar unter der knöchernen Schulterblatthöhe liegt.

Ursachen und Symptome

Die Bursa subakromialis (subkorakoakromialer Raum) bildet einen anatomischen Engpaß. An dieser Stelle kann es zu krankhaften Ver-

1.1 Früherkennung und Therapie funktioneller Störungen

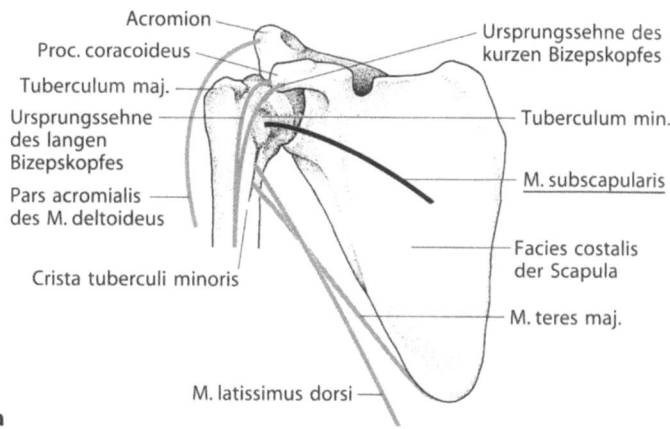

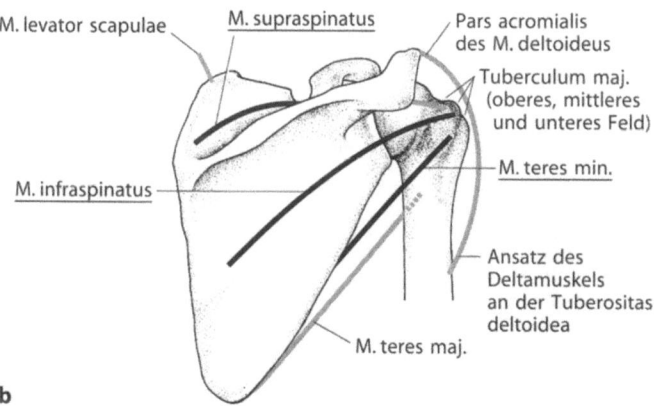

Abb. 1.38 a, b. Darstellung der am Schulterblatt entspringenden bzw. ansetzenden Muskeln. a Ansicht von vorne, b Ansicht von hinten (Schiebler et al. 1995)

änderungen kommen: Bei Einwärtsdrehen und Abspreizen des Arms gleiten die Sehnen zwischen den unter das Schulterdach tretenden Humeruskopf und das Schulterdach und werden hierbei leicht eingeengt. Zudem wird die Supraspinatussehne bei Muskelanspannung gegen den Humerus gedrückt; die Durchblutung verschlechtert sich, und die Sehne wird gereizt. Die Folge sind schmerzhafte Sehnen- und Schleimbeutelentzündungen (Tendinitis, Bursitis).

Dies macht deutlich, warum viele Musiker Probleme mit der Schulter haben. Besonders *hohe und tiefe Streicher*, aber auch einige *Bläser* bringen ihre Arme beim Spielen in eine abgespreizte und einwärtsgedrehte Position. Hohe Streicher beispielsweise spreizen den Bogenarm sehr weit ab und drehen ihn gleichzeitig im Schultergelenk nach innen. Dabei werden die Sehnen im subkorakoakromialen Raum eingeengt und gleichzeitig stark beansprucht. Außerdem werden die Sehnen selbst bei Schmerzen meist über einen langen Zeitraum weiter belastet, worauf sich die Symptome noch verstärken. Tatsächlich finden sich unter Musikerpatienten mit Beschwerden im Bewegungsapparat bei hohen Streichern in 59%, bei tiefen Streichern in 60% und bei Bläsern in 35% der Fälle Probleme im Schulterbereich.

Cellisten haben oft Probleme mit der rechten Schulter, die sich besonders beim Spielen auf der A-Saite äußern. Die Schmerzen werden schwächer, wenn der Körper nach rechts gedreht wird; dadurch wird jedoch wiederum der Rücken belastet. Eine andere Lösung besteht darin, das Cello beim Spielen der A-Saite nach innen und beim Spielen der bei C-Saite wieder zurück zu drehen. Die schnelle Drehung gelingt leichter mit geradem Stachel. Bei einem Knickstachel muß außerdem der rechte Arm stärker angehoben werden. Der Kraftaufwand ist dann zwar geringer, das Risiko für die Schulter jedoch höher.

Hohe Streicher können die Spielebene flacher einstellen; dadurch muß im linken Schultergelenk weniger abgespreizt/einwärtsgedreht werden. Das Spiel auf hohen Saiten (z. B. auf der E-Saite bei Violinisten) erschwert sich jedoch etwas. Menuhin schlägt in seinen *Music Guides* (1971) vor, den rechten Ellenbogen nach unten zu nehmen. Dadurch vermindert sich das Risiko, im Schulterbereich die Sehnen einzuklemmen.

Bei *Gitarristen* haben Probleme im Schulterbereich meist die Ursache, daß die Schulter nach vorne gezogen wird, damit der Unterarm flach auf den Gitarrenkorpus statt an die scharfe Kante (Zarge) gelegt werden kann. Dadurch werden die Muskeln und Sehnen belastet, was sich jedoch leider nicht vermeiden läßt. E-Gitarristen haben es diesbezüglich wegen des dünneren Instrumentenkorpus besser.

Die *Bläser* ziehen häufig beim Halten des Instruments die Schultern nach vorne.

Die ohnehin mangelhafte Blutversorgung der Sehnen der Rotatorenmanschette verschlechtert sich noch, wenn große und schwere *Instrumente getragen werden*. Daher ist es sinnvoll, sie mit entsprechenden Trageriemen auf dem Rücken zu transportieren (siehe Lahme et al. 2000).

Diagnose

Der Patient verspürt einen Druckschmerz am Sehnenansatz und einen Bewegungs- und/oder Belastungsschmerz beim Abspreizen/Auswärtsdrehen des Arms. Er kann nachts nicht auf der betroffenen Seite liegen.
 Bei der Diagnose sind andere Krankheiten wie z. B. Gallenblasenerkrankungen, Lungentumore und Bandscheibenvorfälle im HWS-Bereich, die ebenfalls Schulterbeschwerden hervorrufen können, unbedingt auszuschließen.

Behandlung

Zunächst sollten alle schmerzauslösenden Tätigkeiten vermieden werden. Dazu zählen vor allem länger andauernde Bewegungen der Arme hinter dem Körper oder Überkopfarbeiten. Darüber hinaus sind Massage, die Gabe von Entzündungshemmern (Aspirin, Ibuprofen) und Eispackungen sinnvoll. Zusätzlich sollten physiotherapeutische Behandlungen durchgeführt werden, um die Kraft und Beweglichkeit der Rotatorenmanschette zu stärken und das muskuläre Gleichgewicht wiederherzustellen. Sinnvoll ist hier die Anwendung von leichtem, zunehmendem Widerstand bei Auswärtsdrehung des Armes im Schultergelenk, z. B. mit einem elastischen Band (Theraband).

Entzündung am Ansatz des Oberarm-Speichen-Muskels
(Styloiditis radii)
(Albrecht Lahme)

Bei der Styloiditis radii im engeren Sinne handelt es sich um eine degenerative Erkrankung der Sehne samt Knochenanteil (Tendoperiostose) am Ansatz des Oberarm-Speichen-Muskels (M. brachioradialis) infolge mechanischer Überlastung.
 Der Oberarm-Speichen-Muskel setzt an der seitlichen Fläche der Speiche oberhalb der Basis des Processus styloideus (Griffelfortsatz an der Daumenseite des unteren Speichenendes) an und ist für das Einwärtsdrehen (Pronation) und Auswärtsdrehen (Supination) des Unterarms im Ellenbogengelenk zuständig.
 In extremer Auswärtsdrehung zeigt die Hohlhand nach oben und der Daumen nach außen, in extremer Einwärtsdrehung ist der Handrücken nach oben gerichtet und der Daumen zeigt nach innen. Im ersten Fall laufen Speiche und Elle etwa parallel, im zweiten Fall überkreuzen sie

sich. Das Bewegungsausmaß zwischen Beugung und Streckung beträgt ungefähr 180 Grad. Die Achse für diese Bewegung läuft diagonal im Unterarm durch das Zentrum des oberen Gelenkendes der Speiche (Caput radii) und die Basis des griffelförmigen Vorsprungs an der Kleinfingerseite am unteren Ende der Elle (Processus styloideus ulnae).

Symptome

Durch die extreme Auswärtsdrehung (Supinationsstellung) des linken Unterarms, die bei *hohen Streichern* zum optimalen Greifen v. a. der tiefen Saiten nötig ist, kommt es zur mechanischen Überbeanspruchung der dafür zuständigen Strukturen.

So entsteht durch den ständigen Zug des Oberarm-Speichen-Muskels an seinem Ansatzpunkt eine mechanische Reizung und nach wiederholter Belastung eine entzündliche Reaktion im Sinne der Styloiditis radii. Wichtigstes Symptom ist der Druck- und Bewegungsschmerz am mehr zur Hohlhand gehörenden Anteil des Griffelfortsatzes der Speiche (Daumenseite).

Diagnose

Zu Diagnosezwecken kann die Finkelstein-Probe durchgeführt werden. Dabei wird die betroffene Hand mit eingeschlagenem Daumen zur Faust geballt und dann vom Untersucher passiv kleinfingerwärts gedrückt. Eine Styloiditis radii liegt vor, wenn sich auf diese Weise der Schmerz verstärken läßt.

Behandlung

Gängige Therapiemethode ist die Ruhigstellung des Handgelenks für 4 Wochen. Doch diese Verordnung ist gerade beim Musiker meist schwer zu verwirklichen, da das regelmäßige Üben fester Bestandteil des Berufes bzw. des Musizierens ist. Deshalb empfiehlt sich zunächst eine *Entlastung* beim Instrumentalspiel mit *Kraftreduktion* durch entsprechende Techniken. Was die Symptome angeht, sollte mit Hilfe *physikalischer Maßnahmen* (vorsichtige Wärmebehandlung, Ultraschallbehandlung usw.) zunächst die Schmerzfreiheit und dann das Abklingen der Entzündung angestrebt werden.

Muskuläres Thoracic Outlet Syndrom (Skalenus-Syndrom)
(Albrecht Lahme, Susanne Breier)

Das Thoracic Outlet Syndrom gehört zu den Nervenengpaß-Syndromen, einer Gruppe krankhafter Zustände, bei denen eine Quetschung (Kompression) oder Verklebung des Nervengeflechts am Schlüsselbein (Plexus brachialis) besteht.

Anatomie

Die Fossa supraclavicularis (hinteres Halsdreieck) wird zur Halswirbelsäule hin vom mittleren und hinteren Rippenhaltermuskel (M. scalenus medius und posterior) und zur Bauchseite hin vom vorderen Rippenhaltermuskel (M. scalenus anterior) begrenzt. Der Plexus brachialis (Nervengeflecht am Schlüsselbein) tritt mit der A. subclavia zwischen dem M. scalenus anterior und medius hindurch in das seitliche Halsdreieck und zieht dann zwischen Schlüsselbein und 1. Rippe in die Achselhöhle (Abb. 1.39). Der Plexus brachialis ist in Abb. 1.40 nochmals genau dargestellt.

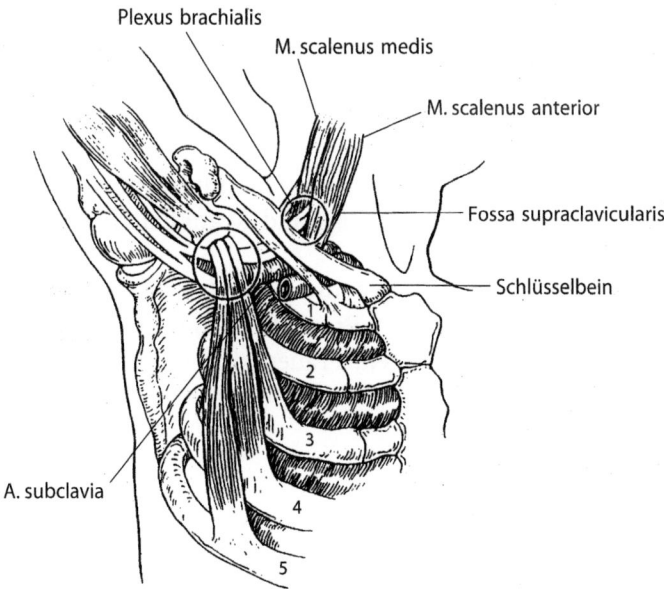

Abb. 1.39. Die anatomischen Gegebenheiten zwischen vorderem und mittlerem Skalenusmuskel können eine Engstelle für den Plexus brachialis bilden (nach Breier u. Lahme 1997)

Abb. 1.40. Der Plexus brachialis. C5–Th1 = Nervenwurzeln, die aus den Zwischenwirbellöchern der Halswirbelsäule austreten. Diese vereinigen sich und bilden das Armnervengeflecht (Armplexus) (Heinzler 1991)

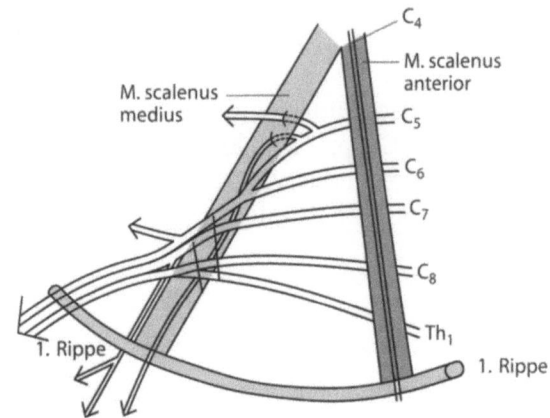

Symptome

Je nach Lokalisation und Ausmaß der Behinderung oder Kompression können die Symptome zwischen Schmerz, anormalen Körperempfindungen (Parästhesien) wie Kribbeln und Einschlafen der Glieder, Taubheitsgefühl und Kraftlosigkeit variieren. Primär können auch Sensibilitätsstörungen auftreten. Auch die Lokalisation variiert, wird aber meist im Hautversorgungsgebiet des Mittelarmnervs (N. medianus) und/oder des Ellennervs (N. ulnaris) angegeben. Im fortgeschrittenen Stadium können motorische Ausfälle und Muskelschwund (Atrophien) auftreten.

Nervenstörungen können von Gefäßstörungen wie einer Abschwächung des peripheren Pulses als Ausdruck einer Gefäßschwäche (vaskuläre Insuffizienz) begleitet sein. Es kann zu venösen Stauungen und zu erheblichen arteriellen Durchblutungsstörungen kommen, die in ihrer Symptomatik der Raynaud-Krankheit (Gefäßkrämpfe im Handbereich) ähneln.

Das Thoracic Outlet Syndrom führt in 97 Prozent der Fälle zu neurologischen Ausfällen, in 2 Prozent treten venöse Stauungen auf, in 1 Prozent arterielle Störungen. Frauen sind doppelt so häufig betroffen wie Männer.

Ursachen

Als Ursachen der Kompression kommen in Betracht:
- angeboren (kongenital) (primär ossär/knöchern, z. B. Halsrippe);
- verletzungsbedingt (traumatisch) (sekundär ossär, z. B. Knochenumbildung nach Bruch);

1.1 Früherkennung und Therapie funktioneller Störungen 65

- statisch (muskulär), z. B. übermäßiges Muskelwachstum besonders der Rippenhalter (muskuläre Hypertrophie der Skalenusgruppe) aufgrund einseitiger Dauerbelastung oder gleichförmiger Über-Kopf-Tätigkeit;
- dynamisch, z. B. Einklemmung im Bereich des Schultereckgelenks (Articulatio acromioclavicularis);
- Arterienverkalkung (Arteriosklerose), zirkulär (ringförmig, der Gefäßwand anliegend);
- tumorös, z. B. raumforderndes Wachstum.

Diagnose

Die Untersuchungen beinhalten Provokationstests wie den Adson-Test und den Hyperabduktionstest nach Wright, bei denen der Patient in eine Körperhaltung gebracht wird, in der die Skalenuslücke, d. h. der Spalt zwischen den Skalenusmuskeln, eingeengt wird. Beurteilt wird eine mögliche Abschwächung des Radialispulses, des „klassischen Pulses", der am Handgelenk fühlbar ist. Beim Abspreiztest (Abduktionstest) nach Roos und Owens wird die Färbung und Kraft der Extremitäten beurteilt, während der Patient in äußerster Auswärtsdrehung und Abspreizung (maximale Außenrotations- und Abduktionsstellung) der Schulter mit gebeugten Ellenbogen seine Finger 3 Minuten lang beugen und strecken soll.

Die Spezifität und Validität solcher Provokationstests wird jedoch zunehmend in Frage gestellt, da auch bei gesunden Probanden eine Pulsabschwächung zu beobachten ist. Wichtiger ist, ob sich die beschriebene Symptomatik während der Tests verstärkt.

Der weiterführenden Diagnostik dienen Röntgenaufnahmen, Computertomographie, Kernspintomographie und Angiographie (röntgenographische Darstellung von Blutgefäßen mit Hilfe injizierter Kontrastmittel).

Behandlung

Die Behandlung des Thoracic Outlet Syndrom soll auf eine Vergrößerung der Durchtrittsstelle der Nerven und Gefäßbahnen hinarbeiten. Sie hat folgende Ziele:
- das Auftreten der Symptome durch entsprechende Bewegungsmuster zu vermeiden,
- die Muskelspannung der Kopfdreher zu reduzieren,

- die zum Schultergürtel gehörenden Gelenke normal auszurichten,
- Körperhaltung und Mechanismen zu modifizieren, die zu einer Verstärkung der Symptomatik führen,
- Kraft und somit Muskelumfang zu verbessern,
- die optimale Funktion wiederherzustellen,
- ein Wiederauftreten der Symptome zu verhindern.

> Oft geht der Symptomatik kein akutes traumatisches Ereignis (Unfall o. ä.) voraus, sondern vielmehr eine sich wiederholende Aktivität oder eine lang anhaltende statische Fehlhaltung, wie sie bei Musikern häufig praktiziert wird. Daher hat sich eine komplexe *interdisziplinäre Therapie* bewährt.

Die Inhalte einer solchen Behandlung sind:
- Aufklärung des Patienten über die Erkrankung und Instruktionen zur Vermeidung der Symptome; Symptomkontrolle, die zu einer Haltungsänderung führen soll, um so eine weitere Kompression oder Zugbelastung des Nervengeflechts am Schlüsselbein (Plexus brachialis) zu vermeiden.
- Medikamentöse Behandlung: Gelegentlich ist die unterstützende Gabe von Muskelrelaxantien und hochdosiertem Vitamin B erforderlich.
- Techniken zur Korrektur und Verbesserung der Haltung. Dazu gehören die Haltung im Allgemeinen, die Lagerung des Armes während des Schlafs, die Haltung während der Arbeit (z. B. während des Geigenspiels nach Versorgung mit Kieferwinkelstütze) und allgemeine Verhaltensregeln und Vorsichtsmaßnahmen.
- Entspannung und Dehnung der Schultergürtel- und Nackenmuskulatur.
- Gleitübungen für den Plexus brachialis.
- Übungen für die Halswirbelsäule, Dehnung der Rippenhalter (Mm. scaleni) mit Rückneigung des Kopfes, Kopfnicken und Seitneigung des Kopfes zur Gegenseite der Nervenplexuseinengung.
- Übungen für die Brustwirbelsäule.   } siehe Basistraining
- Übungen für die Schultergürtelmuskulatur. } FBL Klein-Vogelbach
- Wiederherstellung der normalen Muskelbalance, zunächst mit isometrischen, später mit aktiven Übungen, z. B. im Fitneßstudio, zusätzlich Herz-Kreislauf-Training durch Laufen oder Schwimmen.
- Schmerzbehandlung, Modalitäten zur Verminderung der Muskelspannung, z. B. transkutane elektrische Nervenstimulation (TENS) und feuchte Wärme.

1.1 Früherkennung und Therapie funktioneller Störungen 67

- Manuelle Therapie.
- Training der zurückgegangenen (atrophierten) Muskulatur, Verbesserung der Feinmotorik, Funktionstraining, z.B. mit Silikonknete, isometrischen Übungen usw.
- Atemtherapie.
- Verbesserung der Ergonomie, z.B. beim Geiger durch Anpassung einer individuellen Kieferwinkelstütze (siehe Lahme et al. 2000), dadurch Entlastung der Halswirbelsäule und der Kopfdrehmuskulatur.
- Technikumstellung am Instrument.
- Streßmanagement-Techniken.
- Tertiärprävention (siehe Kap. 2), Patienteninstruktion.

Die Behandlung dieses Syndroms ist also außerordentlich komplex. Sie reicht von einer anfänglichen Symptomlinderung über die Kräftigung und Konditionierung der betroffenen Muskulatur zu einer Integration der veränderten Haltung, der verbesserten Körpermechanik und der Übungen in das alltägliche Leben des Patienten. Dies setzt voraus, daß sich der Patient über seine Erkrankung und die auslösenden Faktoren im klaren ist.

Halswirbelsäulensyndrom durch Dauerbelastung/Fehlbelastung der Halsmuskulatur (muskulotendinotisches, pseudoradikuläres Zervikalsyndrom)
(Albrecht Lahme)

Das muskulotendinotische, pseudoradikuläre Zervikalsyndrom ist eine Erkrankung der Muskeln, der Muskelansätze bzw. des Bandapparates, die infolge einer sich immer wiederholenden mechanischen Irritation oder einer mechanischen Dauerbelastung entsteht.

Es ist eine spezielle Form des Zervikalsyndroms, das seinerseits häufig die Folge von Verschleißerscheinungen der Halswirbelsäule ist (Verschleiß der Bandscheibe bzw. der Wirbelkörper/-gelenke). Es kommt aber auch als selbständige Erkrankung vor, und zwar als Vorläufer eines Bandscheiben- oder Wirbelsäulenverschleißes.

Besonders häufig findet man dieses Syndrom bei *hohen Streichern*; es entsteht aufgrund der ständigen Verbiegung und Verdrehung (kyphotisch-rotatorische Fehlbelastung) der Halswirbelsäule durch die Fixierung des Instruments. Viele Geiger und Bratscher mußten daher bereits ihre berufliche Tätigkeit unterbrechen.

Das Syndrom kann auch chronisch werden und ist dann als RSI (Repetitive Strain Injury) einzuordnen. Es sollte den Status einer Berufskrankheit (Nr. 2101) beim hohen Streicher haben, da es nach unseren Erfahrungen in unmittelbarem Zusammenhang mit dem Instrumentalspiel steht.

Symptome

Der Patient hat Muskelansatzbeschwerden an den Muskel-Sehnen-Ansätzen am Hinterhaupt. Man findet zudem eine Verhärtung der betroffenen Muskeln (Muskelhartspann), die durch Schmerz oder chronische Fehlhaltung des Kopfes verursacht ist.

Behandlung

Vorrangige Behandlungsziele sind
- der Ausgleich der Streckfehlhaltung,
- die Senkung der Spannung der Nackenmuskulatur (Detonisierung) und
- die Kräftigung der vorderen Halsmuskulatur.

Zur Therapie können unterschiedliche Maßnahmen eingesetzt werden, die auch kombiniert werden können:
- Manuelle Therapie,
- Neuraltherapie,
- diverse physikalische Mittel (heiße Rolle, zeitweise Entlastung durch eine Halskrause, spezielle Halslagerungskissen).

Funktionelles Lumbalsyndrom
(Albrecht Lahme, Tanja Papoušek)

Der Begriff „Lumbalsyndrom" faßt zwei Arten schmerzhafter Irritationen im Bereich der Lendenwirbelsäule zusammen: den sog. Hexenschuß und das sog. Ischiassyndrom.

Symptome

Der Patient verspürt einen plötzlich auftretenden intensiven Schmerz im Bereich der Lendenwirbelsäule (brennend, bohrend, schneidend).

Wenn der Ischiasnerv betroffen ist, strahlen die Schmerzen ggf. ins Bein aus. Dazu kommen ein muskulärer Hartspann der lumbalen Rückenstreckermuskulatur und eine Druckschmerzhaftigkeit der Dornfortsätze.

Ursachen

Generell haben die Rückenmuskeln nicht nur die Aufgabe, die Primärbewegung einzuleiten und das Körpergleichgewicht zu erhalten, sondern sie sollen auch die einzelnen Gelenke schützen. Gerade an der Lendenwirbelsäule ist dies sehr komplex, da dieser Wirbelsäulenabschnitt am meisten Körpergewicht zu tragen hat. Als Ursache für Rückenschmerzen werden meist *Fehlbewegungen zwischen den Wirbelkörpern* angesehen. Der minimale Spielraum des Wirbelgelenks in der Neutral-Null-Stellung wird als „neutrale Zone" definiert. Je größer die neutrale Zone, desto größer die Instabilität des entsprechenden Wirbelsäulenabschnitts. Muskeln können das Ausmaß der neutralen Zone vermindern. Das Konzept der „muscle stiffness" („Muskelfestigkeit") besagt, daß die Muskeln einzelne Wirbel wie Spiralfedern verbinden und so Widerstand gegen Fehlbewegungen zwischen den Wirbelkörpern leisten. Dieser Widerstand verstärkt sich bei der Aktivierung der Muskeln.

Der Einfluß der Nervenrezeptoren auf die langsam zuckende Muskelfasern („Slow twitch"-Muskelfasern oder sarkoplasmareiche Muskeln) ist dafür verantwortlich, daß die Muskelspannung aufrecht erhalten wird und die Stabilität des Gelenks erhalten bleibt. Dabei spielt die gleichzeitige Aktivierung (Koaktivierung) mehrerer Muskeln eine große Rolle, da bereits bei 20 Prozent der Maximalkraft eines Muskels die maximale „stiffness" erreicht ist. Das gleichzeitige Zusammenziehen (Kokontraktion) der Muskeln muß so gesteuert werden, daß die Stabilität der Gelenke gewährleistet ist *und* die Primärbewegung effizient ausgeführt werden kann.

Der *M. transversus abdominis* (der „quere Bauchmuskel", der die unteren Rippen nach unten zieht und einen Druck auf die Bauchhöhle ausübt) und der *M. multifidus* (die Wirbelfortsätze verbindender Muskel, der Dreh- und Seitwärtsbewegungen der Wirbelsäule bewirkt) – sollen für die Stabilität der Wirbelsäule sorgen. Verschiedene Autoren haben die Beziehungen zwischen der neutralen, physiologischen Haltung, der Wirbelsäulenstabilität, der tiefen Rumpfmuskulatur und dem Rückenschmerz untersucht und herausgefunden, daß der *M. multifidus* eine große Rolle für die Stabilität der Wirbelsäule, für die

Kontrolle über die Ausprägung der Lordose, für die Beherrschung des Übergangs zwischen Lendenwirbelsäule und Kreuzbein (lumbosakraler Übergang) und des Gelenks zwischen Darmbein und Kreuzbein (Iliosakralgelenk) spielt.

Mit der Funktion und Dysfunktion des M. transversus abdominis und des M. multifidus im Zusammenhang mit dem lumbalen Rückenschmerz beschäftigt sich das „Spinal Pain and Muscle Research Unit", eine Forschungsgruppe an der Queensland-Universität in Brisbane, Australien. Die bisherigen Ergebnisse werden im folgenden beschrieben. Hodges u. Richardson (1995) testeten die Aktivität der Bauchmuskeln, des M. multifidus und des M. deltoideus (Schultermuskel) bei Armbewegung bei Patienten mit und ohne Kreuzschmerzen mittels Elektromyografie (EMG). Bei Probanden ohne Rückenschmerz zeigte sich eine Voraktivierung des *M. transversus abdominis* vor der Armbewegung, die dem Erhalt der Stabilität dienen könnte. Bei Rückenschmerz-Patienten war die Aktivierung dieses queren Bauchmuskels durchweg verzögert, was auf eine Störung der motorischen Kontrolle zurückzuführen scheint. Hides et al. (1994) zeigten, daß Probanden innerhalb von 24 Stunden nach Auftreten von Rückenschmerzen auf Höhe der betroffenen Wirbelsäulensegmente eine Schwäche des *M. multifidus* auf der betroffenen Seite (homolateral) bekommen. In einer Studie wurden Rückenschmerzpatienten über vier Wochen zur Hälfte mit Medikamenten, zur Hälfte zusätzlich mit spezifischen Übungen für den atrophierten M. multifidus behandelt. Der Querschnitt des Muskels, das Schmerz- und Funktionsniveau der Patienten wurde regelmäßig kontrolliert. Nach vier Wochen waren beide Gruppen schmerzfrei, der M. multifidus hatte sich aber nur in der zweiten Gruppe erholt. Dies zeigt, daß eine Regenerierung des Muskels nicht spontan möglich ist, wenn die Schmerzen abgeklungen sind. Bei der mit Übungen behandelten Gruppe traten weniger als halb so häufig wieder Rückenschmerzen auf, und die Rückfälle waren weniger heftig als in der anderen Gruppe.

Diagnose

Für die therapeutische Praxis hat die Forschungsgruppe ein Koaktivierungstest entwickelt. Einen Teil dieses Tests bildet das Pressure-Biofeedback-Unit, mit dem sich die Funktion des *M. transversus* überprüfen läßt. In Bauchlage muß der Patient die Bauchwand von einem Luftkissen wegziehen, während der Therapeut die neutrale Stellung der Wirbelsäule sichert. Kann der Patient den Druck im Luftkissen

10·10 Sekunden um 6–8 mmHg reduzieren, spricht das für eine Normalfunktion des Muskels. Patienten mit chronischen Rückenschmerzen bestehen diesen Test schwer. Der *M. multifidus* wird getestet, indem der Patient in Bauchlage einzelne Muskelanteile isoliert anspannt. Der Koaktivierungstest gilt als bestanden, wenn beide Tests ausgeführt werden können.

Bestimmte Techniken der *Funktionellen Bewegungslehre*, z. B. das Bauklötzchenspiel, sprechen die Koaktivierung der beiden Muskeln auch automatisch an und scheinen daher als Test geeignet zu sein. Hamilton u. Richardson (1996) zeigten, daß das Bauklötzchenspiel (Klein-Vogelbach 1990), bei dem mit Hilfe eines ein dreidimensionalen Meßgeräts die Haltung gemessen wird, als repräsentativer Test Rückenschmerzpatienten erkennt: Diese Patienten können die physiologische Körperhaltung deutlich schlechter aufrechterhalten.

Behandlung

In der Rehabilitation von Rückenschmerzen soll das lokale System, also die Muskulatur im Lendenbereich, als Basis zuerst behandelt und im weiteren Verlauf der Therapie immer wieder kontrolliert werden. So können alle Systeme der Stabilität und der Bewegung berücksichtigt und in die Therapie einbezogen werden.

Es hat sich gezeigt, daß die spezifische Behandlung der lokalen Rumpfmuskulatur notwendig und wirkungsvoll ist. Allerdings bringt Krafttraining, das in der Rehabilitation der Rückenschmerzen häufig angewendet wird, für die lokale Muskulatur wenig. Entsprechend sind Messungen von grober Kraft als Test der lokalen Muskulatur ungeeignet. Daher ist der beschriebene isolierte Kokontraktionstest sehr wichtig bei Diagnostik, Therapie und Verlaufskontrolle. Die Muskeln im Lendenbereich müssen eine feine, dauerhafte Arbeit leisten, die zwischen effizienter Bewegung und ausreichender Stabilität balanciert. Darauf sollte die Rehabilitation ausgerichtet sein (→ siehe Basistraining FBL Klein-Vogelbach, Band 1).

Generelle Behandlungsansätze bei instrumentenspezifischen Überlastungsbeschwerden
(Albrecht Lahme)

Bei der Behandlung instrumentenspezifischer Überbelastungsbeschwerden geht es prinzipiell zunächst um die Entlastung der Muskulatur bei gleichzeitiger Kräftigung. Ein weiterer wesentlicher Punkt ist die Haltungskorrektur allgemein sowie am Instrument, hier ggf. mit Hilfe ergonomischer Maßnahmen (siehe Lahme et al. 2000).

Zunächst ist stets der Einsatz von lokalen, d.h. direkt an den betroffenen Stellen ansetzenden Verfahren sinnvoll. Diese bestehen in der Senkung der Muskelspannung und die Dehnung verkürzter Muskulatur z.B. mit Hilfe postisometrischer Relaxation (Entspannung nach Anspannung). Weiterhin sollten die abgeschwächten Muskelpartien gekräftigt und Reizzentren für lokalen bzw. fortgeleiteten Schmerz ausgeschaltet werden. Dabei hat sich die Neuraltherapie bestens bewährt.

> Völlige Gelenkruhigstellung bzw. Spielpausen sind ungünstig, denn dadurch werden Verklebungen der überlasteten Strukturen gefördert. Dies führt später zur unnötigen Verlängerungen der Rehabilitation.

Besser ist eine deutliche Herabsetzung der Übezeit, z.B. auf 5- bis 6mal 5 bis 10 Minuten Spielzeit täglich. Beim Spiel sollte möglichst wenig Kraft aufgewendet werden (Pianissimospiel!). Wesentlich ist die Erhaltung der Beweglichkeit und Koordination.

Literatur

Benninghoff A (1944) Lehrbuch der Anatomie des Menschen. J.F. Lehmanns, München Berlin

Bergmark A (1989) Stability of the lumbar spine. Acta Orthop Scand 60:1–54

Breier S, Lahme A (1997) Interdisziplinäre Behandlung des Muskulären Thoracic Outlet Syndroms am Beispiel einer Geigerin. praxis ergotherapie 10/1:27ff.

Brügger A (1957) Über vertebral radikuläre und pseudoradikuläre Syndrome, I u. II. Geigy, Basel

Buckwalter JA (1987) Skeletal fibrous tissues: tendon, joint, capsule, and ligament. In: Albright JA, Brand RA (eds). The scientific basis of orthopaedics, 2nd edn. Appleton & Lange, Norwalk/CT Los Altos/CA, pp 387–405

Eulitz WD (1994) Motorik und Biomechanik des Violinvibratos und Fingeraufsatzes. Eigenverlag, Berlin

Fassbender HG (1975) Pathologie rheumatischer Erkrankungen. Springer, Berlin Heidelberg New York

Galamian I (1983) Principles of violin playing and teaching. Prentice Hall, Englewood Cliffs/NY

Hamilton CF, Richardson CA (1996) Towards the development of a clinical test of local muscle dysfunction in the lumbar spine. (The National Congress of the Australian Physiotherapy Association, Brisbane)

Heinzler J (1991) Compendium der Anatomie. Obere Extremität, 10. Aufl. Eigenverlag, München (Medizinisches Repetitorium, Bd. VIII)

Hides J, Stokes M, Jull G, Cooper D (1994) Evidence of lumbar spine multifidus muscle wasting ipsolateral to symptoms in patients with low back pain. Spin 19:165–172

Hertel K (1984) Methodik des Violin- und Violaspiels. (Vorlesungsmitschrift)

Hodges PW, Richardson CA (1995) Dysfunction in transversus abdominis associated with chronic low back pain (Manipulative Therapist Association of Australia Biennial Conference, Gold Coast)

Hodges PW, Richardson CA (1996) Evaluation of the relationship between the findings of a laboratory and a clinical test of transversus abdominis function. Physiotherapy Research International 1:30–40

Kirk JH, Ansell BM, Bywaters EGL (1967) The hypermobility syndrome. Ann Rheum Dis 26:419–425

Klein-Vogelbach S (1990) Funktionelle Bewegungslehre, 4. Aufl. Springer, Berlin Heidelberg New York Tokyo

Klein-Vogelbach S, Lahme A, Spirgi-Gantert I (2000) Musikinstrument und Körperhaltung. Eine Herausforderung für Musiker, Musikpädagogen, Therapeuten und Ärzte. Gesundheitsvorsorge im Musikeralltag. Springer, Berlin Heidelberg New York Tokyo

Lahme A (1992) Systematik orthopädischer Beschwerden bei Berufsmusikern. praxis ergotherapie 10/1:25

Lahme A, Lahme J (1993) Entwicklung einer individuellen Kieferwinkelstütze für Geiger und Bratscher. Das Orchester 3:246–249

Meyer J (1984) Physikalische Aspekte des Geigenspiels. ESTA-Bulletin 4:2–30

Menuhin Y (1971) Six lessons with Yehudi Menuhin. Faber & Faber, London

Mittenentzwei, F (1985) Darstellung einiger Unterschiede im Kraft- und Bewegungsaufwand zwischen dem Geigen- und dem Bratschenspiel. ESTA-Bulletin 5:27–40

Möckel T (1995) Die Geigenhaltung und weitere Einflüsse als Voraussetzung für ein gutes Violinspiel und die Vermeidung von Spielerkrankungen. (Diplomarbeit, Leipzig)

Münzenberg J (1988) Orthopädie in der Praxis, 2. Aufl. Edition Medizin/VCH, Weinheim Basel

Putz R, Müller-Gerbl M (1995) Anatomie und Pathologie der Sehnen. Der Orthopäde 24/3:182ff

Scharf S (1995) Berufsbedingte Erkrankungen des Bewegungsapparates bei Musikern, Aspekte zu Praevention, Therapie und Rehabilitation. In: Vogt MT (Hrsg) Schriftenr. d. Inst. f. Kult. Infrastruktur Sachsen, Bd 2. Sächs. Staatsmin. f. Kult. u. Wiss., Dresden

Scharf S (1996) Einheit spielökonomischer und ergonomischer Faktoren und deren Relevanz für die Entstehung cervicaler und brachialer Krankheitsbilder beim Geiger und Bratscher. Musikphysiologie und Musikermedizin 1/96;12–16

Schiebler TH, Schmidt W, Zilles K (Hrsg) (1995) Anatomie, 6. Aufl. Springer, Berlin Heidelberg New York Tokyo

Senn E (1995) Physikalische Therapie entzündlich-rheumatischer Erkrankungen. Dtsch Ärztebl 92/45:A3062

Szende O, Nemessuri M (1971) The physiology of violin playing. Akademiai Kiado, Budapest

Wagner C (1980) Barrieren der Natur. Sonderdruck, ESTA (European String Teachers Ass.), Berlin

1.1.3
Therapieansätze aus Sicht der FBL Klein-Vogelbach
(Susanne Klein-Vogelbach, Irene Sprigi-Gantert)

Der Therapeut bringt die Aufzeichnungen seiner Befunderhebung und der des Arztes in einen logischen Zusammenhang: Er interpretiert Bewegungsstörungen und Schmerzen des Patienten sowie die ärztliche Diagnose und leitet daraus das *funktionelle Problem* ab, dessen Formulierung die Grundlage des Therapieplans bildet. Danach ist der Therapeut in der Lage, geeignete Techniken und Übungen auszuwählen und dem individuellen Problem des Patienten in Absprache mit dem Musikerarzt anzupassen. Dabei gelten folgende Zielvorgaben:
- Ist die Schädigung des Bewegungsverhaltens reversibel, strebt die Therapie ein wiederhergestelltes normales Bewegungsverhalten an.
- Ist die Schädigung des Bewegungsverhaltens irreversibel, strebt die Therapie den optimalen Kompromiß an. Mit anderen Worten: Der Patient lernt, die vorhandenen Defizite zu kompensieren.

In der Funktionellen Bewegungslehre wird Bewegung sowohl manipulativ als auch verbal in Gang gebracht. Beides geschieht oft parallel. Solange der Therapeut mit dem Patienten zusammenarbeitet, wird er immer sowohl verbal-didaktische wie auch manipulierende bzw. perzeptiv-didaktische Hilfen geben.

Die *Wahrnehmungsfähigkeit* des Patienten zu schulen ist unerläßlich, wenn es um die Selbsterfahrung des Körpers in Ruhe und Bewegung geht. Sie ist geradezu der Schlüssel zur Motivation des Patienten zu einer aktiven Mitarbeit und damit auch die Voraussetzung für eine gezielte Bewegungstherapie. Die Motivation zur Therapie gestaltet sich um so schwieriger, je weniger der Patient sein Bewegungsdefizit selbst erkennt und je weniger Schmerzen er verspürt.

Schulung des Bewegungsverhaltens: Therapeutische Übungen

Jeder Mensch hat ein angeborenes „Talent" für Haltung und Bewegung, das sich am erfolgreichsten durch differenzierte und spezifische Wahrnehmungsprozesse schulen läßt.

Der Patient muß in der Therapie dazu motiviert werden, sein Bewegungsverhalten zu ändern. Dies gelingt vor allem dann, wenn er
- erfährt, daß er bewegungsbegabt ist,

- erlebt, daß das Üben von Bewegung unterhaltend, ja sogar faszinierend sein kann,
- feststellt, daß er sich nach dem Üben besser fühlt.

> Freude am Üben von Haltung und Bewegung zu vermitteln, ist eine wichtige Aufgabe des Therapeuten. Da Spielen Spaß macht, sollte die Therapie darauf abzielen, den *Spieleifer* des Patienten zu wecken.

Die erwünschten Veränderungen im Bewegungsverhalten sollten so lange geübt werden, bis sie der Patient automatisch reproduzieren kann. Zum Einüben eines Bewegungsablaufs muß der Lehrer beim Lernenden „*Zielsehnsucht*" wecken. Zu diesem Zweck bestimmt er einen kritischen Distanzpunkt am Körper des Übenden, den dieser durch Tasten wahrnehmen kann und innerhalb einer definierten Zeit in eine bestimmte Richtung bewegen soll.

Der Übende zeigt die Richtung und das Tempo der gewünschten Bewegung in der Luft und läßt dann die tastenden Hände auf die Orientierungspunkte zurückkehren, wo die Bewegung bereits begonnen hat.

Es ist wichtig, daß die Instruktion an Bewegungsreaktionen appelliert, die anlagebedingt vorhanden sind und deshalb abgerufen werden können. Inwieweit dies gelingt, hängt von den Fähigkeiten des Therapeuten ab, beim Patienten Wahrnehmungsvermögen, Phantasie und Gefühl für Melodie und Rhythmus anzusprechen.

Eine erfolgreiche Normalisierung im Bewegungsverhalten äußert sich darin, daß der Patient eine Art „Anti-Streß-Zustand" erreicht. In diesem Zustand der *ökonomischen Aktivität* wird der Patient gerade nur so aktiv, wie für eine bestimmte Haltung oder Bewegung nötig ist (zum Thema „Entlastungsstellungen" siehe Lahme et al. 2000).

Erlebt der Patient beim Üben ein gewisses Wohlbefinden und macht er die Erfahrung, daß er selbst dazu fähig ist, diesen Zustand hervorzurufen, weckt dies das Bedürfnis nach Wiederholung – vor allem dann, wenn sich der Verlust des Wohlbefindens in Form von Spannung, Verkrampfung, Schmerzen, Kraftlosigkeit und grundloser Müdigkeit äußert.

Den Patienten zur Selbsterziehung im Bewegungsverhalten zu motivieren gelingt am sichersten, wenn ihm mit Hilfe seines kinästhetisch-taktilen Wahrnehmungspotentials das Erleben einer *ökonomischen Aktivität in Haltung und Bewegung* vermittelt werden kann.

Voraussetzung für ein erfolgreiches therapeutisches Üben ist die Wahl einer geeigneten Übung für die Lösung des funktionellen Problems sowie die Anpassung dieser Übung an den Patienten: an seine Kondition, Konstitution, Statik und Beweglichkeit.

Funktionelle Bewegungslehre: Entlastungsstellungen
(Susanne Klein-Vogelbach, Irene Spirgi-Gantert)

In der Funktionellen Bewegungslehre bezeichnet der Begriff „Entlastungsstellung" eine *Umverteilung von körpereigenen Gewichten* zur Entlastung bestimmter Muskeln, Muskelgruppen oder Gelenke (siehe Klein-Vogelbach et al. 2000). Entlastungsstellungen werden in der Therapie ausprobiert und mit dem Patienten besprochen.

Der Musiker sollte so oft wie möglich Entlastungsstellungen einnehmen. Sie müssen so konzipiert sein, daß er sie jederzeit und überall anwenden kann. Er sollte über ein Repertoire verschiedener solcher Stellungen (im Liegen, im Sitzen, im Stehen) verfügen, um sie tagsüber am Arbeitsplatz, im Orchestergraben, bei längeren Reisen usw. einnehmen zu können.

Entlastungsstellungen sollten in folgenden Fällen angewandt werden:
- bei akuten Schmerzen, um eine vorhandene, durch die körpereigenen Gewichte verursachte Belastung zu reduzieren;
- bei muskulären Verspannungen, um fallverhindernde Muskelaktivitäten zu reduzieren;
- bei konstitutionellen Abweichungen, z.B. beim Abduktionssyndrom der Schultergelenke;
- bei unveränderbaren statischen Problemen, wenn Steifigkeiten der Wirbelsäulen- oder Hüftgelenke eine Korrektur der Haltung unmöglich machen;
- bei langer einseitiger Belastung des Bewegungsapparates (auch durch das Instrument verursacht).

Prinzip der Entlastungsstellungen

Abschnitte des Körpers werden quasi als Teilgewichte auf eine Unterlage, an eine Abstützvorrichtung oder an eine Hängevorrichtung abgegeben mit dem Ziel, fallverhindernde Aktivitäten zu verhindern.

1.1 Früherkennung und Therapie funktioneller Störungen

Dazu eignen sich die folgende Maßnahmen:
- Körperabschnitte auf die Unterlage oder auf dem eigenen Körper ablegen oder unterlagern mit dem Ziel, Hohlräume zwischen Unterlage und Körper auszufüllen und eine möglichst große Kontaktfläche herzustellen (Abb. 1.41a–c).

Eine gute Lagerung des Körpers schaltet die muskulären Aktivitäten zwischen den Körperabschnitten aus.

- Teilgewichte an eine Abstützvorrichtung anlehnen (Wand, Tisch, Stuhllehne usw.) (Abb. 1.42). Durch das Abstützen werden Teilge-

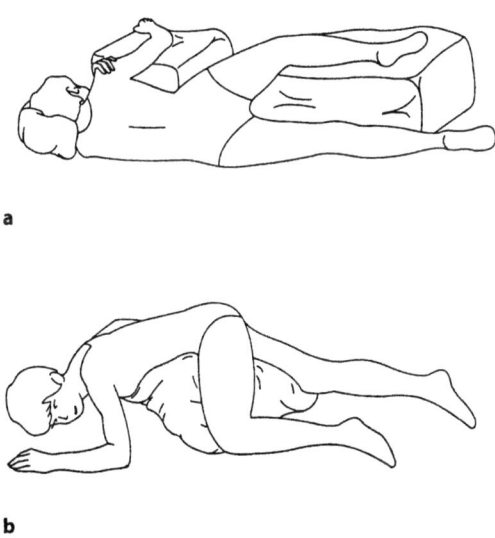

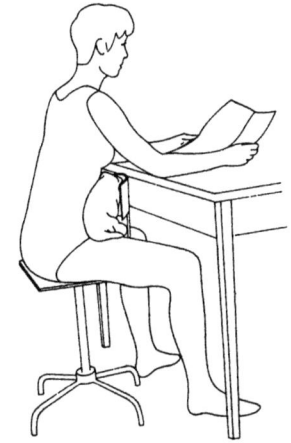

Abb. 1.41 a–c. Entlastungsstellung **a** in Seitenlage, **b** in Halbseitenlage, **c** für die Lenden-/Brustwirbelsäule im Sitz (Klein-Vogelbach 1993)

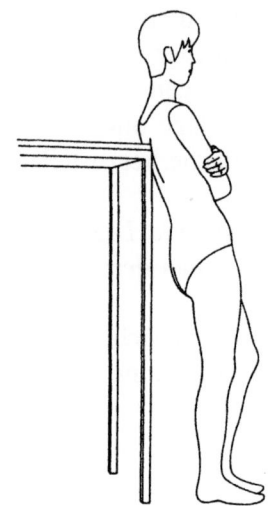

Abb. 1.42. Abstützen zur Entlastung der Rückenstrecker (Klein-Vogelbach 1993)

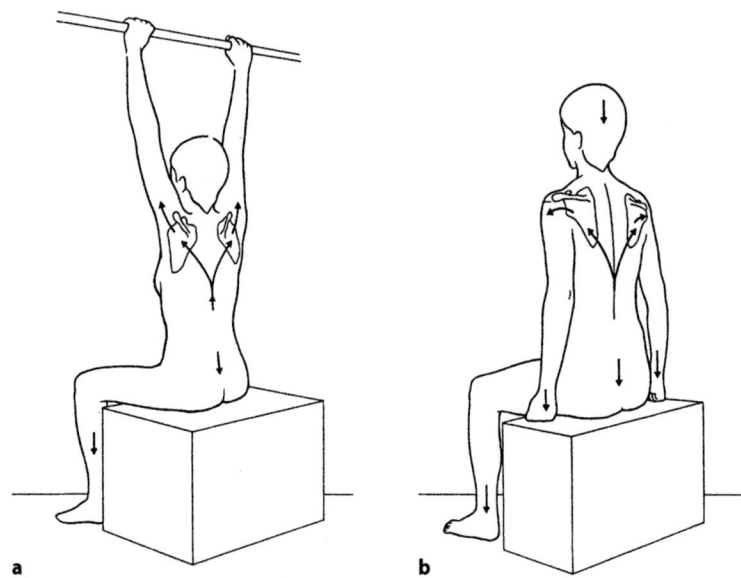

Abb. 1.43. a Die Stange dient als Hängevorrichtung, **b** der Brustkorb wird an den Schultergürtel „gehängt" (Klein-Vogelbach 1993)

wichte an die Umwelt abgegeben. Dadurch kann eine Muskelgruppe entlastet werden, während andere Muskeln beansprucht werden.
- Teilgewichte des Körpers an einer Hängevorrichtung aneinander hängen (Abb. 1.43 a, b).

Entlastungsstellungen für einzelne Wirbelsäulenabschnitte

Mit Entlastungsstellungen verfügt der Musiker über verschiedene Möglichkeiten, auch während kleiner Pausen eine möglichst effiziente Erholung zu erzielen.

Lendenwirbelsäule

Beim Anpassen von Entlastungsstellungen an Patienten mit Beschwerden im Bereich der Lendenwirbelsäule sind folgende Punkte zu beachten:
- Fallverhindernde Aktivitäten in Hüftgelenken und Lendenwirbelsäule sind möglichst auszuschalten, um die potentielle Beweglichkeit des Beckens in den Hüft- und Lendenwirbelsäulengelenken herzustellen.
- Fuß- und Beinachsen müssen so angeordnet sein, daß das Becken in den Hüftgelenken balancieren kann.
- Die Körperabschnitte Becken, Brustkorb und Kopf sind in die Körperlängsachse einzuordnen, damit sich die Wirbelsäule in ihrer Nullstellung befindet.

Brustwirbelsäule

Beim Anpassen von Entlastungsstellungen an Patienten mit Problemen im Bereich Brustkorb/Schultergürtel ist folgender Punkt zu beachten:
- Das Gewicht des Brustkorbs ist so zu neutralisieren, daß die sich in Nullstellung befindende Brustwirbelsäule nicht durch fallverhindernde Muskelaktivität gehalten werden muß.

Halswirbelsäule

Beim Anpassen von Entlastungsstellungen an Patienten mit Beschwerden im Bereich Halswirbelsäule sind folgende Punkte zu beachten:
- Das Kopfgewicht ist so zu neutralisieren, daß die Halswirbelsäule und die oberen Kopfgelenke nicht durch einseitige Muskelaktivitäten gehalten werden (Abb. 1.44a).
- Halswirbelsäule und Brustkorb in Nullstellung einordnen und das Armgewicht neutralisieren, damit die Gewichte nicht muskulär gehalten werden müssen (Abb. 1.44b).

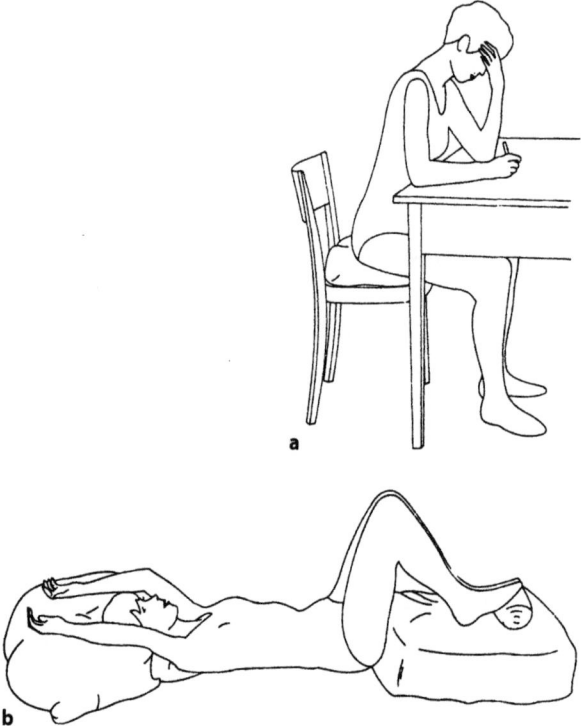

Abb. 1.44 a, b. Entlastungsstellung für die Halswirbelsäule a im Sitz, b in Rückenlage („Hirtenbüeblistellung") (Klein-Vogelbach 1993)

> Der Musiker sollte in jeder Spielpause Teilgewichte seines Körpers und das Instrument so anordnen, daß er die Aktivitäten der überlasteten Muskeln reduzieren kann.

Die häufig gestellte Frage „Wie häufig muß ich die Entlastungsstellungen einnehmen?" ist einfach zu beantworten: Immer dann, wenn ein Unbehagen die Erinnerung an die Schmerzen weckt.

Behandlungstechniken der FBL

In der Funktionellen Bewegungslehre wurden auf Basis der Arbeit mit Patienten folgende drei Behandlungstechniken entwickelt:
- hubfreie Mobilisation,
- mobilisierende Massage,
- widerlagernde Mobilisation.

1.1 Früherkennung und Therapie funktioneller Störungen

▶ *Hubfreie Mobilisation*

Die *hubfreie Mobilisation* stellt eine Verbindung von manipulativ-didaktischen und verbal-didaktischen Maßnahmen dar. Durch gezielte manuelle Unterstützung hilft der Therapeut dem Patienten beim Erlernen der hubfreien/hubarmen Bewegungen von Becken, Brustkorb und Kopf und führt ihn so weit, bis der Patient die Bewegungen selbst ausführen kann.

▶ *Mobilisierende Massage*

Die *mobilisierende Massage* ist eine Muskelmassage. Sie heißt „mobilisierend", weil die Muskulatur durch manipulierende Stellungsänderungen der Gelenke abwechselnd gedehnt und gelockert und gleichzeitig bearbeitet wird.

Der Patient erlebt diese Art der Massage nicht als passive Maßnahme, sondern als Training der kinästhetischen und taktilen Wahrnehmung.

▶ *Widerlagernde Mobilisation*

Die *widerlagernde Mobilisation* wird vor allem zur Mobilisation der Extremitätengelenke angewandt. Auch hier handelt es sich nicht um eine passive Maßnahme, sondern um ein Training der kinästhetischen und taktilen Wahrnehmung, bei dem die beiden Gelenkpartner aufeinander zu und voneinander weg bewegt werden.

Schlußfolgerung

Alle Bestrebungen, Bewegung therapeutisch zu nutzen, führen zur Erkenntnis, daß die Annäherung an das Gesunde und Normale einer Erziehung zur „Sparsamkeit" gleichkommt. Sparsamkeit in diesem Sinne – wir sprechen von Ökonomie – hat allerdings nicht das geringste mit „Sparflamme" und geringem Einsatz der Kräfte zu tun. Im Gegenteil: Im Umgang mit dem Patienten ist der Therapeut immer auf der Suche nach dem *gerade noch Möglichen* in dessen Bewegungs- und Kräftepotential. Dort setzt er dann mit den Übungen an. Waren die Übungen effektiv, rückt die Ziellinie des gerade noch Möglichen bereits wieder ein Stück nach vorne.

Allmählich begleitet der Therapeut die Behandlung weniger mit seinen Händen als mit seinen Worten. Schließlich hört der Patient auf, Patient zu sein, weil die Therapie zu Ende ist. Was hat er gelernt? Nichts anderes, als eine Gabe zu nutzen, die er von Natur aus besitzt.

Literatur

Klein-Vogelbach S (1993) Therapeutische Übungen zur funktionellen Bewegungslehre, 3. Aufl. Springer, Berlin Heidelberg New York Tokyo

Klein-Vogelbach S, Werbeck B, Spirgi-Gantert I (2000) Funktionelle Bewegungslehre, Bewegung lehren und lernen. 5. Aufl. Springer, Berlin Heidelberg New York Tokyo

Klein-Vogelbach S, Lahme A, Spirgi-Gantert I (2000) Musikinstrument und Körperhaltung. Eine Herausforderung für Musiker, Musikpädagogen, Therapeuten und Ärzte. Gesundheitsvorsorge im Musikeralltag. Springer, Berlin Heidelberg New York Tokyo

1.2
Schmerz als Symptom – wo liegt die Ursache?

Der Schmerz ist immer ein Alarmsignal des Körpers. Der Musiker sollte selbst leichtere Schmerzen immer ernst nehmen. Es ist besser, einmal zuviel zu untersuchen, als Frühzeichen späterer klinischer Erkrankungen zu übersehen.

In Abschn. 1.2.1 geht es um die spezifischen Eigenschaften des Musikers als Schmerzpatient und um die speziellen Aufgaben des behandelnden Arztes. Es wird deutlich gemacht, wie wichtig es ist, daß eine konsequente Therapie schon möglichst früh ansetzt.

Da Musiker häufig unter Kopfschmerzen leiden, bezüglich der Ursachen und Symptome dieser Störungen jedoch ein deutliches Wissensdefizit besteht, wird dieses Thema in Abschn. 1.2.2 gesondert abgehandelt. Arzt und Patient erhalten einen systematischen Überblick über die vielfältigen Ursachen für Kopfschmerzen sowie über unterschiedliche (auch alternative) Behandlungsformen.

Zum Schmerz gehört jedoch nicht nur die körperliche Wahrnehmung, dazu gehören auch die psychosomatischen Aspekte, die beim Musiker eine nicht unwesentliche Rolle spielen. Dem *Musiker*, aber auch dem *Arzt* werden in Abschn. 1.2.3 die häufigsten Ursachen für psychosomatische Beschwerden bewußt gemacht.

1.2.1
Somatischer Schmerz: Wahrnehmung und Verarbeitung
(Julia Stingl, Albrecht Lahme)

Schmerz ist ein subjektives Erleben

Einfach ausgedrückt beeinflussen folgende Faktoren zu jedem Zeitpunkt die Art und Intensität des persönlichen Schmerzempfindens:
- organische Ursachen wie z. B. Entzündungen,
- die Persönlichkeitsstruktur (Fähigkeit, mit Ängsten umzugehen, Konflikte zu lösen u. a.),
- die Erfahrung im Umgang mit Schmerzen,
- die aktuelle Situation,
- das soziale Umfeld.

Schmerzentstehung: Der Musiker als Patient

Auch Musiker sind Menschen mit unterschiedlichsten Eigenschaften und empfinden somit Schmerz individuell verschieden. Es gibt jedoch Gemeinsamkeiten in der Schmerzverarbeitung, die sich aus dem Werdegang und der besonderen beruflichen Situation des Musikers erklären lassen.

Eine schmerzfreie Ausführung seiner Instrumentalpraxis gehört für den Musiker zu den Grundvoraussetzungen des täglichen Lebens. Wie jeder Mensch kann auch er schmerzhafte Erkrankungen unterschiedlichster Genese erleiden. Sind jedoch Bereiche betroffen, auf die der Musiker für seine Berufsausübung angewiesen ist, so werden die Schmerzen von großer Angst begleitet sein und als äußerst gravierend empfunden werden. Doch auch Schmerzen, die die musikalischen Funktionen nicht direkt beeinträchtigen, können beim Musiker schlimmere Auswirkungen haben als beim Normalpatienten. Denn jeder Schmerz kann mit Begleiterscheinungen wie Schlaflosigkeit, Muskelverspannungen, Kaltschweißigkeit u. a. einhergehen. Durch Übermüdung und Anspannung kann die Bewegungskoordination erschwert sein, der Musiker verliert an spieltechnischer Sicherheit und fühlt sich damit in seiner musikalischen Leistung beeinträchtigt.

Organische Ursachen

Die organischen Ursachen vieler Schmerzen beim Musiker liegen in den besonders beanspruchten Regionen des Muskel-Sehnen-Apparates. Langjährige Fehlhaltungen und einseitige Muskelbeanspruchungen führen zu spezifischen Überlastungsbeschwerden und körperlichen Verschleißerscheinungen. Sind Bewegungsmuster erst einmal über Jahre eintrainiert, ist eine Umstellung mühsam und langwierig. Statt zu warten, bis Schmerzen das Instrumentalspiel erschweren, sollte der Musiker, der ja auf genauestes Funktionieren spezieller Muskelgruppen angewiesen ist, seine Übetechniken auf Fehlhaltungen und unökonomische Belastungen überprüfen lassen, um derartigen Fehlern frühzeitig zu begegnen (siehe Lahme et al. 2000).

Subjektives Schmerzerleben: Musikerspezifische Faktoren

Das subjektive Schmerzerleben wird unabhängig von organischen Befunden durch die Persönlichkeitsstruktur des Patienten geprägt. Natürlich gibt es dabei keine typische „Musikerstruktur"; jeder Mensch ist individuell zu betrachten. Dennoch findet man gewisse Eigenschaften gehäuft bei Musikern.

Unterentwickeltes Körpergefühl

Im Laufe seines Studiums lernt der Musiker, seine Körperfunktionen den musikalischen Anforderungen anzupassen. Rhythmus und Spielgenauigkeit werden durch immer feiner abgestimmte Bewegungsabläufe erreicht. Das Kleinhirn sorgt für eine ständige Überprüfung und Optimierung der Koordination dieser Bewegungen (Popper u. Eccles 1977). Für eine ungestörte musikalische Darbietung ist es wichtig, die Konzentration vollständig auf die Musik zu lenken und dabei nicht den Bewegungsabläufen nachzuspüren. Während dem Zuhörer kalte Schauer über den Rücken laufen, nimmt der Interpret seine Haltung und Bewegungen während des Spiels kaum wahr. Dadurch entgehen ihm wichtige Informationen seines Körpers. So reagiert er z.B. verspätet auf Müdigkeitsanzeichen und versäumt es, rechtzeitig für Entspannung zu sorgen (Schnorrenberger 1994). Durch Ermüdung entstehen Verkrampfungen und Verspannungen, die sich zu chronischen Belastungsschmerzen ausweiten können.

> Der Musiker sollte Vorboten wie Schweregefühl beim Halten des Instrumentes, Brennen zwischen den Schulterblättern beim Spiel oder sonstige negative Gefühlssensationen stets beachten. Sie sind wichtige Warnsignale des Körpers. Die Aufgabe des Musikerarztes besteht also darin, seinem Patienten zu einem besseren Körpergefühl zu verhelfen, so daß dieser die Bedürfnisse seines Körpers wahrnimmt und sich entsprechend verhält.

Bei der Erstellung eines individuellen Programms sollten Pädagogen und speziell ausgebildete Musikmediziner zusammenarbeiten. Der Schwerpunkt sollte neben der Schulung von Feinmotorik und Koordination auf dem Erlernen der Fähigkeit liegen, Ermüdungs- und Überlastungssignale wahrzunehmen und ihnen durch gezielte Entspannungsübungen zu begegnen. Ein ungezieltes Körpertraining im Zuge der allgemeinen Fitneßwelle, vor allem an mechanischen Geräten, kann Beschwerden verstärken oder gar erst auslösen.

Ungesunde Lebensführung

Auch das beste Trainingsprogramm kann eine gesunde Lebensführung nicht ersetzen – und diesbezüglich weist der Musikerberuf einige Besonderheiten auf. Schon die Arbeitszeiten unterscheiden sich von den meisten anderen Berufen. Konzerte und Opernaufführungen verlangen vollste Konzentration noch in den späten Abendstunden. Danach fällt es schwer, den angespannten Körper zur Ruhe zu bringen, da die musikalischen Darbietungen noch emotional nachwirken.

Übermäßiger Genuß von Alkohol und späte reichhaltige Mahlzeiten, leider oft Kennzeichen des Künstlerlebens, führen zu Schlafstörungen und bilden die Voraussetzung für Magen-Darm-Erkrankungen. Auch das Schmerzerleben selbst wird beeinflußt, da zur eigentlichen Schmerzwahrnehmung häufig noch das schlechte Gewissen hinzukommt, im Alltag zu wenig auf die Gesundheit zu achten.

Passivität und Angst

Wie belastend Schmerzen erlebt werden, hängt stark von der persönlichen Einstellung ab. Eine passive Haltung verstärkt das subjektive Schmerzempfinden. Der Patient fühlt sich machtlos; er erlebt seine Si-

tuation als schicksalsgegeben und stellt dementsprechend hohe Erwartungen an die Heilungsfähigkeiten anderer Personen.
In solchen Fällen sollt sich der *Arzt* nicht in die Rolle des Wunderheilers drängen lassen, sondern die Eigenverantwortung des Patienten fördern. Dies geschieht, indem er dem Patienten klarmacht, wie wichtig die eigene Mitarbeit und Selbstkontrolle bei der Therapie ist. Oft empfindet der Patient die Schmerzen schon allein durch das Gefühl, selbst etwas tun zu können, als weniger bedrohlich.

Ausweichbewegungen

Häufig geht ein Musiker nicht wegen seiner Schmerzen zum Arzt, sondern weil er bestimmte Bewegungen beim Spiel nicht mehr ausführen kann. Aus Angst vor Schmerzen, die bei einer bestimmten Bewegung aufgetreten sind, wird die Bewegung im folgenden vermieden. Dies führt zunächst zu einer *funktionellen Störung*. Sie bleibt bestehen, auch wenn die eigentliche Schmerzursache beseitigt ist, da das Gehirn die Bewegung als schmerzhaft abgespeichert hat. Zur Kompensation werden *Ausweichbewegungen* entwickelt, die die Funktion aufrechterhalten sollen. Diese Bewegungen können sehr komplex sein und ihrerseits wieder Überlastungsbeschwerden verursachen (Lahme u. Mai 1995, unveröffentlicht). Es ist jetzt sehr mühsam, die alte Bewegung wieder zu erlernen.

> Bei Schmerzbeschwerden im Bereich der Feinmotorik sollte der Musiker Ausweichbewegungen vermeiden und eine frühzeitige Mobilisierung anstreben.

Tendenz zu ungeeigneten Therapiemethoden

Bislang war stets vom Arzt und vom Musikerpatienten die Rede. Allerdings gehören Musiker häufig nicht zu den Menschen, die die Wartezimmer der Mediziner füllen. Dies liegt zum einen an schlechten Erfahrungen von Musikern mit Ärzten, die nicht auf ihre besondere Situation eingehen.
Zum anderen sind Musiker sehr häufig offen für sog. „paramedizinische Heilmethoden" wie z.B. Reiki. Viele dieser Methoden eignen sich als Entspannungstechniken und fördern die Entwicklung des Körpergefühls. Für eine gezielte Therapie von Schmerzzuständen ist

1.2 Schmerz als Symptom – wo liegt die Ursache?

jedoch ein medizinisches Detailwissen, eine gründliche Diagnostik und die Abklärung möglicher Differentialdiagnosen notwendig. Diese Voraussetzungen können paramedizinische Ansätze oft nicht erfüllen, weshalb solche Therapieversuche unter bestimmten Umständen eher zu einer Verschlimmerung und Chronifizierung als zu einer Linderung des Leidens führen.

Als Vertrauensperson für die Behandlung von Schmerzbeschwerden sollte der Musiker daher einen Spezialisten wählen, der auf seine besondere Situation eingehen kann, aber auch genügend Sachkenntnis über medizinische Zusammenhänge besitzt.

Verspäteter Therapiebeginn

Wichtig für den prognostischen Verlauf bei der Behandlung von Schmerzzuständen ist der Zeitpunkt, zu dem Hilfe gesucht wird. Leider werden schmerzhafte Bewegungseinschränkungen bei der Musikausübung häufig lange verdrängt und erst zu einem Zeitpunkt behandelt, da bereits eine Chronifizierung des Leidens eingetreten ist bzw. die Symptome so gravierend sind, daß kein Aufschub mehr möglich ist. Gesucht wird jetzt ein „Wunderheiler", der – mit welchen Methoden auch immer – schnellstmöglich Besserung erzielt.

Eine gründliche Kausalbehandlung, die an den eigentlichen Ursachen ansetzt, ist dann meist nicht möglich, da sie evtl. grundlegende Umstellungen der Lebensführung und der Berufsausübung beinhaltet. Der Musiker hat unter solchen Umständen nicht die Zeit und Ruhe, sich mit den Ursachen seiner Beschwerden und deren Behandlung – z.B. Technikumstellung, Haltungsschulung oder Verbesserung der Ergonomie am Instrument – auseinanderzusetzen.

Zur Akutbehandlung vor anstehenden Leistungsnachweisen wie Probespielen oder Aufnahmeprüfungen kann als kurzfristige Maßnahme die medikamentöse Schmerzbekämpfung eingesetzt werden. Jedoch sollten sich sowohl der Arzt als auch der Musiker selbst darüber im Klaren sein, daß dadurch längerfristige, aufwendigere Maßnahmen, die auf eine kausale Behandlung der Beschwerden abzielen, nicht zu ersetzen sind.

Schmerz als persönliches Versagen

Leider ist das Selbstbewußtsein vieler Musiker stark durch ihre Leistung geprägt. So wird eine Beeinträchtigung der musikalischen Darbietung durch Überlastungsbeschwerden vom Musiker oft als persönliches Versagen empfunden. Aus der hohen Anforderung, ständig Bestleistungen bringen zu müssen, ergibt sich ein enormer Druck vor allem auf junge Musiker. Da gesteht man sich weder vor sich selbst noch vor Kollegen Schwierigkeiten oder Beschwerden ein. Eine Beeinträchtigung der musikalischen Darbietung durch berufsbedingte Beschwerden wird als peinlich empfunden und tabuisiert.

Aufgrund des hohen Konkurrenzdrucks in der Musikbranche kann eine grundlegende Umstellung des Übens und ein dadurch bedingtes Aussetzen bereits das Ende der beruflichen Karriere bedeuten. Deshalb werden wichtige Signale bei Überlastung oft verdrängt und erst wahrgenommen, wenn sich der Prozeß in einem fortgeschrittenem Stadium befindet. Es ist Aufgabe des *Arztes*, das jeweilige Schmerzverhalten seines Musikerpatienten aufzudecken, indem er in der Anamnese den Umgang mit Leistungsdruck, das Konkurrenzverhalten, die Abhängigkeit von Erfolgen usw. analysiert. Der Patient sollte vorsichtig über diese Zusammenhänge aufgeklärt und davor bewahrt werden, seinen Befund zur Katastrophe zu erklären oder zu negieren.

Schmerzbehandlung: Der Musikerarzt

> Schmerz ist ein multifaktorielles Geschehen und muß speziell beim Musikerpatienten sehr differenziert diagnostiziert und behandelt werden.

Wie sollte sich nun ein Arzt verhalten, der musikergerecht behandeln will? Zunächst werden einige Grundregeln vorgestellt, die sich aus negativen Erfahrungen von Musikerpatienten mit unangebrachten ärztlichen Reaktionsweisen ableiten ließen.

Grundregeln für den Dialog mit den Musikerpatienten

Als besonders niederschmetternd wird die *„kausale" Behandlung durch Vermeidung der schmerzenden Bewegungen* empfunden. Meist kann sich der Patient ein Aussetzen gar nicht leisten, da Schmerzen gerade in Zeiten erhöhter Spielanforderung auftreten. Ein Übeverbot bedeutet für den Musiker Berufsunfähigkeit und löst, selbst wenn es nur für kurze Zeit besteht, eine ganze Kette angstvoller Gedanken aus.

Eine solche Eskalation sollte vermieden, eine völlige Immobilisierung der betroffenen Körperteile umgangen werden. Statt die schmerzhafte Bewegung gänzlich zu verbieten, sollte der Arzt ein Minimaltraining bis zum Einsetzen der Schmerzen mit nachfolgenden Entspannungspausen verordnen.

Da Versagensängste und berufliche Schwierigkeiten beim Musiker eng mit schmerzhaften Erkrankungen verbunden sind, sollte es der Arzt *streng vermeiden, Prognosen über den Krankheitsverlauf zu stellen.* Der Gedanke, eine bleibende Einschränkung der Musizierfähigkeit auf sich nehmen zu müssen, löst beim Musiker Ängste und Verzweiflung aus. Zudem fehlt es in der Musikermedizin häufig noch an wissenschaftlicher Erfahrung, um überhaupt prognostische Aussagen über Krankheitsverläufe bei Musikererkrankungen machen zu können.

Eine genaue Anamnese muß die *besondere berufliche Situation* des Musikers erfassen. Dennoch sehen sich Musiker häufig nach einer schnellen Behandlung wieder zur Praxistür hinausgeschoben, ohne überhaupt nach ihrer beruflichen Tätigkeit gefragt worden zu sein. Auch eine genaue *Diagnostik am Instrument*, die in z.B. die Unterscheidung zwischen Sehnenscheidenentzündung und muskulären Überlastungsbeschwerden erlauben würde, wird oft nicht durchgeführt. Ist der Musiker als solcher „entlarvt", werden ihm allzu schnell sog. „legendäre" Musikererkrankungen zugeschrieben – nach dem Motto: „Geiger? – Ach ja, Sehnenscheidenentzündung!"
 Eine differenzierte Fachkenntnis der Musikererkrankungen verbunden mit einer fundierten Diagnose sind für eine verantwortungsvolle Behandlung unbedingt notwendig. Eine Epicondylitis humeri radialis, beim Sportler als „Tennisellenbogen" bekannt, betrifft beim Instrumentalisten eben nicht zwangsläufig die gleichen Sehnenansätze wie beim Tennisspieler.

Trotz psychischer Schmerzentstehungs- und Verarbeitungsmechanismen sollte sich der Arzt hüten, den klagenden Musiker mit dem Hinweis auf eine psychische Genese seiner Schmerzen („ja, ja, das Lampenfieber") zu entlassen. Viele Musiker finden sich *zu Unrecht vorschnell in die sog. „Psychoecke" gedrängt.* Auch wenn das Klischee des Künstlers Eigenschaften wie Empfindsamkeit, Weichheit und auch eine gewisse reduzierte Schmerztoleranz beinhaltet, muß der Arzt doch sehr genau prüfen, welche Persönlichkeitsstruktur jeweils gegeben ist.
 Zudem lassen sich auch bei tatsächlich psychogenen Schmerzen organische Korrelate wie Muskelverspannungen oder andere vegetative

Störungen finden. Auch in diesen Fällen sollte der Arzt dem Patienten eine umfassende Behandlung zukommen lassen – mit besonderer Betonung der psychischen Problematik.

Werden Schmerzen zwar schwächer, sind aber bei der Bewegung noch vorhanden, wird die genaue Bewegungsabfolge und Koordination gestört, und der Musiker ist weiterhin massiv behindert. Der Arzt kann den Musikerpatienten also nicht mit dem Tip nach Hause schicken, die Zähne zusammenzubeißen: Die *Wiederherstellung des reibungslosen Bewegungsablaufes* muß oberstes Gebot der Behandlung sein.

> Die Zielvorgabe bei der Behandlung des Musikers sollte lauten: völlige Schmerzfreiheit beim Musizieren.

Therapievorschläge

In Anlehnung an das Therapieprinzip effektiver Rückenintensivprogramme zur ambulanten Behandlung von Patienten mit chronischen Rückenschmerzen soll hier ein Behandlungskonzept für schmerzgeplagte Musikerpatienten vorgestellt werden. Das Konzept beinhaltet folgende Schritte:
- vertrauensbildende Maßnahmen („Encouragement"),
- Information und Analyse („Education") und
- körperliche Behandlung („Exercise").

Vertrauensbildende Maßnahmen

Am Behandlungsbeginn stehen vertrauensbildende Maßnahmen für ein tragfähiges Arzt-Patienten-Verhältnis. Der Arzt sollte zunächst Ängsten und panikartigen Gedanken beruhigend vorbeugen. Dies gilt insbesondere bei der Mitteilung der Diagnose. Eine normalerweise erträgliche Gesundheitseinschränkung kann für den Musiker Berufsunfähigkeit und damit einen Umsturz seiner gesamten Lebensplanung bedeuten. Daher sollte ein ehrliches Verhältnis angestrebt werden, in dem Befunde nicht verharmlost, aber auch keine Schreckensbilder an die Wand gemalt werden.

Oft betrachtet der Musiker den Arzt als „letzte Hoffnung" und stellt sehr hohe Erwartungen an ihn. Gerade wenn der Patient zu lange gewartet hat und die Beschwerden schon längere Zeit bestehen, sollte sich der Arzt nicht in die Rolle des allmächtigen Wunderheilers drängen lassen, sondern realistisch auf die Möglichkeiten der Behandlung hinweisen und die Eigenverantwortung des Patienten fördern.

Meist ist die erste Begegnung der Beginn eines längeren gemeinsamen Weges. Nur äußerst selten lassen sich die Beschwerden durch einmalige Maßnamen beheben. Deshalb müssen sich Arzt und Patient auf die Behandlungszeit vorbereiten. Krisen setzten Umdenkprozesse in Gang und sind von Zweifeln und Hoffnungslosigkeit begleitet. Es muß Raum für Hochs und Tiefs geben. Der Arzt sollte sich auf Schwankungen in der sog. „Compliance", der Mitwirkung des Patienten, einstellen, so daß er Zweifeln und Ängsten offen begegnen kann.

Information

Der zweite Behandlungsschwerpunkt liegt auf der *Unterrichtung des Patienten*. Der Musiker sollte so genau wie möglich über die Genese seiner Schmerzen Bescheid wissen, um vorbeugend dagegen angehen zu können und unnötigen Ängsten zu begegnen. Der Musikmediziner sollte Fehlhaltungen am Instrument erkennen und dem Patienten neue Wege des Übens und des Umgangs mit seinem Körper aufzeigen. Der Musiker kann dann ein sinnvolles Körpertraining mit Betonung der Feinmotorik erlernen und seine allgemeine Lebensweise wie auch sein Übeverhalten danach abstimmen (siehe Lahme et al. 2000).

Analyse der Schmerzverarbeitung

Außerdem muß analysiert werden, *auf welche Weise der Patient mit Schmerzen umgeht*. Hierbei ist wichtig, daß der Arzt dem Patienten seine Vermutungen über die vom anderen bevorzugten Wege der Schmerzverarbeitung mitteilt – zum einen, um zu überprüfen, ob er richtig liegt, zum anderen, um die psychische Schmerzverstärkung abzuschwächen. Mechanismen wie die Katastrophisierung des Befundes durch Gedankenlawinen, Ängste unterschiedlichster Art, die Rolle des Umfelds und des eigenen Selbstverständnisses können so aufgedeckt werden.

Manchmal ist es wichtig, das Selbstbewußtsein des Musikers zu stärken, damit er sich auch ohne ständige Selbstbestätigung durch Erfolge wohlfühlt. Ebenso sollte der Arzt dem Druck begegnen, Leistung und Selbstwertgefühl nur am Übepensum zu messen. Oft hindert die Angst davor, das geforderte Pensum nicht zu schaffen, den Musiker an einem körperlich schonenderen Übungsstil.

Körperliche Behandlung

Die *körperliche und meist auch kausale Behandlung* der Beschwerden sollte je nach Ursache erfolgen. Allgemeines musikerspezifisches Konditionstraining sowie spezielle physiotherapeutische Maßnahmen (siehe Abschn. 1.1.3) sind wichtiger Teil der Behandlung. Das Übeverhalten ist auf die physiologischen Anforderungen umzustellen. Leistung und Entspannung müssen sich abwechseln – auch Pausen wollen gelernt sein.

Literatur

Lahme A, Klein-Vogelbach S, Spirgi-Gantert I (2000) Musikinstrument und Körperhaltung. Eine Herausforderung für Musiker, Musikpädagogen, Therapeuten und Ärzte. Gesundheitsvorsorge im Musikeralltag. Springer, Berlin Heidelberg New York Tokyo

1.2.2
Kopfschmerz
(Albrecht Lahme)

Immer wieder kommen Patienten in die Arztpraxis, die über „Migräne" klagen. Dabei ordnet der Laie diesem Begriff viele verschiedene Formen des Kopfschmerzes zu, während es sich bei der Migräne um ein sehr genau definiertes Krankheitsbild handelt. Nur in seltenen Fällen leidet der Patient wirklich unter dem Vollbild einer Migräne. Welche unterschiedlichen Erscheinungsformen und Ursachen Kopfschmerzen haben können und welche Behandlungsmöglichkeiten es gibt, soll im folgenden erläutert werden. Der Schwerpunkt liegt auf den Schmerztypen, die beim Musiker berufsbedingt besonders häufig vorkommen.

Ursachen und Erscheinungsformen

Das amerikanische „Ad hoc Comitee of Headache" teilt den Kopfschmerz in 15 Kategorien ein:
- vaskulärer (durch Gefäßkrämpfe bedingter) Kopfschmerz vom Migränetyp,
- Muskelkontraktionskopfschmerz,
- kombinierter Kopfschmerz (vaskulär/Muskelkontraktion),

1.2 Schmerz als Symptom – wo liegt die Ursache?

- Kopfschmerz durch vasomotorische (von den Gefäßnerven im Nasenbereich ausgelöste) Reaktion,
- Kopfschmerz halluzinatorischer, konversionsneurotischer (siehe S. 82, 95) oder hypochondrischer Genese,
- vaskulärer Kopfschmerz nichtmigränöser Natur,
- mechanisch bedingter Kopfschmerz,
- Kopfschmerz bei Entzündungsprozessen im Bereich des Kopfes,
- Kopfschmerz bei Augenerkrankungen,
- Kopfschmerz bei Erkrankungen des Ohres,
- Kopfschmerz bei Erkrankungen der Nase und der Nasennebenhöhlen,
- Kopfschmerz bei Zahn- und Kiefererkrankungen,
- Kopfschmerz bei Krankheiten anderer Kopf- und Halsstrukturen,
- Nervenentzündungen im Kopfbereich (kraniale Neuritiden),
- anfallsweise auftretende Nervenschmerzen im Kopfbereich (kraniale Neuralgien).

Einige der genannten Formen sind für den Orthopäden und für den betroffenen Musiker von besonderem Interesse. Dies ist zum einen der mechanisch bedingte (primär vertebragene, d.h. von der Wirbelsäule ausgehende) Kopfschmerz. Dieser kann von Funktionsstörungen der HWS wie Blockierungen, von Anomalien wie Blockwirbelbildungen, Übergangsstörungen, Halsrippen oder Erkrankungen (z.B. Entzündungen) ausgehen. Ausgelöst wird der vertebragene Schmerz durch die Stimulierung von Nozizeptoren oder von schmerzleitenden und schmerzverarbeitenden Strukturen, z.B. peripheren Nerven, die Afferenzen zum Gehirn führen. Zum anderen sind Musiker häufig von Muskelkontraktionskopfschmerz (Spannungskopfschmerzen), Kopfschmerzen bei Schädigungen des Kiefergelenks – durch funktionelle Störungen, Entzündungen oder Anomalien der Gelenkflächen bzw. des Diskus – und von Nervenentzündungen im Kopfbereich betroffen.

Schmerzleitung

Kopfschmerz kann – wie jeder Schmerz – durch die Reizung bestimmter Rezeptorzellen, der Nozizeptoren, an das Gehirn vermittelt werden, aber auch durch Reizung der entsprechenden Nervenfasern entstehen. *Nozizeptoren* sind im Bereich des Kopfes an fast allen Strukturen zu finden. Sie sind in der Oberhaut (Epidermis), der Unterhaut (Subkutis), der Muskulatur, an Muskelsehnenansätzen, im

Bandapparat, in Gelenkkapseln und in der Knochenhaut (Periost) lokalisiert, aber auch in den Hirnhäuten, den basalen Hirngefäßen und entlang der Wirbelschlagader (A. vertebralis), die von einem sympathischen Nervengeflecht begleitet wird.

Die Schmerzleitung im *Nacken- und Hinterhauptsbereich* erfolgt im Wesentlichen über drei Nerven:
- großer Hinterhauptsnerv (N. occipitalis major = Ramus dorsalis N. cervicalis II, tritt dorsal aus dem Wirbelkanal aus),
- kleiner Hinterhauptsnerv (N. occipitalis minor) und
- N. auricularis magnus (beide aus dem Plexus cervicalis), die den Nervenwurzeln der Wirbelsegmente C2 und C3 entstammen.

Einen rein „vegetativen", d. h. durch das vegetative Nervensystem direkt ausgelösten Schmerz gibt es in dem Sinne nicht, da das autonome Nervensystem keine schmerzleitenden Bahnen (Afferenzen) besitzt. Störungen des autonomen Nervensystems rufen beispielsweise dann indirekt Schmerzen hervor, wenn eine Unterversorgung einzelner Muskeln mit Blut (Muskelischämie) auftritt, wodurch dann wiederum die Nozizeptoren stimuliert werden.

Häufige Kopfschmerzarten bei Musikern

Nackenkopfschmerz (Zervikozephalgie)

Der Nackenkopfschmerz weist eine besondere Charakteristik auf: Der Patient verspürt bereits morgens beim Aufwachen einen Schmerz im Nacken, der lageabhängig ist. Nachts kann sich der Schmerz noch verschlimmern, so daß der Betroffene davon sogar aufwacht.

Patienten vergleichen die Schmerzausstrahlung typischerweise mit dem Abstreifen eines Motorradhelms. Weitere Symptome dieses Krankheitsbildes sind diffuser, ungerichteter Schwindel, Ohrensausen, Augenflimmern, tiefer Orbitalschmerz, Übelkeit und Glomusgefühl („Kloß im Hals"). Die Ursache liegt in einem Herabsetzen der Muskelspannung (Tonus) und der Ausschaltung der Willkürmotorik (funktionale zentrale Fehlregulation).

Funktionelle Kopfgelenksyndrome

Die funktionellen Kopfgelenksyndrome können unterschiedliche Ursachen haben und sind nach Guttmann (1982) in

1.2 Schmerz als Symptom – wo liegt die Ursache? 95

- Anteflexionskopfsschmerz (Auslösung/Verschlimmerung des Schmerzes durch Neigung des Kopfes zum Brustbein)
- Retroflexionskopfschmerz (Auslösung/Verschlimmerung des Schmerzes durch „in den Nacken legen" des Kopfes),
- Hypomobilitätskopfschmerz (Auslösung/Verschlimmerung des Schmerzes durch Ruhigstellen der Kopfgelenke),
- Hypermobilitätskopfschmerz (bei Blockierung; Auslösung/ Verschlimmerung des Schmerzes durch Bewegung der Kopfgelenke),
- subforaminalen Stenosierungskopfschmerz (bei Einengung des großen Schädellochs/Foramen magnum) und
- statischen Kopfschmerz.

Symptome sind Schmerzen im Nacken- und Hinterkopfbereich, Schwindel und Gleichgewichtsstörungen. Das Syndrom entsteht durch Reizung der Propriozeptoren (Mechanorezeptoren, die als sensible Endorgane auf Zustandsänderungen des Bewegungs- und Halteapparats ansprechen) im Bereich der Halswirbelsegmente C1 bis C3, der Propriozeptoren in den Gelenkkapseln und der tiefen Nackenmuskulatur durch Fehlhaltung.

Spannungskopfschmerz (Muskelkontraktionskopfschmerz)

Der Spannungskopfschmerz ist im Gegensatz zum Nackenkopfschmerz ein Muskelkontraktionskopfschmerz. Er entsteht als Reflex auf eine Störung in einem oder mehreren Wirbelsäulensegmenten. Es finden sich verhärtete Muskeln mit einem oder mehreren druckschmerzhaften Punkten, sog. Triggerpunkten. Bei Druck auf diese Triggerpunkte entstehen lokale oder fortgeleitete Schmerzen, die an bestimmten Stellen (Referenzzonen) wahrgenommen werden. Diese Referenzzonen befinden sich entweder in Triggerpunktnähe oder in entfernten Gebieten des Körpers, wobei jeder Muskel seine typischen Referenzzonen besitzt. Hierbei handelt es sich um myofasziale, d.h. vom Muskel ausgehend auf Hautbereiche übertragene Schmerzprojektionen.

Schmerzbehandlung bei Berufsmusikern

Medikamentöse Behandlung

Eine medikamentöse Schmerzbehandlung beim Musiker sollte nur unter strenger Indikation erfolgen. Zudem sind bei muskulär bedingten oder von der Wirbelsäule ausgehenden Kopfschmerzen derzeit gängige Arzneimittel mit Zurückhaltung einzusetzen. Gemeint sind hier Medikamente der Kategorien
- Entzündungshemmer (Antiphlogistika),
- Schmerzmittel (Analgetika) und
- Mittel gegen rheumatische Erkrankungen (Antirheumatika).

Die wichtigsten Vertreter dieser Medikamentengruppe sind die üblichen Anilinderivate wie Diclofenac (Voltaren, Ibuprofen). Diese Medikamente sollten nur bei *akuten schmerzhaften Entzündungen* eingesetzt werden. Manchmal sind sie erforderlich, um Schmerzfreiheit für eine dringende krankengymnastische Behandlung zu gewährleisten. Als Beispiel wäre die akute Schleimbeutelentzündung im Schulterbereich mit schmerzhafter Bewegungseinschränkung zu nennen, bei der die Gefahr einer Schultersteife („Frozen Shoulder") gegeben ist. Ihr Einsatz ist ferner angezeigt bei einer gesicherten rheumatoiden Arthritis und bei einer akuten Lumbalgie (Hexenschuß).

Aufgrund der Nebenwirkungen der Diclofenacpräparate – Gastritis, Magengeschwür mit Magenblutungen, Übelkeit, Erbrechen, Unterdrückung der Bildung neuer Blutzellen im Knochenmark (Knochenmarksdepression) usw. – ist die strenge Indikation, die diesen Medikamenten zuteil werden sollte, verständlich. Neuerdings gibt es einen neuen Wirkstoff das Rofecoxib (Vioxx). Dies hat deutlich weniger Nebenwirkungen und kann niedriger dosiert werden.

Bei *schmerzhaften Nackenverspannungen* oder *Spannungskopfschmerz* werden häufig muskelentspannende Medikamente verabreicht (Muskelrelaxatien, Myotonolytika). Diese haben jedoch die für den Musiker unangenehme Nebenwirkung, daß sie die Konzentrationsfähigkeit erheblich beeinträchtigen. Wer nach Applikation dieser Medikamente nicht mehr Auto fahren darf, darf selbstverständlich auch kein Konzert spielen.

Die einzigen Muskelrelaxantien, die keine Konzentrationsstörungen bewirken, sind die Wirkstoffe Tolperison und Methocarbamol. In Kombination mit ASS (Azetylsalizylsäure, wird u. a. als Schmerzmittel eingesetzt) ist Methocarbamol auch gut zur Infusionsbehandlung bei Bandscheibenvorfall geeignet.

Bei *Overusebeschwerden* (Überlastungsbeschwerden; siehe Abschn. 1.1.2) eignet sich neben der physikalischen Therapie besonders das pflanzliche Heilmittel Phytodolor.

Bei *Lampenfieber* hingegen sind Johanniskrautpräparate (Remotiv) oder die Notfalltropfen der Bach-Blüten (Nr. 31) zu empfehlen. Die unter Musikern weit verbreiteten Betablocker hingegen sind aufgrund ihrer Nebenwirkungen (Müdigkeit, verminderte Konzentrationsfähigkeit) weniger anzuraten.

Für *lokale Muskelverspannungen* ist ein Blutplasmaprodukt (deproteinisiertes Hämodialysat) aus Kälberblut erfolgreich einsetzbar, das eine bessere Durchblutung des verspannten Muskels bewirkt.

Zur *Begleittherapie* eignen sich verschiedene homöopatische Präparate, die je nach der individuellen Schmerzproblematik bzw. nach der entsprechenden Repertorisierung (Mittelfindung in der Homöopathie anhand von Patientensymptomen) auszuwählen sind. Als Einzelpräparate sind empfehlenswert:
- Rhus toxicodendron (Giftsumach),
- Ledum (Porst),
- Hypericum (Johanniskraut),
- Pulsatilla (Kuhschelle),
- Silicea (Kieselsäure).

Als Komplexmittel kommen in Frage:
- Zeel,
- Traumeel,
- Discus compositum.

Neuraltherapie

Unter *Neuraltherapie* versteht man die Behandlung funktioneller Beschwerden und chronischer Leidenszustände mit Hilfe von örtlichen Betäubungsmitteln (Lokalanästhetika). Auch die Behandlung akuter Krankheiten kann durch die Neuraltherapie unterstützt werden.

Die Neuraltherapie stellt für den Musiker mit Kopfschmerzproblematik, aber auch mit anderen Störungen des Bewegungsapparates eine sinnvolle Behandlungsmöglichkeit dar. Um diese Therapieform allerdings richtig einsetzen zu können, ist eine sehr exakte Diagnostik erforderlich, die auf dem Erkennen der Zusammenhänge beruht.

Die einzige *Gegenanzeige* für eine Neuraltherapie sind schwere Herzrhythmusstörungen.

Ziel und Funktionsweise

Das *Ziel* der Neuraltherapie besteht darin, den Teufelskreis des Schmerzes (Abb. 1.45) zu durchbrechen. Das *Funktionsprinzip* kann durch die drei Wirkmodalitäten der Lokalanästhetika dargestellt werden:

- Erregungsabbau und Hemmung (Sistieren) der Botenstoffe, die als Entzündungsmediatoren/-auslöser fungieren,
- Verhinderung der Signalentstehung an den Schmerzrezeptoren,
- Verhinderung der Signalweiterleitung.

Der wesentliche Unterschied zur Lokalanästhesie besteht darin, daß der schmerzhemmende Effekt bei der Neuraltherapie eine andere Absicht verfolgt als die Lokaltherapie: Dadurch, daß die Schmerzreize wegfallen, soll eine Muskelentspannung ermöglicht werden.

Therapieformen

In der Regel werden Lokalanästhetika wie z. B. Procain lokal injiziert. Bei der Neuraltherapie unterscheidet man verschiedene Formen, je nachdem, an welcher Stelle die Behandlung (Injektion) ansetzt:

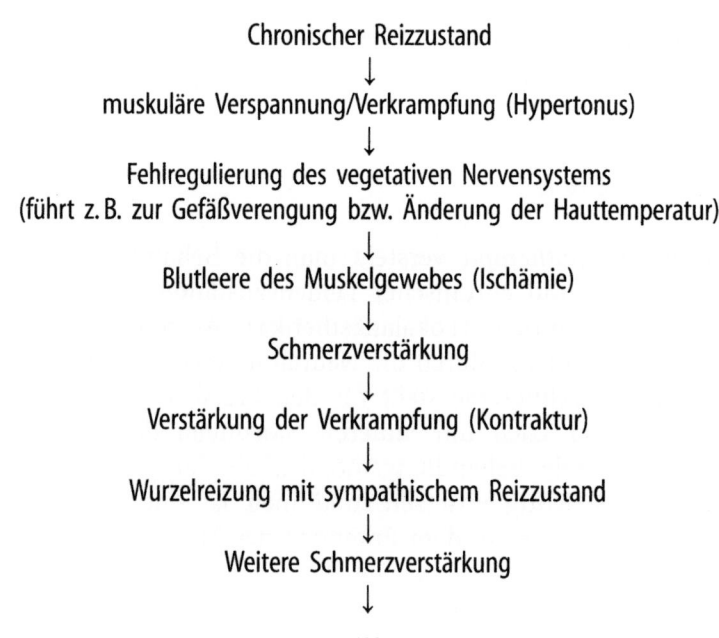

Abb. 1.45. Teufelskreis des Schmerzes

- Behandlung am Ort des Schmerzes: Locus-dolendi-Therapie,
- Behandlung über das zugehörige Hautsegement (Dermatom; Head-Zone) oder Muskelsegment (Myotom; Mackenzie-Zone): Segmenttherapie,
- Behandlung eines Störfeldes, das den Organismus labilisiert und somit für weitere, auch geringfügige Belastungen anfällig macht: Störfeldtherapie,
- intravenöse Verabreichung (Injektion in die Vene/i.v.-Applikation),
- Injektion an Nervenstämmen und Ganglien des somatischen und vegetativen Nervensystems.

Die Dauer der Therapie ist vom Schmerzverlauf abhängig. Oft ist nur eine Behandlung zur Durchbrechung des Teufelskreises notwendig.

1.2.3
Psychosomatische Aspekte
(Julia Stingl, Albrecht Lahme)

Für manchen erscheint es vielleicht unverständlich, wieso der Musiker gerade aufgrund seines Berufs so vielen Krankheiten ausgesetzt sein soll. Ist nicht die Musik an sich schon eine Art Heilmethode für seelische Belastungszustände? Müßte nicht der Musiker in einer ständigen Selbstheilung durch die seelenreinigenden Fähigkeiten der Musik vor allerlei Krankheiten gefeit sein?

Die Realität des Berufsmusikers sieht leider anders aus. Der Interpret muß lernen, eine emotionale Darbietung zu leisten, auch wenn seine eigenen Gefühle dem Stimmungsbild der Musik in diesem Moment vielleicht nicht entsprechen. Zwischen persönlicher Gefühlswelt und emotionaler Aussage des Musikstücks ergibt sich ein Widerspruch. Hat der Musiker während seiner musikalischen Ausbildung noch von der Gefühlsäußerung durch die Sprache der Musik profitiert, indem er neben musikalischen Erfolgen innere Ausgeglichenheit erlangte, geht ihm diese Äußerungsmöglichkeit vielleicht später, wenn er die Musik zu seinem Beruf gemacht hat, verloren. Es mangelt an Gelegenheit, Emotionen und Konflikte richtig zu verarbeiten; es kommt zu Streß und zum Gefühl chronischer Überforderung.

Konversionsneurosen

Gelegentlich werden solche seelischen Spannungen in körperliche Symptome bis hin zu Schmerzzuständen oder gar Lähmungen verwandelt (konvertiert). In der Neurosenlehre spricht man dann von einer *Konversionsneurose*. In einem solchen Fall wird es sehr schwierig zu unterscheiden, ob primär eine organische Ursache vorlag oder ob eine psychische Problematik in ein körperliches Leiden umgewandelt wurde.

> Eine der neurotisch beeinflußten Musikererkrankungen ist der *Violinspielerkrampf*. Beim Versuch, die Geige zur Hand zu nehmen, tritt ein Schwächegefühl bis hin zu Schmerzen auf. Zusätzlich sind die Fingerbewegungen beim Spiel eingeschränkt. Die neurotische Komponente zeigt sich, wenn Schmerz und Bewegungseinschränkung verschwinden, sobald statt der Geige ein anderes Instrument oder ein anderer Gegenstand zur Hand genommen wird.
>
> Durch Ultraschalluntersuchungen der feinmotorischen Bewegungsabläufe konnte bei einem Patienten, der den Ringfinger auf der Geige nur durch umständliche Mitbewegung des kleinen Fingers heben konnte, ein völlig ungestörter Bewegungsablauf nachgewiesen werden, wenn er die Hand statt auf die Saiten auf den Geigenkorpus legte (Lahme u. Mai 1995).

Ursachenforschung

Die subjektive Empfindung „Schmerz" ist von vielen psychosozialen Gegebenheiten abhängig, die den somatischen Schmerz verstärken oder abschwächen, aber auch selbst die Ursache psychosomatischer Schmerz- und Belastungssymptome sein können.

Deshalb müssen der behandelnde Arzt oder Therapeut und auch der Musiker selbst die Hintergründe der Schmerzentstehung aufdecken und nach den wahren Ursachen für Schmerzen bei der Berufsausübung suchen.

Beruf und Privatleben im Spannungsfeld

Private wie berufliche Probleme können das individuelle Schmerzempfinden erheblich beeinflussen. Beim Musiker sind sie häufig miteinander verknüpft, da der Arbeitsplatz meist auch das Zentrum seiner sozialen Kontakte darstellt. Die mannigfaltigen Beziehungen zwischen Orchestermitgliedern dienen zwar der Auflockerung des Berufsalltags; negativ besetzte Verbindungen jedoch können erhebliche Belastungen bringen, da man sehr eng zusammenarbeitet und sich schlecht aus dem Weg gehen kann.

Auch Beziehungen außerhalb des Orchesters sind durch die besonderen Berufsanforderungen in Mitleidenschaft gezogen. Tourneen sowie das allabendliche Spiel lassen wenig Zeit für die Pflege intensiver Freundschaften. Viele Emotionen teilt man eher mit Orchesterkollegen, Erfolge und positive Erlebnisse werden nach dem Konzert miteinander gefeiert, der Partner zu Hause kann nur schwer daran teilhaben. So haben Musiker wie alle Menschen mit zeitlich anspruchsvollen Berufen häufig Probleme im Privatleben. Solche Umstände spielen eine wichtige Rolle bezüglich des individuellen Schmerzerlebens.

Phasen erhöhter Belastung

Beim Musiker treten Schmerzen häufig gerade dann auf, wenn erhöhte Anforderungen an ihn gestellt werden. Dies ist z.B. vor Aufnahmeprüfungen, Konzerten oder Probespielen der Fall. Vor solchen Leistungsnachweisen wird vermehrt geübt, und Angst und Aufregung tragen zur allgemeinen Anspannung bei.

> Eine Patientin verschob über mehrere Semester ihre Aufnahmeprüfung zum Musikstudium, da immer einige Monate vor dem Termin starke Beschwerden auftraten, die sie am Üben hinderten. In einem solchen Fall ist es wichtig, Prüfungsängste abzubauen und evtl. Alternativen zum angestrebten Musikstudium aufzuzeigen.

Positive Wirkungen von „Schmerz"

Auch der Aspekt des sekundären Krankheitsgewinns bei Indisponiertheit oder erschwerter Ausübung der Kunst kann beim Musiker eine nicht unerhebliche Rolle spielen. Ein Musiker ist wie kaum ein anderer Berufstätiger der schonungslosen Kritik der Öffentlichkeit ausgesetzt. Abend für Abend muß er sich perfekt in einen Orchesterklang einfügen oder gar solistisch auftreten. Zu dieser enormen Belastung kommt der Anspruch, ein bestimmtes Niveau dauerhaft zu halten oder gar zu verbessern.

Doch wie jeder Mensch ist auch der Musiker schwerlich in der Lage, ständig Höchstleistungen zu vollbringen. Da es unangenehm ist, sich selbst oder gar anderen einzugestehen, einmal nicht so gut in Form zu sein, dient die Klage über körperliche Beschwerden zur gesellschaftlich anerkannten Entschuldigung einer nicht ganz so perfekten Darbietung. Ein Künstler, der trotz körperlicher Einschränkungen bis hin zur scheinbaren Indisponiertheit einen Konzertabend durchhält, darf mit Verständnis und Dankbarkeit von Seiten des Publikums rechnen. Somit können Schmerzen – unabhängig davon, ob sie tatsächlich verspürt werden – durchaus gewünschte Reaktionen der Umgebung zur Folge haben. Auch diese positive Verstärkung des Schmerzerlebens darf nicht außer Acht gelassen werden, wenn es um die Behandlung oder Heilung funktioneller Störungen beim Musiker geht.

Schmerz als Ausdruck der Resignation

Eine besondere Situation kann bei Schmerzbeschwerden älterer Berufsmusiker vorliegen. Während die Anforderungen im Orchester im Laufe der Zeit gleichbleiben oder sogar noch steigen, läßt die körperliche und nervliche Belastbarkeit im Alter nach. Feinmotorik und Muskelkoordination verschlechtern sich, das Reaktionsvermögen nimmt ab. Altersschwerhörigkeit und andere Verschleißerscheinungen können hinzukommen und die tägliche Berufsausübung erschweren. So sinkt die Wertschätzung des Orchestermusikers mit den Jahren; nach und nach wird er von jungen Kollegen, die ihm evtl. seine Position neiden, in der Leistung überflügelt.

Unter diesen Umständen erscheint es verständlich, wenn Musiker im Alter aus dem Orchesterleben ausscheiden wollen, um sich anderen Aufgaben wie z.B. der Lehre zu widmen. Oft besteht auch der Wunsch, nach den anstrengenden Orchesterjahren bald in den Ruhestand zu treten, um keinen Leistungsabfall im Beruf erleben zu müssen. Somit können Schmerzbeschwerden auch Ausdruck des verdeckten Wunsches sein, sich aus dem Arbeitsleben zurückzuziehen.

Behandlung

In der Behandlung sind diese Beschwerden als sehr komplex einzuschätzen. Da es dem Patienten an der Fähigkeit mangelt, seelische Vorgänge adäquat zu äußern, hat er seine Probleme in körperliche Beschwerden verwandelt. Infolge dessen ist der Zugang zu psychischen Konflikten, etwa durch psychotherapeutische Maßnahmen, mit starken Widerständen behaftet.

Liegt eine Konversionsneurose vor, fühlt sich der Patient körperlich krank und will auch so behandelt werden. Die Therapie erfordert deshalb ein hohes Maß an Erfahrung und Einfühlungsvermögen.

1.3
Symptomatische Therapie – Frühphase der kausalen Therapie

Die symptomatische Therapie dient zunächst der Schmerzlinderung, bei muskulärer Verspannung ggf. der Herabsetzung der Muskelspannung (Tonus). In Abschn. 1.3.1 werden die wichtigsten physikalischen Verfahren zur symptomatischen Therapie typischer Musikerkrankheiten erläutert.

Die Physiotherapie dient der Bekämpfung der Symptome und setzt gleichzeitig an den Ursachen der Störung (kausal) an. In Abschn. 1.3.2 wird am Beispiel der Funktionellen Bewegungslehre aufgezeigt, wie eine solche Therapie aussehen kann. Dort werden Positionen vorgestellt, die der Musiker zur Entlastung bestimmter Muskeln, Muskelgruppen oder Gelenke so oft wie möglich einnehmen sollte, um Beschwerden dauerhaft zu begegnen.

Die Frühphase der kausalen Therapie durch den Musikerarzt liegt in der Verbesserung der Körperhaltung sowie in der Optimierung der physiologischen Bewegungsabläufe am entsprechenden Instrument (siehe hierzu Lahme et al. 2000).

1.3.1
Physikalische Verfahren
(Albrecht Lahme)

Zu den wichtigsten physikalischen Verfahren zählen
- Physiotherapie (Krankengymnastik),
- Wasserheilkunde (Hydrotherapie),
- Wärmetherapie,

- Kältetherapie,
- Elektrotherapie,
- Ultraschalltherapie und
- Ergotherapie (Handtherapie).

Das weite Feld der *Physiotherapie* umfaßt folgende Verfahren:
- Muskelkräftigungsübungen,
- Dehntechniken,
- Haltungsschulung,
- Skoliosebehandlung,
- Wassergymnastik,
- Atemgymnastik,
- Koordinationsübungen,
- Gangschulung,
- spezielle Lagerungstechniken,
- Massagen.

Zum Gebiet der Massage wiederum gehören
- Bürstenmassage,
- Muskelmassage,
- Bindegewebsmassage,
- Unterwassermassage,
- Reflexzonentherapie,
- Akupunktmassage nach Penzel.

In der *Hydrotherapie* werden Packungen aus Torf, Paraffin und Lehm, Wickel, heiße Rolle und Bäderbehandlungen eingesetzt. Zur *Wärmeanwendung* gehören Infrarotbestrahlungen, Heißluft, Dämpfe.

Bei Erkrankungen des rheumatischen Formenkreises, bei akuten Entzündungen bzw. frischen Verletzungen wird auch die *Kältetherapie* eingesetzt.

Ein großer Bereich der physikalischen Medizin wird von der *Elektrotherapie* abgedeckt. Je nach zu behandelnder Störung werden unterschiedliche Arten elektrischer Ströme eingesetzt:
- galvanische Ströme (Gleichstrom),
- Interferenzströme (zwei sich kreuzende mittelfrequente Ströme verschiedener Frequenz),
- diadynamische Ströme (Gleichstrom von 2 mA, der von niederfrequentem Wechselstrom überlagert wird),
- Exponentialstrom (exponential ansteigender niederfrequenter Strom),
- hochfrequente Wechselströme (Kurz-, Dezimeter- oder Mikrowellen).

Eine weitere Form der Elektrotherapie ist die Transkutane Elektrische Nervenstimulation (TENS), die sich gerade bei chronischen Schmerzpatienten sehr bewährt hat. Durch elektrische Reize des peripheren Nervensystems kann es dabei zur Blockade der zum Zentralnervensystem führenden (afferenten) schmerzleitenden Nervenfasern kommen.

Eine wichtige Behandlungsform gerade bei muskulären Überlastungsbeschwerden bzw. bei schmerzhaften Veränderungen einer Sehne samt Muskelanteil (Tendomyosen) ist die *Ultraschalltherapie*. Und nicht zuletzt ist gerade für Musikerpatienten die *Ergotherapie* – im speziellen die *Handtherapie* – von zentraler Bedeutung.

Literatur

Guttmann G (1982) Funktionelle Pathologie und Klinik der Wirbelsäule. Fischer, Stuttgart New York

Klein-Vogelbach S, Lahme A, Spirgi-Gantert I (2000) Musikinstrument und Körperhaltung. Eine Herausforderung für Musiker, Musikpädagogen, Therapeuten und Ärzte. Gesundheitsvorsorge im Musikeralltag. Springer, Berlin Heidelberg New York Tokyo

Popper K, Eccles JC (1977) Das Ich und sein Gehirn, 6. Aufl. Piper, München

Schnorrenberger C (1994) Phänomenologie des Musizierens (Vortrag auf dem 1. Europäischen Ärztekongreß für Musikermedizin, Freiburg)

Therapie und Rehabilitation: Tertiäre Prävention

> Der Begriff *tertiäre Prävention* bezeichnet Maßnahmen, die bei bereits bestehenden Erkrankungen getroffen werden. Dabei geht es sowohl um die Behandlung akuter und chronischer Erkrankungen als auch um die Rehabilitation nach Überlastungen oder Verletzungen.

2.1
Klinische Erkrankungen

In Abschn. 2.1.1 geht es vor allem um ältere Musiker, die schon einige Berufsjahrzehnte „auf dem Buckel" haben. Es werden die bei der Berufsgruppe häufigsten Verschleißerscheinungen (degenerative Erkrankungen) der Wirbelsäule und der Gelenke besprochen. Außerdem geht es um die Frage, welche Auswirkungen und Folgen Verletzungen wie z.B. das „Schleudertrauma" für den Musiker haben.

In Abschn. 2.1.2 geht es um den Musikerkrampf (fokale Dystonie), eine Erkrankung, die beim Musiker zwar sehr selten vorkommt, aber mit einigen Ausnahmen bis heute das Ende einer Musikerkarriere bedeutet.

2.1.1
Verschleißerkrankungen der Wirbelsäule und der Gelenke
(Albrecht Lahme)

Degenerative Erkrankungen der Wirbelsäule können
- zum einen die Bandscheiben und
- zum anderen die Wirbelkörper

betreffen, wobei sich in der Regel beides gegenseitig bedingt, d.h. ursächlich (kausalpathogenetisch) zusammenhängt.

Der *Bandscheibenverschleiß* bzw. die Austrocknung des Gallertkerns der Bandscheibe (Nucleus pulposus) beginnt bereits im 16. Lebensjahr. Die Austrocknung der faserknorpeligen Bandscheibe führt dann zur sog. „Bandscheibenschmälerung", die zunächst immer eine Instabilität zur Folge hat. Verschleißerscheinungen im Bereich der *Wirbelkörper* sind als Folge der „Bandscheibenschmälerung" zu betrachten. Die zwischen den Wirbelkörpern verlaufenden Bänder sind nun zu lang. Um die Bandinstabilität zu kompensieren, beginnt der Ausbau neuer Knochensubstanz: an den Wirbelkörpern entstehen *Knochenausziehungen*. Dies ist als Versuch des Körpers zu deuten, dem instabil gewordenen Wirbelsäulenabschnitt neuen „Halt" zu verleihen.

Abhängig davon, in welchen Wirbelsäulenabschnitt die Verschleißerscheinungen und die damit zusammenhängenden Erkrankungen auftreten, unterscheidet man zwischen
- Zervikalsyndrom (die Halswirbelsäule betreffend),
- BWS-Syndrom (die Brustwirbelsäule betreffend) und
- Lumbalsyndrom (die Lendenwirbelsäule betreffend).

Die Syndrome werden im folgenden näher erläutert.

Zervikalsyndrom

Unter dem Überbegriff *Zervikalsyndrom* werden degenerative Veränderungen (Abnutzungserscheinungen) der Halswirbelsäule (HWS) zusammengefaßt, die zunächst immer auf Verschleißerscheinungen der Bandscheiben zurückzuführen sind.

An der Halswirbelsäule unterscheidet man folgende Formen von Verschleißerscheinungen:
- Die *Chondrose*. Dies ist die erste Stufe des Bandscheibenverschleißes, die sich aus einer Ernährungsstörung der Bandscheibe ergibt. Folge ist eine Erniedrigung des Bandscheibenraumes, d.h., der Abstand zwischen zwei benachbarten Wirbelkörpern vermindert sich durch Zusammensinken der Bandscheibe.
- Die zweite Stufe, die sog. *Spondylosis deformans*, ist bereits eine knöcherne Reaktion auf die Bandinstabilität, die sich aus der Verschmälerung des Zwischenwirbelraumes ergibt (die Bänder sind nun ja zu lang!). Dies führt nun dazu, daß die labilen Bänder knöchern „durchbaut" werden, und zwar ausgehend von den Ansatz-

punkten der Bänder am Wirbelkörper. Es entstehen knöcherne Randzacken im Bereich der Wirbelkörper.
- Der nächste Schritt ist die *Spondylarthrose*. Dabei handelt es sich um eine reaktive Arthrose der sog. kleinen Wirbelgelenke, entstanden durch das Mißverhältnis zwischen Beanspruchung und Leistungsfähigkeit des Gelenks. Mit anderen Worten: Durch den fortgeschrittenen degenerativen Bandscheibenschaden fehlt quasi der „Puffer", der die Gelenkflächen auf physiologischer Distanz hält. Da sich aber die Beanspruchung (Druck durch Gewicht) nicht verändert, reiben nun die Gelenkflächen mit vermehrter Kraft aneinander. Der Körper begegnet dieser verstärkten Belastung mit Knochenumbildung bzw. Knochenum- und -anbau im Bereich der sog. kleinen Wirbelgelenke. Es entstehen sog. Knochenausziehungen. Diese können zu einer Einengung des Zwischenwirbelloches (Foramen intervertebrale) und somit auch zur Quetschung (Kompression) bzw. Irritation der durch diese Löcher austretenden Nervenwurzeln führen. Der 3.-7. Halswirbelkörper verfügt jeweils über sog. Processus unicinati, Fortsätze an den hinteren und seitlichen Kanten der Wirbelkörperdeckplatten. Ein Verschleiß dieser Fortsätze mit entsprechender Bildung von Knochenausziehungen kann ebenfalls zu einer Einengung des Zwischenwirbelloches führen.

Der Verschleiß der Halswirbelsäule ist zumeist Folge einer chronischen Fehlhaltung.

Neben den genannten Veränderungen kann der Verschleiß der Halswirbelsäule, also das Zervikalsyndrom, zusätzlich folgende Symptome bzw. Erkrankungen mit sich bringen:
- den akuten Schiefhals (sog. rheumatischer bzw. auch ossärer Schiefhals),
- die Bandscheibenvorwölbung bzw. den Bandscheibenvorfall (Prolaps),
- die chronische Nervenwurzelirritation (chronisches neuroradikuläres Zervikalsyndrom),
- Kopfschmerzen, Schwindel, Seh- und Hörstörungen aufgrund einer Einengung der Wirbelschlagader (A. vertebralis) (vertebrobasiläres Syndrom).

Akuter Schiefhals

Der sog. „akute Schiefhals" entwickelt sich durch eine abrupte Körperbewegung oder besteht gelegentlich gleich morgens beim Erwachen. Der Kopf wird dann fixiert, zur Schiefhalsseite geneigt und zur Gegenseite gedreht gehalten. Nach röntgenologischer Abklärung ist eine vorsichtige Manualtherapie sinnvoll; weitere therapeutische Maßnahmen sind die lokale Wärmeapplikation und die Verabreichung entzündungshemmender und schmerzlindernder Medikamente.

Akuter Bandscheibenvorfall

Der akute Bandscheibenvorfall im HWS-Bereich äußert sich in starken Schmerzen vom Nacken bis in die Arme. Der Kopf wird ähnlich wie beim akuten Schiefhals in einer Schonhaltung gehalten. Husten und Niesen verstärken den Schmerz, der häufig von Kribbeln und Taubheitsgefühl im Arm begleitet wird.

Die *Ursachen* für den Bandscheibenvorfall sind degenerative Veränderungen, die meist durch eine chronische Fehlhaltung, schwache Rumpfmuskulatur und Bandscheibenverschleiß entstehen. Der Faserring der Bandscheibe reißt ein, ebenso möglicherweise der Bandapparat der Wirbelsäule. Dies führt zum Eindringen des degenerativen Bandscheibengewebes in den Wirbelkanal, und es kommt zu den typischen Symptomen. Der Bandscheibenfaserring reißt meistens unten außen (dorsolateral), in seltenen Fällen auch unten innen (dorsomedial).

Liegt der Bandscheibenvorfall z.B. im *Übergang von Hals- und Brustwirbelsäule*, also zwischen den Wirbeln C7 und TH1 (Abb. 2.1), so ist die Nervenwurzel C8 betroffen. Dies führt zu sensiblen Störungen im Bereich der kleinfingerwärtigen Seite des Ringfingers sowie am Kleinfinger. Auch die Schmerzausstrahlung vom Nacken in den Arm führt bis zum Ringfinger und Kleinfinger. Im Verlauf kommt es zudem zu motorischen Störungen mit Schwäche des Kleinfingerballens.

Zur genauen Diagnostik wird heute ein Kernspin- oder ein Computertomogramm durchgeführt. Zudem kann durch den Neurologen ein Nervenfunktionstest, z.B. ein EMG (motorisch und sensibel), erstellt werden. Wenn konservative Maßnahmen wie Ruhigstellung (Halskrause), entzündungshemmende und schmerzlindernde Medikamente (evtl. lokal gespritzt) nicht ausreichen, so kommt eine Operation in einer neurochirurgischen Klinik in Frage.

2.1 Klinische Erkrankungen

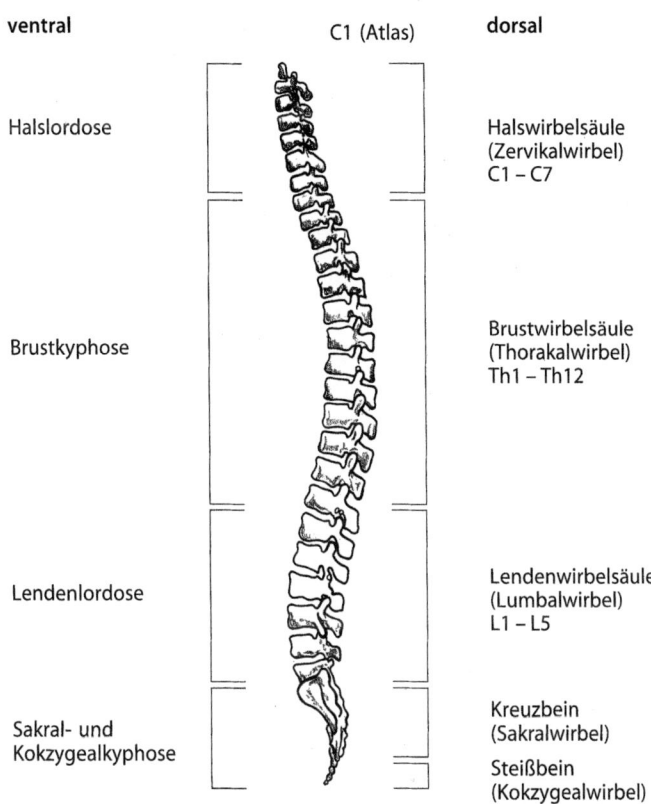

Abb. 2.1. Seitenansicht der Wirbelsäule (nach Spornitz 1996)

Chronische Nervenwurzelirritation (neuroradikuläres Zervikalsyndrom)

Das sog. „chronische neuroradikuläre Zervikalsyndrom" ist ebenfalls Folge eines HWS-Verschleißes, der zu einer Einengung im Nervenwurzelkanal geführt hat. Je nachdem, welcher Nervenast bzw. welche Nervenwurzel irritiert oder geschädigt ist, kommt es zu folgenden Symptomen:
- bei Quetschung des rückwärts gelegenen Astes der Nervenwurzel Schmerz zwischen den Schulterblättern,
- bei Irritation des vorderen Nervenastes Schmerzausstrahlung in den Arm,
- bei Irritation der Nervenwurzel C6, C7 und C8 motorische und sensible Ausfälle im Bereich der oberen Extremität.
- bei Irritationen der Nervenwurzel C5/C6 Schmerzausstrahlung in den ganzen Arm daumenseitig, sensible Störungen im Unterarm und Daumen.

Die Therapie besteht zunächst in Wärmeanwendungen und Ruhigstellung, dann in physiotherapeutischer Entlastung und Stabilisierung. Ggf. werden schmerzstillende Mittel in Kombination mit hochdosiertem Vitamin B und muskelentspannende Medikamente (Muskelrelaxantien) verabreicht.

> Bei der Behandlung des Musikers sollte darauf geachtet werden, daß die Medikamente seine Konzentrationsfähigkeit nicht einschränken.

Empfehlenswert sind daher Muskelrelaxantien wie Ortoton bzw. Tolperison (siehe auch Abschn. 1.2.2, „Medikamentöse Behandlung", S. 91).

Klagt ein Patient über Nackenschmerzen mit Ausstrahlung in die Arme, sollte der behandelnde Arzt immer auch an einen Herzinfarkt, ggf. an Tumoren oder Tumormetastasen, entzündliche Prozesse, ein Nervenengpaßsyndrom oder weitere, seltenere neurologische Erkrankungen denken.

Kopfschmerzen, Schwindel (vertebrobasiläres Syndrom)

Durch Einengung des Zwischenwirbelloches (Foramen intervertebrale) kann sich auch eine Einengung der Wirbelschlagader (A. vertebralis) ergeben. Am ausgeprägtesten ist die Symptomatik, wenn beidseits Einengungen des Zwischenwirbelloches bestehen, da durch Einengung beider zuführender Blutgefäße die Gehirndurchblutung nicht konstant gehalten werden kann. Bei bestimmten Kopfbewegungen, z.B. je nach Lokalisation der Einengung bei Dreh- oder Nickbewegungen, kann es dann zu einer akuten Mangeldurchblutung bestimmter Gehirnareale kommen. Dies führt zu Kopfschmerzen und/oder kurzen Schwindelattacken (Drehschwindel, Seh- oder Hörstörungen). Auch ein akuter Hörsturz kann, was immer wieder zu wenig beachtet wird, Ursache eines Halswirbelsäulenverschleißes sein.

Beim vertebrobasilären Syndrom treten die Symptome bewegungsabhängig auf, insbesondere bei Zurückneigen des Kopfes mit gleichzeitiger Seitneigung.

Längere Schwindelanfälle werden beim vertebrobasilären Syndrom nicht beobachtet. In einem solchen Fall sollte immer die Kopfschlagader (A. carotis) am Hals auf Verengungsgeräusche (Stenosegeräu-

2.1 Klinische Erkrankungen

sche) untersucht werden. Möglicherweise deuten längere Schwindelanfälle auch auf einen beginnenden Schlaganfall hin.

Patienten mit vertrobasilärem Syndrom sollten immer dem Orthopäden, dem Hals-Nasen-Ohrenarzt, dem Internisten und ggf. dem Zahnarzt vorgestellt werden.

Therapeutisch werden anfangs sympathikolytisch wirkende, d. h. die Reizung sympathischer Nerven hemmende Medikamente eingesetzt. Im weiteren Verlauf können Medikamente wie das Aequamen forte, muskelentspannende Mittel, ggf. auch eine Blockade des symphatischen Ganglion stellatum verabreicht werden. Zusätzlich sind physiotherapeutische/physikalische Maßnahmen sinnvoll.

Beschleunigungsverletzung der Halswirbelsäule

Bei der Beschleunigungsverletzung der Halswirbelsäule (HWS) selbst handelt es sich nicht um eine Verschleißerkrankung. Die durch eine solche Verletzung bedingte Fehlstellung zieht jedoch häufig Spätfolgen in Form von Verschleißerkrankungen nach sich. Daher wird im folgenden das Schleudertrauma als eine der Ursachen degenerativer Erkrankungen näher erläutert.

Die früher als „Schleudertrauma" bezeichnete Beschleunigungsverletzung der HWS mit der klassischen Geißelhiebverletzung (whiplash injury) ist relativ selten geworden, seit alle Pkw mit Nackenstützen ausgestattet sind. Allerdings muß man darauf hinweisen, daß in vielen Fahrzeugen die Nackenstützen nicht adäquat eingestellt sind. Laut Definition bedarf es beim Schleudertrauma auch zusätzlich eines direkten Aufpralltraumas von hinten. Heutzutage spricht man bei solchen Unfällen von *HWS-Verstauchungen* (HWS-Distorsionen).

Eine HWS-Beschleunigungsverletzung kann zu Weichteilverletzungen und zu Bandscheibenverletzungen bzw. Rissen der Bänder führen, die die Halswirbelsäule stabilisierend. Es kann aber auch zu Gefäß-, Nerven- und knöchernen Verletzungen kommen. Schmerzen treten in der Regel erst nach Stunden bzw. im Zeitraum von zwei Tagen auf. Der Patient verspürt dann häufig Nackenbeschwerden, Schmerzen zwischen den Schulterblättern, eine schmerzhafte Bewegungseinschränkung der HWS und Schluckbeschwerden. Zunächst muß immer eine knöcherne Verletzung ausgeschlossen werden. Dann sollte im Akutfall eine interdisziplinäre Behandlung, Diagnostik und Therapie stattfinden. Der Patient sollte also immer dem Orthopäden, Neurologen,

HNO- und Augenarzt vorgestellt werden – vor allem auch deshalb, weil seltenere Störungen oder Spätschäden wie Konzentrationsstörungen, Kopfschmerzen, Schwindel, Gedächtnisstörungen, Sehstörungen und Lichtscheu auch noch nach Monaten auftreten können. Aus diesem Grund ist es wichtig, von Anfang an alle Befunde gut zu dokumentieren.

Die Erstbehandlung besteht heute in Ruhigstellung und muskelentspannenden Medikamenten und in Lymphdrainage, um Ödemen (Nervenwurzelödem) vorzubeugen. Bei Abklingen der akuten Beschwerden folgt vorsichtige muskuläre Stabilisierung. In der Regel sind die unfallbedingten Beschwerden bei HWS-Beschleunigungsverletzungen nach ca. vier bis maximal sechs Monaten abgeklungen. Mit der sog. Positronenemissionstomographie sind heutzutage auch die selteneren Spätschäden relativ gut zu diagnostizieren. Mit dieser Untersuchung lassen sich minderdurchblutete Hirnareale darstellen.

BWS-Syndrom

Als *BWS-Syndrom* werden degenerative Veränderungen der Brustwirbelsäule (BWS) bezeichnet, die auf eine chronische Fehlhaltung zurückzuführen sind.

> Das BWS-Syndrom findet man häufig bei Menschen, die ihren Beruf vorwiegend im Sitzen ausüben. Insbesondere Musiker (Pianisten, Gitarristen, Holz- und Blechbläser, Schlagzeuger) sind davon betroffen.

Im Röntgenbild ist das BWS-Syndrom häufig durch kurzbogige Verkantungen der Wirbelkörper (Abb. 2.2) zu erkennen. Bei Lockerung der Wirbelverbindung z.B. durch lange Bänder kann ein Wirbel seine physiologische Position verlassen (verrutschen) und Rückenschmerzen verursachen. Wirbelverlagerungen können jedoch auch die Folge von Rückenschmerzen sein. In diesem Fall werden die Verlagerungen durch reflektorische Verspannungen ausgelöst.

Durch die chronische Fehlhaltung kommt es häufig zu einer *Bänderüberlastung* (ligamentäre Überbelastung). Der Patient empfindet Druckschmerz im Bereich der Dornfortsätze der BWS. Gelegentlich läßt sich durch Hüpfen oder Springen auch ein Federungsschmerz auslösen. Meist ist die rechts und links neben den Wirbel liegende (paravertebrale) Muskulatur verhärtet.

Gelegentlich kommt es auch zu gürtelförmigen Schmerzen, die von der BWS bis zum Brustbein am Unterrand einer Rippe ausstrahlen.

2.1 Klinische Erkrankungen 115

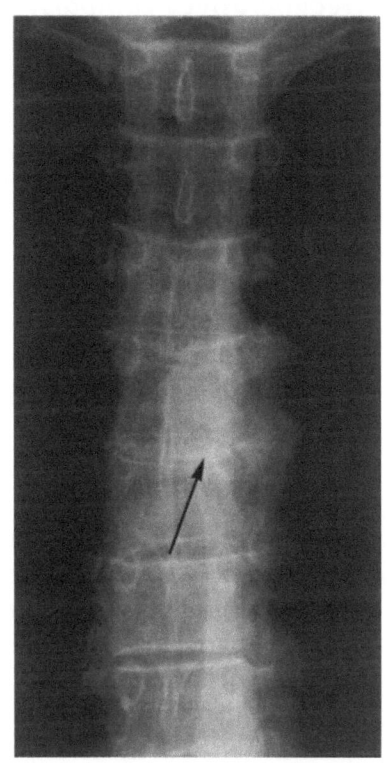

Abb. 2.2. Kurzbogige Wirbelverkantung im Brustbereich. Folge oder Ursache von Rückenschmerzen (Münzenberg 1988)

Dies ist immer ein Hinweis auf eine *Irritation der Nervenwurzel* des N. intercostalis, weshalb diese Schmerzausstrahlung auch als Interkostalneuralgie bezeichnet wird.

Differentialdiagnostisch sind immer Herzinfarkt und Gürtelrose (Zosterinfektion) auszuschließen. Bei Therapieresistenz sollte zudem auf ein Karzinom untersucht werden.

Therapeutisch werden zunächst eine Entlastungslagerung der BWS (der Patient liegt auf dem Rücken, die Beine liegen z.B. auf einem Würfel auf und bilden dabei einen 90-Grad-Winkel, siehe Kapitel 1.1.3 Entlastungsstellungen), Wärmebehandlung und vorsichtige manuelle Therapie eingesetzt. Bewährt haben sich zudem Neuraltherapie, Akupunkturbehandlung und ggf. hochdosierte Gaben von Vitamin-B-Präparaten.

Degeneratives Lumbalsyndrom

Der Begriff „*Lumbalsyndrom*" bezeichnet keine konkrete medizinische Diagnose, sondern faßt mehrere Krankheitsbilder unterschiedlicher Prägung im Bereich der Lendenwirbelsäule (LWS) zusammen. Mögliche Ausprägungen des Lumbalsyndroms werden im folgenden erläutert.

Hexenschuß

Der normale Hexenschuß tritt plötzlich auf, vor allem beim Aufrichten aus der Bückhaltung. Der Schmerz, der reflektorisch zur Unbeweglichkeit (Fixierung) der LWS führt, schießt plötzlich ein und ist örtlich begrenzt. Der Patient kann sich nicht mehr „rühren".

Der Schmerz wird als punktuell, gelegentlich auch als gürtelförmig beschrieben. Verursacht wird er durch eine Reizung der Nerven, die die Rückenmarkshaut sensibel versorgen (Rami meningii).

Der Hexenschuß wird mit lokaler Wärme und entzündungshemmenden/ schmerzstillenden Medikamenten behandelt. Zudem wird versucht, die verhärtete lumbale paravertebrale Muskulatur zu entspannen (Muskelrelaxierung), z.B. durch lokale Wärme.

Ischialgie

Wenn Schmerzen in ein oder beide Beine ausstrahlen und sich beim Husten verstärken, spricht man von einer Ischialgie, die gemeinhin auch „Ischias" genannt wird. Ursache ist die Irritation von Nervengewebe aufgrund eines Bandscheibenverschleißes. Dabei muß noch kein Bandscheibenvorfall vorliegen; häufig findet man jedoch Bandscheibenvorwölbungen. Für Verschleiß besonders anfällig sind die Bandscheiben L5/S1 und L4/L5 (siehe Abb. 2.1, S. 111).

Bei der Ischialgie sind die sog. Valleix'schen Druckpunkte besonders empfindlich. Sie befinden sich im Verlauf des Hüftnerven (Ischiasnerv, N. ischiadicus). Der erste Druckpunkt liegt in der Mitte der Gesäßmuskulatur, der zweite in der Mitte der Oberschenkelrückseite und der dritte in der Kniekehle. Die Therapie ist die gleiche wie beim Hexenschuß.

2.1 Klinische Erkrankungen

Akuter Bandscheibenvorfall

Liegt ein lumbaler Bandscheibenvorfall, also ein Bandscheibenvorfall im Bereich der Lendenwirbelsäule vor, sind die Symptome vor allem akute Schmerzen mit Ausstrahlung ins Bein, manchmal bis in die Zehen (zu Ursachen siehe Abschn. „Zervikalsyndrom", S. 108). Der Patient nimmt eine Schonhaltung ein, die je nach Symptomatik unterschiedlich sein kann. Es kommt zu einer Verspannung (reflektorischer Hartspann) der lumbalen paravertebralen (neben den Wirbeln liegenden) Muskulatur. Die Seitverbiegung der LWS aufgrund des reflektorischen Muskelhartspanns wird auch als „Skoliosis ischiadica" bezeichnet.

Husten, Niesen oder Pressen wirken schmerzverstärkend. Außerdem strahlt der Schmerz bei Anheben des gestreckten Beins der betroffenen Seite sowohl in den Rücken als auch ins Bein aus (sog. positives Lasègue-Zeichen).

Der Druck auf die Nervenwurzel kann sowohl die Sensibilität als auch die Motorik beeinträchtigen. Dies führt auch zu einem Ausfall der Muskeleigenreflexe, der z.B. ersichtlich wird, wenn der Patient Schwierigkeiten hat, das Gleichgewicht zu halten. Liegt der Bandscheibenvorfall z.B. zwischen L5 und S1, also am Übergang zwischen Lendenwirbelsäule und Kreuzbein (siehe Abb. 2.1, S. 111), so wird die Nervenwurzel S1 gequetscht. Dies führt zu sensiblen Störungen (Empfindungsverlust, Kribbeln usw.) im Bereich des äußeren Fußrandes (3.-5. Zehe), und der Achillessehnenreflex fällt aus. Motorisch zeigen sich eine Fußsenkerschwäche (der Fuß kann nicht mehr kniewärts angewinkelt werden) und eine Schwäche beim anheben des äußeren Fußrandes. Der Schmerz strahlt in diesem Fall meist von der Oberschenkelbeugeseite zum lateralen Fußrand aus.

Ein Bandscheibenvorfall im Bereich L4/L5 (siehe Abb. 2.1) führt zur Kompression der Nervenwurzel L5. Dies führt zu sensiblen Störungen im Bereich der Großzehe und des Fußrückens. Der Schmerz strahlt von der Knieaußenseite bis zur Großzehe aus. Motorisch findet sich eine Großzehenheberschwäche bzw. Lähmung (Parese).

In seltenen Fällen kann ein Bandscheibenvorfall auch völlig symptomlos verlaufen.

Die Therapie richtet sich nach der Schwere der Symptome. Zunächst ist Bettruhe mit Stufenbettlagerung zu verordnen. Dabei werden die Beine so gelagert, daß Hüft- und Kniegelenk in einem Winkel von 90 Grad gebeugt sind. Dies führt zu einer Abflachung der Krümmung der Lendenwirbelsäule (Lendenlordose) und zur Entlastung der verspannten

Muskulatur. Zusätzlich werden entzündungshemmende und schmerzlindernde Präparate in Tablettenform oder als Infusion verabreicht.

Bei Auftritt von Lähmungen sollte sich der Patient in einem neurochirurgischen Zentrum vorstellen, damit geklärt werden kann, ob ein operativer Eingriff nötig ist.

Als weiterführende Diagnostik sollte in diesem Fall ein Computertomogramm angefertigt werden. Danach richtet sich dann ggf. auch die Art des Eingriffes (offener Eingriff, Lasereingriff, mikrochirurgischer Eingriff, Chemonukleolyse). Bei der konservativen Therapie empfiehlt sich eine weitgehende Ruhigstellung des Patienten für ca. 4 Wochen, ferner eine medikamentöse Behandlung mit entzündungshemmenden Mitteln und ggf. auch eine Infusionsbehandlung zur Behandlung des meist parallel auftretenden Nervenwurzelödems.

Nach Abklingen der akuten Schmerzsymptomatik kann mit vorsichtigen Dehnübungen (Extensionen) und Behandlung im Stangerbad (Elektrotherapie) begonnen werden. Einen weiteren wichtigen Stellenwert hat die manuelle Therapie, z. B. Massage. Ziel ist die allgemeine Lockerung und Entspannung der Muskulatur.

Facettensyndrom

Auch das sog. Facettensyndrom ist eine Folge des Wirbelsäulenverschleißes. Dabei wird die Nervenwurzel bei ihrem Austritt aus dem Wirbelkanal durch arthrotische Ausziehungen an den sog. kleinen Wirbelgelenken zusammengedrückt. Der Begriff „Facette" bezeichnet die Gelenkfläche der kleinen Wirbelgelenke.

Die Symptomatik ist ähnlich wie beim Bandscheibenvorfall. Es kommt zu Kreuzschmerzen im Lendenbereich mit Schmerzausstrahlung ins Bein. Allerdings treten die Schmerzen nicht plötzlich auf, sondern entwickeln sich nach und nach, z. B. beim Gehen auf einer harten Unterlage.

Im Gegensatz zum Bandscheibenvorfall tritt das Facettensyndrom meist erst ab einem Alter von ca. 50 Jahren auf.

Zur Diagnose empfiehlt sich ein Computertomogramm oder eine Kernspintomographie, um die Quetschung (Kompression) der Nervenwurzel nachzuweisen. Das Facettensyndrom wird meist konservativ behandelt, wobei die Prinzipien ähnlich sind wie beim Bandscheibenvorfall. In schweren Fällen empfiehlt sich eine Unterspritzung mit lokalen Betäubungsmitteln im Gelenkbereich (Facetteninfiltration) unter optischer Kontrolle (z. B. mit Hilfe von Computertomographie bzw. Röntgenbildwandler).

Gelenkverschleiß (Arthrose)

Die häufigsten Erkrankungen des Bewegungsapparates sind die Arthrosen. Ihre Häufigkeit nimmt mit dem Lebensalter zu. Der Gelenkverschleiß führt zunächst zu Schmerzen und Gelenksteifigkeit, dann zur Bewegungseinschränkung und schließlich zur völligen Einsteifung des betroffenen Gelenks.

Ursachen und Diagnose

Für die Entstehung von Arthrosen gibt es *drei Hauptursachen:*
- Gelenkfehlstellungen, die durch eine Fehlbelastung zum vorzeitigen Gelenkverschleiß führen (präarthrotische Deformität),
- Gelenkentzündungen und
- Stoffwechselerkrankungen (z. B. Gicht; siehe hierzu Abschn. 1.1.1, S. 11).

Bei fortgeschrittener Arthrose sind alle Gelenkanteile eines Gelenks an den Verschleißvorgängen beteiligt. Der Gelenkknorpel zeigt Aufrauhungen, Risse und Schliffspuren. Dadurch wird die Gleitfähigkeit des Gelenks vermindert. Durch den zunehmenden Knorpelschwund wird der unter dem Knorpel liegende Knochen freigelegt und vermehrt belastet. Im Lauf der Zeit entwickeln sich am Knochen sog. Randzacken (Osteophyten) (Abb. 2.3). Ins Gelenk und in den Bereich des freigelegten Knochens gelangen Abschilferungen, und nach und nach entstehen Zysten (Hohlräume), die man als Geröllzysten bezeichnet (siehe Abb. 2.5a). Sie sind auf dem Röntgenbild bzw. auf digitalen bildgebenden Verfahren sichtbar. Gerade im Schultergelenksbereich hat sich neben den bildgebenden Verfahren auch die Gelenksspiegelung bewährt, mit deren Hilfe der genaue Zustand eines Gelenks abgeklärt werden kann.

Durch das Freiwerden von Enzymen und infolge der Aktivierung von Gewebshormonen (z. B. Histamin) im Zusammenhang mit der Arthrose bilden sich allmähliche Entzündungen im Bereich der Innenschicht der Gelenkkapsel (Synovia oder auch Membrana synovialis), die die Gelenkschmiere absondert. Diese durch den Verschleiß des

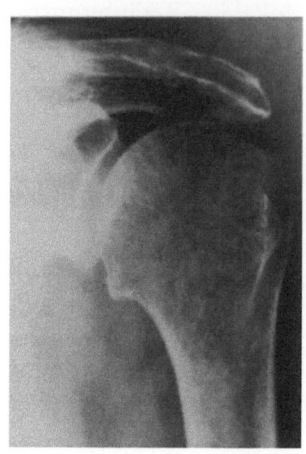

Abb. 2.3. Arthrose der Schulter mit Randzacke (Osteophyt) am Übergang vom Gelenkkopf zum Oberarmschaft (Hipp u. Lange 1981)

Gelenkes bedingte Entzündung heißt *Synovitis*. Sie ist zunehmend schmerzhaft und führt zur sog. *aktivierten Arthrose* mit Flüssigkeitsansammlung im Gelenk (Gelenkerguß).

Symptome

Der Bildbefund und die Beschwerden stimmen nicht immer genau überein. Typisch ist jedoch eine gewisse Steifheit des oder der betroffenen Gelenke, nicht zu verwechseln mit der Morgensteifigkeit bei der chronischen Polyarthritis, die in der Regel ungefähr eine halbe Stunde anhält. Die Stärke der Beschwerden wechselt. Zunehmend sind aber Bewegungsradius und -ausmaß des betroffenen Gelenks eingeschränkt. Ferner läßt sich ein Reiben und Knacken der betroffenen Gelenke feststellen. Bei der aktivierten Arthrose kommt es zudem zum Gelenkerguß, der von strohgelber, zäher Konsistenz ist und mit einer Spritze aus dem Gelenk abgezogen (punktiert) werden muß.

Therapie

Bei der Therapie der Arthrose unterscheidet man zwischen
- konservativer (nicht operativer) Therapie und
- operativer Therapie.

Die *konservative Therapie* besteht bei einer nicht aktivierten Arthrose aus einer physikalischen Behandlung in Form von Wärme, z.B. mit warmem Fango, ggf. auch aus Elektrotherapie (diadynamische Ströme oder Interferenzströme). Ferner sind vorsichtige Gelenkmobilisierung und Physiotherapie zur Verbesserung bzw. zum Erhalt der (Rest-)Beweglichkeit empfehlenswert.

Manchmal werden auch Injektionen um das Gelenk herum oder ins Gelenk notwendig. Diese sollen den Schmerz nehmen und gerade bei der aktivierten Arthrose die schmerzhafte Entzündung hemmen. In diesem Falle, d.h. bei schweren Arthrosen, ist manchmal auch die Gabe eines Kortikoidpräparats notwendig. Für Injektionen ins Gelenk (intraartikuläre Injektionen) hat sich insbesondere bei Kniegelenksarthrosen die Hyaluronsäure (Hyalart) bewährt.

Bei der *operativen Behandlung* bietet sich zunächst die sog. Gelenktoilette, eine operative Entfernung von Abschilferungen und freien Gelenkkörpern (Gelenkmäusen) an. Der nächste Schritt (insbesondere bei Kniegelenksarthrosen, Abb. 2.4a,b) ist dann eine Umstellungsoperation mit Korrektur der zuweilen veränderten Gelenksachse. Zusätzlich stehen noch Gelenkersatzoperationen zur Verfügung. Dabei kann man entweder einen Gelenkanteil oder das komplette Gelenk (totale Endoprothese) ersetzen (Abb. 2.5a,b). Der Ersatz des kompletten arthrotischen

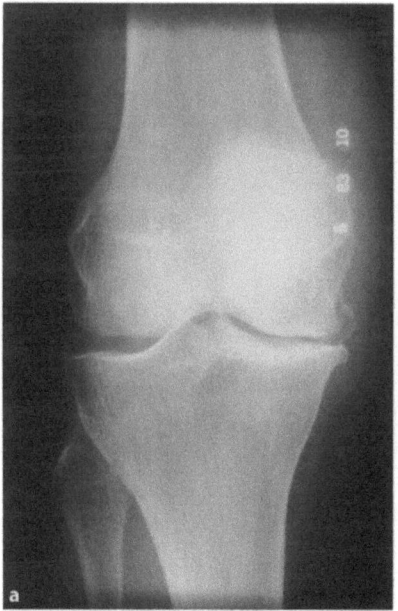
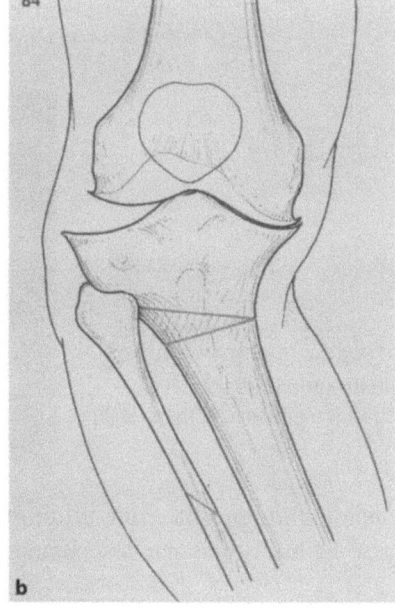

Abb. 2.4. a Arthrose eines rechten Kniegelenks mit deutlicher Verschmälerung des inneren Gelenkspaltes (im Bild rechts). b Operationsplanungsskizze. Unterhalb des Knies wird am Schienbein ein Knochenkeil entnommen. Dadurch kann die Knieachse wieder korrigiert werden. Das Schienbein wird dann mit Platte und Schraube stabilisiert (Plattenosteosynthese)

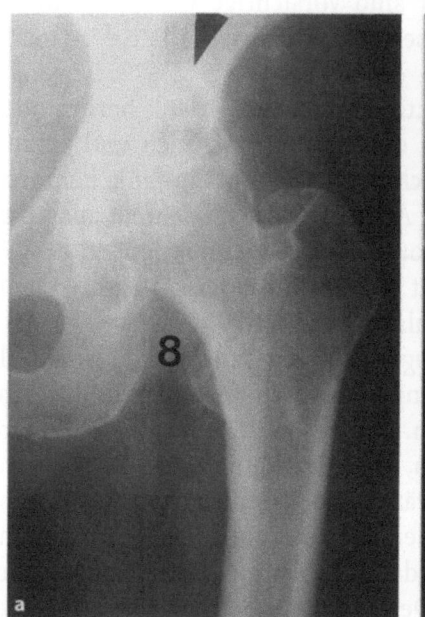 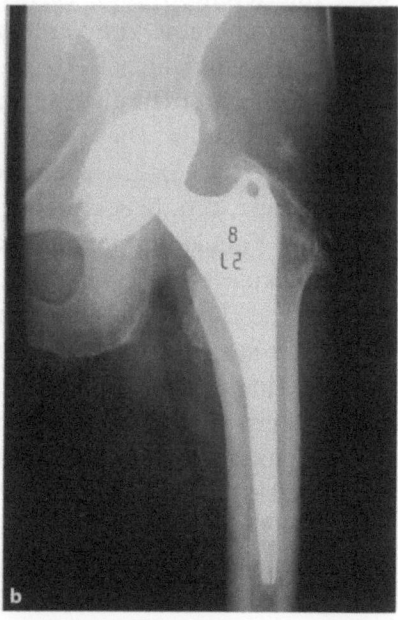

Abb. 2.5. a Arthrose eines linken Hüftgelenks mit deutlichen Geröllzysten. **b** Operationsergebnis nach Implantation einer zementfreien Totalendoprothese (Modell Weber/Stühmer, Fa. Allopro)

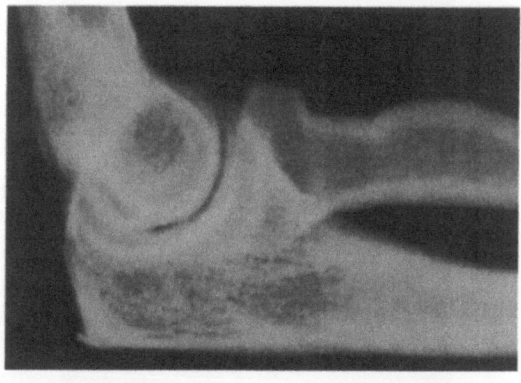

Abb. 2.6. Arthrose eines Ellenbogengelenks mit bereits deutlicher Verformung und Wulstung am Speichenköpfchen. Spornbildung an der Ellbogenspitze (Lange u. Hipp 1981)

Gelenks entspricht einer inneren Amputation. Wie bei jeder Operation gibt es auch hier gewisse Risiken wie Infektion und Thrombose.

Bei Musikern, die ihr Instrument überwiegend im Sitzen spielen, sind Arthrosen des Hüft- oder Kniegelenks selbstverständlich nicht so folgenreich wie z. B. Arthrosen des Schulter- oder Ellbogengelenks (Abb. 2.6).

Literatur

Münzenberg KJ (1988) Orthopädie in der Praxis, 2. Aufl. edition medizin, Weinheim

Lange M, Hipp E (1981) Lehrbuch der Orthopädie und Traumatologie, Bd II, Teil 2. Enke, Stuttgart

Spornitz UM (1996) Anatomie und Physiologie. Lehrbuch und Atlas für die Fachberufe im Gesundheitswesen, 2. Aufl. Springer, Berlin Heidelberg New York Tokyo

2.1.2
Fokale Dystonie (Musikerkrampf, Beschäftigungskrampf, „Beschäftigungsneurose")
(A. Lahme)

Instrumentalspiel ist die komplexeste aller sensomotorischen Tätigkeiten des Menschen. Man kommt in Grenzgebiete des neuro-muskulären Geschehens. Bei Überschreitung dieser Grenzen kann es zur fokalen Dystonie, auch „Musikerkrampf" genannt, kommen. Die fokale Dystonie ist eine *selten auftretende Bewegungsstörung* (ca. 0,85% unserer Patienten). Sie wurde erstmals von dem Engländer G.V. Poore beschrieben und ist nach wie vor eine komplexe, vielgestaltige Erkrankung, die direkt oder indirekt das Ende einer musikalischen Laufbahn bedeuten kann.

Symptome

Bei der fokalen Dystonie können folgende Symptome auftreten:
- Schwächegefühl im Arm, in der Hand oder im betroffenen Finger ohne Schmerzsymptomatik.
- Koordinationsstörung, d.h., einzelne betroffene Finger reagieren nicht mehr so, wie der Kopf es vorgibt (unter Umständen motorische Ausfälle einzelner Muskeln).
- Spontane Mitbewegungen unbeteiligter Finger, die den betroffenen Finger zusätzlich behindern (pathologische Co-Kontraktion durch Aufhebung der reziproken Hemmung zwischen Agonist und Antagonist, d.h., daß z.B. Beuger und Strecker gleichzeitig angespannt sind. Normalerweise ist bei Anspannung des Beugers der Strecker in Ruhephase.).
- Zusätzlich zum Musikerkrampf evtl. noch Schreibkrampf mit verzittertem Schriftbild.

Außer der gestörten Funktion sind meist keine anderen neurologischen Defizite festzustellen, auch nicht mit erweiterter Diagnostik wie der Elektromyographie (EMG) oder der Messung der Nervenleitgeschwindigkeit (NLG). Im EMG fehlen auch Zeichen von Nervenkompression durch Übertraining der Muskulatur.

Ursachen

Bei der Frage nach den Ursachen (Ätiologie) der fokalen Dystonie sind zwei gegensätzliche Lehrmeinungen zu berücksichtigen.

Die *konventionelle Hypothese*, die v. a. durch die Neurologie vertreten wird, sieht in der fokalen Dystonie eine Erkrankung des Zentralnervensystems (Zellschädigung in der Großhirnrinde). Die Behandlung erschöpft sich bisher in der Gabe von Anticholinergika (Arzneimittel, die als Nebenwirkung die Herzfrequenz und die Geschwindigkeit der Überleitung zwischen Vorhof und Herzkammer steigern) und Antiparkinsonmitteln (Medikamente, die den Stoffwechsel des Großhirns bzw. der Basalganglien beeinflussen). Der zweite konventionelle Therapieansatz besteht in lokalen Injektionen von Botulismustoxinen, die die muskuläre Überspannung (lokaler Hypertonus) lösen sollen. Die Behandlungsergebnisse sind bis heute unbefriedigend.

Aktuelle Hypothesen zur fokalen Dystonie kommen aus den Gebieten der Bewegungsphysiologie, Neuropsychologie und Orthopädie. In ihren Untersuchungen bei Musikern konnten Mai u. Lahme (persönliche Untersuchungen) verifizieren, daß Bewegungen, die am Instrument gestört auftraten, ohne Instrument u. U. völlig ungestört verliefen. Erhaltene motorische Leistungen konnten mit Hilfe eines neuen Meßsystems nachgewiesen werden. Dies spricht *gegen* eine organische Ursache dieser motorischen Störung. Zu erwähnen ist, daß in 10% der untersuchten Fälle kleine Verletzungen des Muskelgewebes (Traumen/Mikrotraumen) als Ursache diskutiert werden.

Der Autor konnte anhand seines Patientenguts nachweisen, daß die fokale Dystonie niemals akut auftritt. Folgende *Risikofaktoren* ließen sich feststellen:

- schlechte Körperhaltung am Instrument,
- Instrumentalspiel mit zuviel Kraftaufwand über Jahre hinweg, verkrampftes Spiel (bestätigt durch alte Videoaufnahmen der Patienten),
- unrhythmisches Instrumentalspiel,
- häufige Lehrerwechsel mit ebenso häufiger Technikumstellung,
- übertrieben analytisches Herangehen an die Bewegungsabläufe,

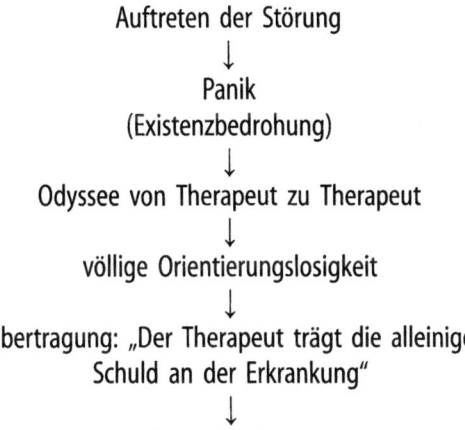

Abb. 2.7. Auswirkung einer Bewegungsstörung auf die Psyche eines Berufsmusikers

- nachweisbare Hypermobilität (siehe S. 13) bei allgemeiner Bindegewebsschwäche (der Patient neigt von vornherein dazu, die hypermobilen Gelenke mit zu viel Kraftaufwand zu stabilisieren).

Welche psychischen Auswirkungen eine Bewegungsstörung für den Berufsmusiker haben kann, zeigt Abb. 2.7.

Behandlung

Anhand der Studien von Marquardt u. Mai (1994) zum Schreibkrampf und dessen funktioneller Therapie ließ sich in Zusammenarbeit mit Lahme erstmals ein Therapiekonzept für Musiker mit Musikerkrampf entwickeln. Lahme u. Mai (persönliche Untersuchungen) kamen zu dem Schluß, daß die fokale Dystonie keine zentrale, sondern eine *periphere Störung* des Bewegungsablaufes ist, wahrscheinlich aufgrund einer langjährigen muskulären Überlastung. Ins Therapiekonzept wurde außerdem das von Klein-Vogelbach entwickelte Basistraining für Musiker (Lahme et al. 2000) integriert.
  Die Therapie beinhaltet folgende Elemente:
1. Entlastung der Muskulatur,
2. zunächst Zulassen von Ausweichbewegungen,
3. rhythmisches Koordinationstraining,
4. Basistraining FBL (nach Klein-Vogelbach),
5. Feinmotorikanalyse mit Verlaufskontrolle,

6. zusätzlich Therapie mit Medikamenten zur Muskellockerung (Muskelrelaxantien), die die Konzentrationsfähgikeit des Musikers nicht einschränken (z. B. Ortoton).

Literatur

Byl N, Wilson F, Merzenich M (1996) Sensory dysfunction associated with repetitive strain injuries of tendinitis and focal hand dystonia: a comparative study. J Orthop Sports Phys Ther 23:234–244

Cohen LG, Hallett M (1988) Hand cramps: clinical features and electromyographic patterns in focal dystonia. Neurology 38:1005–1012

Hallett M (1995) Is dystonia a sensory disorder? Ann Neurol 38:139–140

Klein-Vogelbach S, Lahme A, Spirgi-Gantert I (2000) Musikinstrument und Körperhaltung. Eine Herausforderung für Musiker, Musikpädagogen, Therapeuten und Ärzte. Gesundheitsvorsorge im Musikeralltag. Springer, Berlin Heidelberg New York Tokyo

Lederman RJ (1994) AAEM minimonograph #43: Neuromuscular problems in the performing arts. Muscle Nerve 17:569–577

Marquardt C, Mai N (1994) A computational procedure for movement analysis in handwriting. Neurosci Meth 52:39–45

Oppenheim H (1902) Lehrbuch der Nervenkrankheiten. S. Karger, Berlin

Candia V, Elbert T, Altenmüller E, Rau H, Schäfer T, Taub E (1999) Constraint-induced movement therapy for focal hand dystonia in musicians. The Lancet 353:42

Yanagisawa N, Goto A, Narabayashi G (1972) Familial dystonia musculorum deformans and tremor. J Neurol Sci 16: 125–136

2.2
Beispiele aus der Praxis

In Abschn. 2.2.1 werden Patientenbeispiele aus der fachübergreifenden Kooperation zwischen Musikerarzt (Orthopäde), Physiotherapeutin (FBL) und/oder Zahnarzt und/oder Neurologe vorgestellt. Der Schwerpunkt liegt auf der Individualität der einzelnen Patientenfälle.

Die Fälle sind nach Instrumentengruppen eingeteilt. Dabei wird zwischen der allgemeinen Körperhaltung und der speziellen Körperhaltung am Instrument unterschieden. Die Basis bildet jeweils der orthopädische, musikmedizinische und physiotherapeutische Befund. Im Rahmen der weiterführenden Diagnostik werden dann auch die zahnärztlichen und neurologischen Befunde vorgestellt.

Jeder Fall ist individuell und komplex und dadurch in Statistiken schwer oder gar nicht erfaßbar. Auffallend ist die Tatsache, daß viele Patienten schon eine Odyssee von Arzt zu Arzt und von Therapeut zu Therapeut hinter sich hatten, bevor sie in Behandlung kamen.

In Abschn. 2.2.2 werden statistische Daten vorgestellt und diskutiert, die der Autor im Rahmen seiner fortlaufenden Untersuchungen von Musikerpatienten über einen Zeitraum von 4 Jahren gesammelt hat.

2.2.1
Fallbeschreibungen aus den verschiedenen Instrumentenbereichen
(Albrecht Lahme, Susanne Klein-Vogelbach, Irene Sprigi-Gantert, Joachim Lahme)

Die Grundlage unserer gemeinsamen Arbeit am Europäischen Institut für Bewegungsphysiologie – Musikermedizin, Tänzermedizin und Sportmedizin – wie auch im Rahmen des Münchner/Basler Modells (Lahme et al. 2000) besteht zunächst in einer ausführlichen Erhebung der Krankengeschichte (Anamnese) unter Berücksichtigung des Instrumentalspiels und in einer sauberen fachübergreifenden Diagnostik, ohne die eine pragmatische Therapie nicht möglich ist. Wir haben uns bemüht, dem hilfesuchenden Musikerpatienten eine konkrete Orientierung zu geben und ihn im Lauf der Therapie beiseite zu stehen.

Man sieht, daß funktionelle Probleme wesentlich leichter zu behandeln waren als Erkrankungen, die bereits zum Verschleiß bestimmter Strukturen geführt hatten. Je länger das medizinische Problem bestand, desto schwieriger die Behandlung. Einige chronische Fälle waren auch nicht mehr therapierbar. Dies zeigt, daß nicht nur eine umfassende Untersuchung der Ursache, sondern gerade auch die Prävention von Musikererkrankungen bereits im Vorschulalter – mit Aufnahme des Instrumentalspiels – beginnen muß.

Hohe Streicher

Geige 1

Der Patient M.M. wandte sich schriftlich an uns. Aufgrund einer Veröffentlichung hatte er vom Münchner/Basler Modell Musikermedizin gehört. In einem Brief vom Januar 1994 beklagte er seit 2 1/2 Jahren bestehende schmerzhafte Beschwerden im Bereich der rechten Schulter und beider Ellenbogengelenke. Er habe sich für ein Jahr vom Orchesterdienst beurlauben lassen. Dann war er bei verschiedenen Fachkollegen in Behandlung, u.a. bei einem Kollegen, der eine Musikersprechstunde an einer Universitätsklinik führte. Nun ging es um die Frage einer Weiterbehandlung mit der Möglichkeit der Rehabilitation und Wiedereingliederung in die Orchesterarbeit.

1. Personalien

M.M.
Alter: 31 Jahre
Geschlecht: männlich
Beruf: Orchestermusiker
Instrumente: Violine, Klavier
Erstuntersuchung: Januar 1994

2. Musikanamnese

Beginn des Violinspiels im 9. Lebensjahr. Zwei Lehrerwechsel bis zum Abitur. Danach Studium an einem Konservatorium. Während dieser Zeit kein Lehrerwechsel. Nach dem Abschluß seit 1987 in einem Kulturorchester tätig.

3. Übezeit

Zum Zeitpunkt der Erstuntersuchung eine Stunde täglich. Zusätzlich 29-30 Orchesterdienste im Monat à 3 Stunden.

4. Literatur

Im Orchester derzeit Smetana, „Die verkaufte Braut", Karl Maria von Weber, Euryanthe-Ouvertüre. Zu Hause Johann Sebastian Bach, Solo-Sonate No. 1 in g-moll.

5. Medizinisch-orthopädische Anamnese

Seit Mitte 1989 therapieresistene Beschwerden im Bereich der rechten Schulter und im Bereich beider Ellenbogen, rechts ausgeprägter als links. Zudem gelegentliche Zervikalbeschwerden und Schmerzen zwischen den Schulterblättern. Nächtliches Zähneknirschen und Kieferpressen seit mehreren Jahren bekannt.

Er habe ein Jahr im Beruf ausgesetzt. In dieser Zeit sei er bei verschiedenen Ärzten in Behandlung gewesen. Bisherige Behandlungen: Spritzen, Massagen, Akupunktur, Stretching-Behandlung. Diese Behandlungen hätten keine wesentlichen Besserungen gebracht. Er habe jetzt wieder ständig Schmerzen beim Üben und Orchesterspielen.

6. Orthopädische Untersuchung

Deutlicher Hochwuchs. Körpergröße: 1,92 m; Gewicht: 70 kg.
Beckengeradstand. Schulterblatthochstand links von 1 cm (Abb. 2.8). Myogelosen im Bereich des M. levator scapulae-Ansatzes bds. Kyphoskoliose der Wirbelsäule bei ausgeprägter Rumpfmuskelinsuffizienz. Deutlicher Druckschmerz im Bereich des Kyphosescheitels der Brustwirbelsäule. Multidirektionale Instabilität beider Schultergelenke. Erheblicher Druckschmerz an den Muskelursprüngen der Unterarmstrecker und -beugermuskulatur bds. Die Armlänge bds. überproportional groß. Gemessene Halslänge 13 cm.

7. Funktioneller Status FBL Klein-Vogelbach

- *Konstitution:*
  190 cm/64 kg.
  Knochenbau: mittel bis leicht.
  Oberlänge (+KA Becken, ++Armlänge).
  Sagittotransversaler Brustkorbdurchmesser.

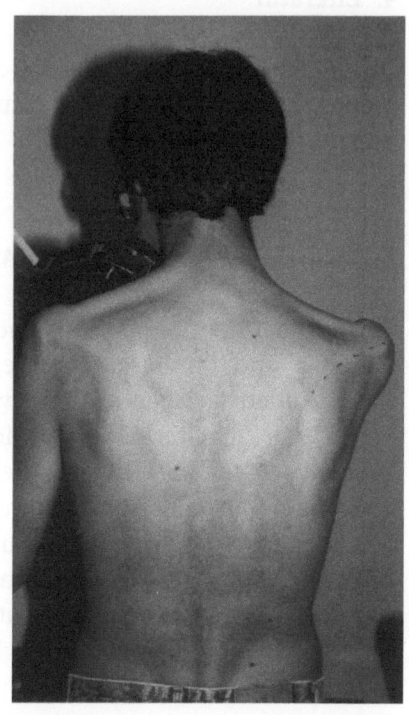

Abb. 2.8. Asymmetrie des Schulterreliefs. Schulterblatthochstand links

- *Beweglichkeit:*
  Wirbelsäule: Extension, Lateralflexion kaudale Hälfte der BWS und mittlere HWS leicht eingeschränkt/Rotation zwischen Becken und Brustkorb blockiert (Rotationsniveau nach kranial verschoben).
  Hüftgelenke: Innenrotationstypus.
  Schultergelenke: frei beweglich, der Humeruskopf steht ventral/kranial in der Pfanne.
- *Statik:*
  Von der Seite:
    +Fersenbelastung.
    Wenig + Flexion des Beckens in den Hüftgelenken.
    Längsachse der BWS nach hinten, die der HWS nach vorn geneigt.
    +Extension in den oberen Kopfgelenken.
  Von hinten/vorn:
    Schultervorstand rechts bei rechts kürzerer und horizontal stehender Clavicula.
  ○ Schubbelastung:
    Lumbal: von oben schiebt das Brustkorbgewicht nach hinten/unten.
    Cervical: von oben schiebt das Kopfgewicht nach vorn/unten.

- *Sitzverhalten:* +Extension des Beckens in den Hüftgelenken, Totalflexion der LWS/BWS, +Extension in den oberen Kopfgelenken.
- *Atmung:* funktionelle Fehlatmung, Überbelastung der Scaleni, fehlende costovertebrale Atembewegung.
- *Funktionelles Problem:*
  1. Die konstitutionelle Übergröße (++Länge der Arme) ist für das Geigenspiel ungünstig.
  2. Die Teilsteifigkeiten der BWS und HWS verhindern eine Korrektur der Statik. In der Folge arbeiten die Hände am zu langen Hebel, weil Schultergürtel (Scapula und Clavicula) am destabilisierten Brustkorb ihre ökonomischen widerlagernden Aktivitäten nicht mehr wahrnehmen können. Eine Überlastung des Spiel- und Bogenarms sind daher unvermeidlich.

8. Primäre orthopädische Gegebenheiten

Multidirektionale Schulterinstabilität bds. bei allgemeiner Bindegewebsschwäche. Hochwuchs. Rumpfmuskelinsuffizienz. Levator scapulae-Syndrom bds.

9. Sekundäre instrumentenbedingte Beschwerden

Epicondylitis humeri ulnaris rechts, Epicondylitis humeri radialis bds.
Überlastungsbeschwerden der rechten Schulter mit Irritation der Supraspinatussehne rechts.

10. Videoanalyse (Orthopäde/Musikermediziner)

Aufgrund der überproportionalen Armlänge funktionelle Blockierungen beider Ellenbogen. Kyphotisch-rotatorische Zwangshaltung der HWS. Vermehrte BWS-Kyphose mit Rotationskomponente. Extremes Hochziehen der linken Schulter. Vorziehen der rechten Schulter mit sichtbarer vorderer Instabilität (der Oberarmkopf subluxiert nach vorne) (Abb. 2.9).

11. Interdisziplinäre Befunde

Nicht erforderlich.

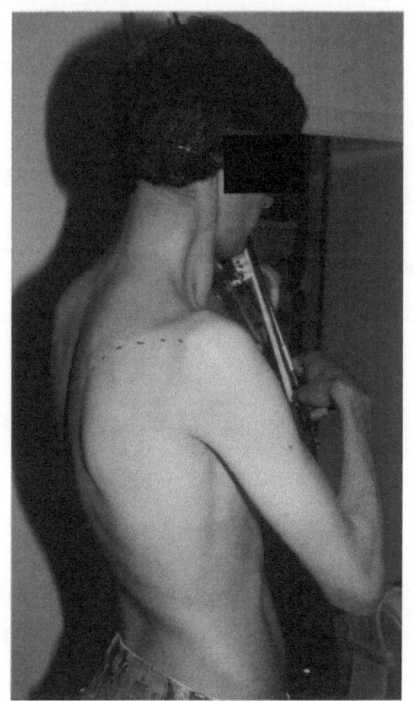

Abb. 2.9. Die rechte Schulter ist nach vorne gezogen. Beachte: Anspannung der Kopfdreher- und Rippenheber-(Skalenus-) Muskulatur beim Instrumentalspiel

12. Klinisch-physikalische Untersuchungen

Druckschmerz am Coracoid bds. Erhebliche Verkürzungen des M. pectoralis minor. Erheblicher Druckschmerz und Verhärtung im Bereich der Unterarmmuskulatur beugeseitig. Verminderte Beweglichkeit der mittleren BWS. HWS-Beweglichkeit knapp 1/3 eingeschränkt. Druckschmerz am M. splenius capitis-Ansatz bds. Bei Hyperextension Schmerzen im Bereich des Atlantooccipitalgelenkes.

13. Weiterführende Diagnostik

Nicht erforderlich.

14. Laboruntersuchungen

Nicht erforderlich.

15. Radiologische Untersuchungen

- *Rechtes Schultergelenk in zwei Ebenen:* Sklerosierung am Supraspinatusansatz, ansonsten unauffälliger Befund.
- *Kernspintomographie der HWS:* mäßige Fehlstellung der HWS mit Hyperlordosierung in den unteren HWS-Bezirken. Bandscheibenprotrusion C3/C4, C4/C5 und C6/C7. Kein Hinweis auf Nervenwurzelkompression.

16. Diagnosen

- Supraspinatus-Tendinitis rechts bei multidirektionaler Instabilität.
- Cervicalsyndrom.
- Epicondylitis humeri radialis bds.
- Epicondylitis humeri ulnaris rechts.

17. Symptomatische Therapiemaßnahmen

- Vorsichtige Wärmebehandlung.
- Lokale Injektionen am Ansatz der Supraspinatusmuskulatur rechts sowie im Bereich des Epicondylus humeri radialis und ulnaris rechts.

18. Kausale Therapiemaßnahmen

- Verbesserung der Ergonomie am Instrument. Konstruktion eines längeren Violinbogens zur Gewährleistung eines flüssigen Bewegungsablaufes der Bogenhand, insbesondere beim Unterarmstrich. Eingliederung einer Aufbißschiene mit Feineinstellung des Zusammenbisses.
- Therapie der FBL Klein-Vogelbach:
  - Hubfreie/hubarme Mobilisation der Wirbelsäule.
  - Entlastungsstellungen.
  - Haltungskorrektur soweit möglich.
  - Training der Rücken- und Bauchmuskulatur.
  - Training der Feinmuskulatur des KA Arme.

19. Sonstige physiotherapeutische Maßnahmen

Heiße Rolle, manuelle Therapie.

20. Abschlußuntersuchung und Ergebnis

Die Abschlußuntersuchung fand im Juli 1992 statt. Der Patient war schmerzfrei. Die Koordination der Bewegungsabläufe insbesondere der Bogenhand war wieder intakt. Deutliche Verbesserung der Körperhaltung und der Fehlhaltung am Instrument. Weitere Verlaufskontrollen 1993 und 1994 zeigten einen beschwerdefreien Instrumentalisten.

Geige 2

Seit September 1995 hatte die Geigerin N.B. Schmerzen im Bereich der rechten Halsseite verspürt, ab Ende 1995 kam noch ein Taubheitsgefühl im Ring- und Kleinfinger bds. hinzu. Sie hatte zum Zeitpunkt der Vorstellung bei uns bereits verschiedene Ärzte (Neurologe, Orthopäde, Zahnarzt) aufgesucht; eine eindeutige Diagnose hatte allerdings nicht gestellt werden können.

1. Personalien

Patient: N.B.
Alter: 25 Jahre
Geschlecht: weiblich
Beruf: Musikstudentin
Instrument: Violine
Erstuntersuchung: September 1997

2. Musikanamnese

Spielbeginn mit 6 Jahren. Vier Lehrer bis zur Hochschulreife. Studium in Hamburg und New York. Bei New Yorker Professor grundlegende Technikumstellung.

3. Übezeit

Früher ca. 3–4 Stunden täglich. Seit 8 Monaten schmerzbedingt nur noch 1–2 Stunden in 20minütigen Abschnitten.

4. Literatur

Dont-Etüden, Violinkonzert von Max Bruch, Sonate für Violine und Klavier in a-Moll von Robert Schumann.

5. Medizinisch-orthopädische Anamnese

Bereits im Alter von 10 Jahren sei eine Skoliose festgestellt worden. Die Patientin habe als Kind krankengymnastische Behandlung erhalten. Bereits in der Musikschule im Alter von ca. 12 Jahren habe sie immer wieder Rückenschmerzen und Schmerzen zwischen den Schulterblättern verspürt.

Vor 2 Jahren habe sie einen Autounfall gehabt und seitdem immer wieder „Blockierungen" der Halswirbelsäule verspürt. Seit einem Jahr habe sie zunehmend Probleme mit dem Kinnhalter. Außerdem würden ihr ständig der rechte und linke Ring- und Kleinfinger einschlafen. Neuerdings zunehmende Schmerzen im Bereich des rechten Oberkiefers und der rechten Halsseite.

6. Orthopädische Untersuchung

Hohlrundrücken. Einschränkung der Halswirbelsäulenbeweglichkeit. Rotation re/li 60/0/40°. Kinn-Brustbein-Abstand: 2 cm. Seitneigung der HWS re/li: 10/0/20°. Deutlicher Druckschmerz des Atlasquerfortsatzes bds. Druckschmerz im Bereich des Epicondylus humeri radialis und ulnaris beidseits. Druckschmerz im Bereich des rechten Kiefergelenksköpfchens mit Verhärtung der Kaumuskulatur rechtsseitig.

7. Primäre orthopädische Gegebenheiten

S-förmige Skoliose, Hohlrundrücken.

8. Sekundäre instrumentenbedingte Beschwerden

Epicondylitis humeri radialis und ulnaris bds. Überlastung rechtes Kiefergelenk. Cervikalsyndrom durch Fehlhaltung und statische Überlastung.

9. Videoanalyse (Orthopäde/Musikermediziner)

Vermehrte Buckelbildung im BWS-Bereich mit sternaler Belastungshaltung. Erhebliche Anspannung der Kopfdrehermuskulatur rechts. Ausführung von Kaubewegungen während des Instrumentalspiels, insbesondere bei schwierigen technischen Stellen. Vermehrter Kraftaufwand beider Arme.

10. Zahnärztlicher Befund

Fehlbiß. Subluxation (Vorspringen) beider Kiefergelenke beim Öffnen des Mundes.

11. Klinisch-physikalische Untersuchungen

Deutlicher Druckschmerz am Splenius capitis-Ansatz rechts. Zweiter Trigeminusast rechts druckschmerzhaft. Deutlicher Druckschmerz rechtes Kiefergelenk. Druckschmerz am Processus coracoideus beidseits.

12. Radiologische Untersuchungen

- *BWS in zwei Ebenen:* deutliche Skoliose ohne Torsion.
- *Kiefergelenksaufnahme bds.:* bei Mundöffnung Subluxation beider Kiefergelenke (Abb. 2.10 a, b).

13. Weiterführende Diagnostik

Nicht erforderlich.

14. Laboruntersuchungen

Nicht erforderlich.

2.2 Beispiele aus der Praxis

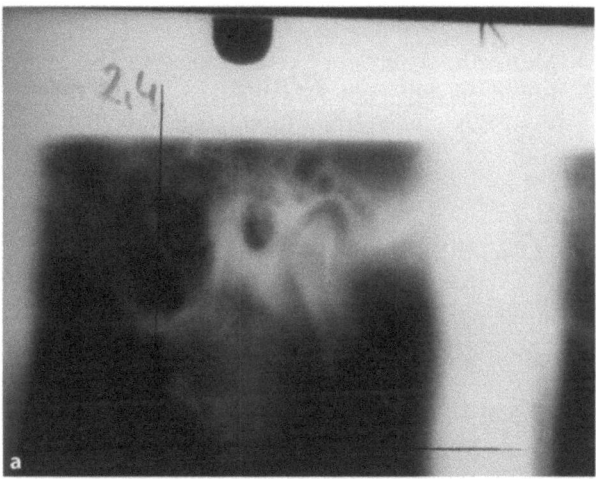

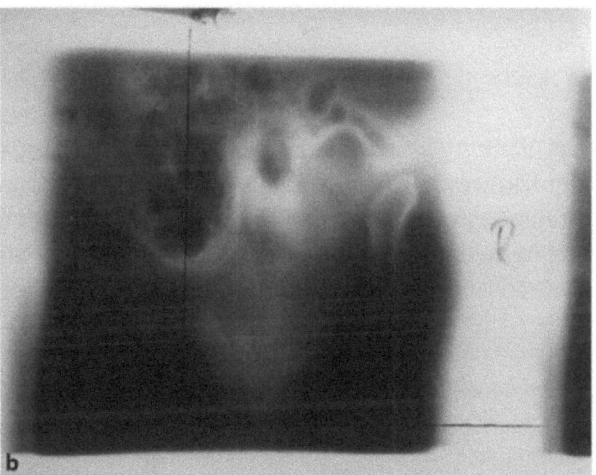

Abb. 2.10 a, b. Aufnahmen des rechten Kiefergelenks **a** bei geschlossenem Mund: Rückverlagerung des rechten Kiefergelenkkopfes, **b** bei geöffnetem Mund: Ausrenken des Kiefergelenks (Subluxation)

15. Diagnosen

- Orthopädisch: Skoliose der BWS, Haltungsinsuffizienz, Zervikalsyndrom aufgrund chronischer Fehlhaltung und Überlastung.
- Zahnmedizinisch: funktioneller Fehlbiß, Subluxationstendenz beider Kiefergelenke.

16. Fachübergreifende Therapiemaßnahmen

- Manuelle Therapie. Verbesserung der Ergonomie am Instrument. Bißausgleich nach zahnmedizinischer Analyse.
- Therapie der FBL Klein-Vogelbach.

17. Abschlußuntersuchung und Ergebnis

Die Rückenstreckermuskulatur und die Muskulatur der Halswirbelsäule hatten sich stabilisiert; die Beweglichkeit der HWS hatte sich erhöht. Die Körperhaltung hatte sich verbessert. Die Patientin war auf orthopädischem Gebiet beschwerdefrei. Zahnärztlicherseits bestanden keine rechtsseitigen Kiefergelenksbeschwerden mehr.

Bratsche

Der Patient D.C. wurde von der rheumatologischen Sprechstunde einer Universitätsklinik an uns überwiesen. Er war dort bereits wegen seiner Erkrankung mit Medikamenten eingestellt. Er hatte aber beim Instrumentalspiel massive Probleme mit seinem rechten Handgelenk. Deshalb stellte er sich in der Musikerspezialsprechstunde vor.

1. Personalien

Patient: D.C.
Alter: 43 Jahre
Geschlecht: männlich
Beruf: Solobratscher
Instrumente: Bratsche, Violine
Erstuntersuchung: Oktober 1995

2. Musikanamnese

Spielbeginn Violine mit 8 Jahren, ab dem 14. Lebensjahr auf Bratsche gewechselt. Bis zum Schulabschluß zwei Lehrer. Dann Studium an einer Musikhochschule in England. Während des Studiums ebenfalls zwei Lehrer. Nach dem Examen zunächst zwei Jahre in einem englischen Kulturorchester tätig, dann Wechsel als Solobratscher nach Deutschland.

3. Übezeit

Bis vor 10 Monaten ca. 3–4 Stunden pro Tag. Seit ca. 10 Monaten nur noch 2 bis maximal 3 Stunden möglich, daher Wechsel in die Tutti-Gruppe des Orchesters.

4. Literatur

Orchesterstimmen, beim häuslichen Üben z. Z. nur Strichartenübungen.

5. Medizinisch-orthopädische Anamnese

Vor 10 Jahren habe er erstmals eine schmerzhafte Schwellung des linken Fußes bemerkt. Zur etwa gleichen Zeit habe er nach dem Üben manchmal Beschwerden in der linken Schulter gehabt. Zur Klärung der schmerzhaften Schwellung des linken Fußes sei damals keine weitere Diagnostik unternommen worden. Er habe ein Diclophenac-Präparat eingenommen, das innerhalb von 3–4 Wochen eine deutliche Besserung bewirkt hätte. Man habe lediglich eine erhöhte Harnsäure im Blut festgestellt.

Seit 10 Monaten habe er einen schmerzhaften Schwellungszustand des rechten Handgelenkes. Er sei vom Hausarzt zum Rheumatologen überwiesen worden. Eine weiterführende Blutuntersuchung habe einen positiven Rheumafaktor ergeben. Die Diagnose lautete auf rheumatoide Arthritis im Bereich des rechten Handgelenkes. Er sei mit Cortison und Azulfidine behandelt worden. Er habe dann mehr als 3 Monate lang Cortison eingenommen, bis vor vier Wochen noch 4 mg Urbason pro Tag. Nachdem in den letzten Wochen die Beschwerden wieder zugenommen hätten, sei die Cortisondosis wieder auf 16 mg pro Tag gesteigert worden.

Er habe besonders beim Bratschespielen mit der Bogenhand erhebliche Probleme. Er könne nur von der Spitze bis zum unteren Bogendrittel streichen. Ein Spiel am Frosch sei gar nicht möglich.

6. Orthopädische Untersuchung

Gangbild regelrecht. Beckengradstand. Rundrücken.
- *Beweglichkeit HWS:* geringgradig eingeschränkt.
- *BWS:* Druckschmerz im Bereich des Kyphosescheitels der BWS.
- *LWS:* lumbaler paravertebraler Muskelhartspann. Kein Druckschmerz, Klopfschmerz oder Stauchschmerz. Iliosacralgelenke bds. frei.
- *Obere Extremität:*
  - geringer Schulterhochstand links. Deutlicher Druckschmerz am Supraspinatusansatz links. Schultergelenksbeweglichkeit bds. nicht eingeschränkt.
  - Ellbogen: Druckschmerz am rechten Epicondylus humeri radialis.
  - Handgelenke: erhebliche Schwellung des rechten Handgelenkes und des rechten Handrückens, vor allem dorsalseitig. Leichte Rötung und Überwärmung im Bereich des rechten Handgelenks (Abb. 2.11). Deutliche Atrophie der Mittelhandmuskulatur (Musculi interossei).
    - Beweglichkeit des rechten Handgelenks: Dorsalextension/Palmarflexion 10/0/20°; Ulnarabduktion/Radialabduktion 5/0/5°.
- *Untere Extremität:*
  - kein Leistendruckschmerz, kein Trochanterdruckschmerz bds. Hüftgelenksbeweglichkeit bds. frei.
  - Kniegelenke: mäßige Quadrizepsmuskulatur bds. Retropatellares Reiben und Schnappen bds. Bandhalt beide Kniegelenke stabil, Meniskuszeichen bds. negativ.
  - Obere Sprunggelenke: bds. leichte Verstreichung der oberen Sprunggelenke. Keine Rötung oder Überwärmung. Keine Ödeme. Beweglichkeit beide Sprunggelenke frei.

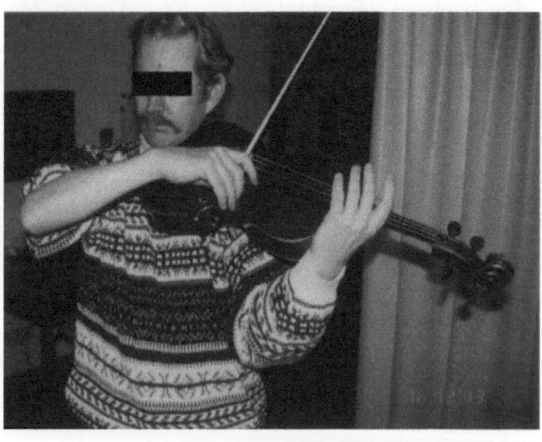

Abb. 2.11. Durch die Schwellung und die schmerzhafte Bewegungseinschränkung des rechten Handgelenks ist der Bratscher gezwungen, mit extrem hoher Schulter zu spielen

- Füße: Knick-Senk-Spreizfuß bds. Druckschmerz im Bereich der Metatarsaleköpfchen II und III links.

7. Funktioneller Status FBL Klein-Vogelbach

- *Konstitution:*
  172 cm/70 kg.
  +Frontotransversaler Brustkorbdurchmesser (Abduktionssyndrom der Schultergelenke).
  Horizontal stehende Klavikeln.
- *Beweglichkeit:*
  - Wirbelsäule: gesamthaft etwas eingeschränkt.
  - Schultergelenke: Flexion/Außenrotation eingeschränkt (rechts mehr als links).
  - Ellbogen: leichtes Streckdefizit rechts.
  - Handgelenk: endgradige Einschränkungen in allen Komponenten (schmerzhaft), Fehlstellung der Hand rechts (siehe Punkt 6).
- *Statik:*
  Von der Seite:
  Leichte Flexion der Kniegelenke.
  Destabilisation der BWS, Längsachse der BWS nach hinten geneigt, dies wird beim Halten des Instruments noch verstärkt.
  HWS Neigung der Längsachse nach vorn.
  Von hinten/vorn:
  Translation des Brustkorbs nach rechts (wird durch Halten des Instrumentes deutlich stärker im Sinne einer Gleichgewichtsreaktion).
  Lateralflexion links konkav der mittleren/oberen BWS bei negativer Rotation des Brustkorbes gegenüber dem Becken.
  Schulterhoch- und Rückstand links.
  Gewichtsverteilung in bezug auf die Symmetrieebene: Brustkorb rechts in bezug auf das Becken.
  - Schubbelastungen: Das Brustkorbgewicht schiebt nach hinten/unten/rechts.
  - Muskeltonus: Hypertonus links paravertebral und Trapezius/Levator links>rechts.
- *Funktionelles Problem:*
  1. Infolge der schlechten Haltung der Wirbelsäule (Destabilisation der BWS, Abrutschen des Brustkorbs nach rechts) liegt der Schultergürtel ungünstig auf dem Brustkorb auf. Die Schultergürtel-/Nackenmuskulatur reagiert mit einem Dauertonus, und die

Bewegungen der Arme können nur schlecht auf dem Brustkorb koordiniert werden.
2. Die Einschränkungen in der Beweglichkeit von Ellbogen- und Handgelenk müssen in den Schultergelenken kompensiert werden und führen zusätzlich zu einer Mehrbelastung der Schultergürtel- und Nackenmuskulatur.

8. Primäre orthopädische Gegebenheiten

Rheumatoide Arthritis rechtes Handgelenk. Vermehrte BWS-Kyphose.

9. Sekundäre instrumentenbedingte Beschwerden

Keine. Die rheumatoide Arthritis hat aber gravierenden Einfluß auf die Bogenhand. Deshalb ist der Patient nur erheblich vermindert spielfähig.

10. Videoanalyse (Orthopäde/Musikermediziner)

Vermehrte BWS-Kyphose. Am Instrument auch deutliche rechtskonvexe Seitverbiegung der BWS. Beidseitige Schulterprotraktion. Greifhand unauffällig. Bei der Bogenhand fällt die erhebliche Bewegungseinschränkung auf (siehe Abb. 2.11). Der Patient kann nur von der Spitze bis zum Übergang zum unteren Drittel des Bogens spielen. Homogene Bogenwechsel am Frosch sind nicht möglich. Gleichzeitig auch Einschränkung der Ellbogenbeweglichkeit rechts beim Bratschespielen.

11. Interdisziplinäre Befunde

Die aktuelle rheumatologische Konsiliaruntersuchung ergibt eine Senkungserhöhung von 90 zu 70, einen positiven Rheumafaktor und einen erniedrigten Eisenspiegel im Serum.
  Eine konsiliarische neurologische Untersuchung ergab keinen pathologischen Befund.

12. Klinisch-physikalische Untersuchung

Beim manualtherapeutischen Befund Zeichen einer myotensiven Überlastung des linken M. levator scapulae. Ferner muskuläre Überlastung des rechten M. extensor carpi radialis. Außerdem myotensive Überlastungen der Mm. rhomboidei bds.

13. Weiterführende Diagnostik

Siehe Punkt 11.

14. Laboruntersuchungen

BKS 90 zu 70, Rheumafaktor positiv. C-reaktives Protein im Normbereich. ASL im Normbereich. Serum Eisen erniedrigt.

15. Radiologische Untersuchungen

Rechtes Handgelenk in zwei Ebenen: Fleckige Entkalkungen der Handwurzelknochen im Sinne einer Inaktivitätsatrophie. Keine rheumatypischen Veränderungen. Deshalb Durchführung eines Dreiphasen-Skelett-Szintigramms beider Hände. Schon in der Perfusionsphase deutliche Mehrbelegung über dem rechten Handgelenk insbesondere ulnarseitig. Dieser Befund ist auch auf den früh- und spätstatischen Aufnahmen nachzuvollziehen, wobei hier das gesamte Gelenk einschließlich der proximalen und distalen Handwurzelreihe betroffen ist. Der Quotient zur Gegenseite ist mit 4,6 relativ hoch. Dieser Befund spricht in erster Linie für ein akutes entzündliches Geschehen, z.B. für eine rheumatoide Arthritis oder differentialdiagnostisch auch für eine bakterielle Arthritis.

16. Diagnosen

- Rheumatoide Arthritis rechtes Handgelenk.
- Epicondylitis humeri radialis rechts.
- Vermehrte BWS-Kyphose.

17. Symptomatische Therapiemaßnahmen

- Allgemeine Haltungskorrektur.
- Medikamentöse Maßnahmen: zunächst weiterhin 4 mg Urbason pro Tag. Außerdem weitere Gabe von Azulfidine. Unterstützend ein pflanzliches Antirheumatikum sowie Silicea C 30 als homöopathisches Präparat.
- Sonstige Therapien: flexible Handgelenksstütze.

18. Kausale Therapiemaßnahmen

- Spezielle Handtherapie (Ergotherapie). Entlastungstechniken fürs rechte Handgelenk am Instrument.
- Therapie der FBL Klein-Vogelbach:
  - Hubfreie/hubarme Mobilisation der WS, insbesondere der BWS.
  - Mobilisation des rechten/linken Zangenmauls auf dem Brustkorb und des Brustkorbs im Zangenmaul.
  - Mobilisation des Humeruskopfs in allen drei Ebenen.
  - Widerlagernde Bewegungen sämtlicher Gelenke der oberen Extremität.
  - Kräftigung der kurzen Beuger und Strecker des Handgelenks.
  - Training der Feinmuskulatur der Hand.
  - Haltungsschulung im Sitz und Stand.
  - Training der Bauch- und Rückenmuskulatur.
  - Entlastungsstellungen.

19. Sonstige physiotherapeutische Maßnahmen:

Siehe Punkt 17 (Handtherapie)

20. Abschlußuntersuchung und Ergebnis

Durch die konsequente interdisziplinäre Behandlung erhebliche Verbesserung der Schmerzsituation im Bereich des rechten Handgelenkes. Das rechte Handgelenk konnte zur völligen Abschwellung gebracht werden. Dadurch konnte die Cortisontherapie ausgeschlichen werden. Azulfidine wurde noch weitergegeben. Die Handgelenksbeweglichkeit bei der Abschlußuntersuchung betrug: Dorsalextension/ Palmarflexion 30/0/30°, Ulnarabduktion/Radialabduktion 15/0/10°.

Durch ein entsprechendes Training am Instrument zur Mobilisierung des Handgelenkes bei Bogen- und Seitenwechseln am Frosch konnte eine völlige Spielfähigkeit wiederhergestellt werden. Der Patient bedarf einer engmaschigen rheumatologischen Kontrolle, ferner einer Fortführung des Basistrainings. Datum der Abschlußuntersuchung: März 1996.

Tiefe Streicher

Cello

Die Cellistin J.S. hatte bereits seit Jahren Schmerzen im Bereich des rechten Kiefergelenks und Belastungsschmerzen im rechten Arm, besonders ausgeprägt im Handgelenk. Die Finger der rechten Hand wurden zeitweise kalt und blaß. Bei vorherigen Untersuchungen war vor allem der Verdacht auf ein Raynaud-Syndrom* geäußert worden.

1. Personalien

Patient: J.S.
Alter: 44 Jahre
Geschlecht: weiblich
Beruf: Cellistin
Instrument: Cello
Erstuntersuchung: Juni 1995

2. Musikanamnese

Spielbeginn mit dem 10. Lebensjahr. Ein Lehrer bis zum Schulabschluß. Studium in Johannesburg und London.

3. Übezeit

Ca. 4 Stunden täglich.

---

* Der Begriff „Raynaud-Syndrom" bezeichnet durch anfallsweise auftretende Gefäßkrämpfe bedingte Durchblutungsstörungen. Bei Frauen tritt es 4mal häufiger auf als bei Männern.Ursache: hormonelle Deregulation, erblich.

4. Literatur

Sonate in A-Dur für Violoncello und Klavier von Ludwig van Beethoven, Solosuiten von Johann Sebastian Bach.

5. Medizinsch-orthopädische Anamnese

Während der Ausbildung gelegentlich Überlastungsbeschwerden im Bereich des rechten Handgelenkes und Überbein streckseitig. Seit 3 Jahren rezidivierende Bewegungsschmerzen im Bereich des linken Daumensattelgelenkes. Derzeit Verspannungen und Nackenbeschwerden beim Spielen.

6. Orthopädischer Befund

Hohlrundrücken. Hartspann der Trapeziusmuskulatur bds. Deutliche Halsprotraktion. Geringer Druckschmerz am Supraspinatusansatz bds. Druckschmerz im Bereich des Trapeziusursprungs bds. Rumpfmuskelinsuffizienz.

7. Primäre orthopädische Gegebenheiten

Instabilität beider Handgelenke.

8. Sekundäre instrumentenbedingte Beschwerden

Überlastungsbeschwerden der Unterarmstreckermuskulatur bds.

9. Videoanalyse (Orthopäde/Musikermediziner)

Erheblicher Rundrücken. Deutliche Anspannung der vorderen Halsmuskulatur bei Halsprotraktion (vorgezogener Hals). Spielt mit zu viel Kraftaufwand.

2.2 Beispiele aus der Praxis

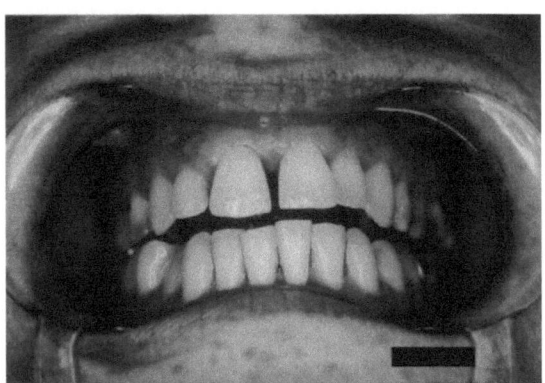

Abb. 2.12. Extreme Fehlfunktion: Die Patientin hat den Mund nicht offen; in dieser Position hat sie bereits den ersten Zahnkontakt. Beim Versuch, die Zahnreihen zu schließen, wird das Kiefergelenk rechts extrem aus der Gelenkpfanne gezogen. Die Frontzähne wandern nach vorn und auseinander

10. Zahnärztlicher Befund

Es zeigt sich eine extreme Fehlfunktion. Die Zahnreihen stehen selbst bei geschlossenem Mund nicht aufeinander (Abb. 2.12). Wenn die Patientin die Zahnreihen schließen möchte, z.B. beim Kauen, wird der rechte Kiefergelenkskopf extrem subluxiert (aus der Kiefergelenkspfanne gezogen).

11. Klinisch-physikalische Untersuchung

Siehe Punkt 5 und 10.

12. Radiologische Untersuchungen

Panoramaaufnahme: Es zeigt sich deutlich das Auseinanderklaffen der Frontzähne.

13. Diagnosen

- Orthopädisch: degeneratives Zervikalsyndrom. Rumpfmuskelinsuffizienz.
- Zahnmedizinisch: ausgeprägte Fehlfunktion.

14. Fachübergreifende Therapiemaßnahmen

Einleitung einer ambulanten Rehabilitation zum Ausgleich von muskulären Dysbalancen der Wirbelsäulenmuskulatur. Manuelle Therapie beider Kiefergelenke. Im Laufe der zahnmedizinischen Behandlung werden der Kauzyklus und der Zusammenbiß korrekt eingestellt, so daß die Kiefergelenke wieder in ihre physiologische Position zurückgeführt werden (Abb. 2.13).

15. Abschlußuntersuchung und Ergebnis

Bei der Abschlußuntersuchung waren die Nackenbeschwerden beseitigt. Verbesserung des nächtlichen Zähnepressens. Verbesserung der Atmung durch Körperhaltungsschulung in Kombination mit Atemtherapie.

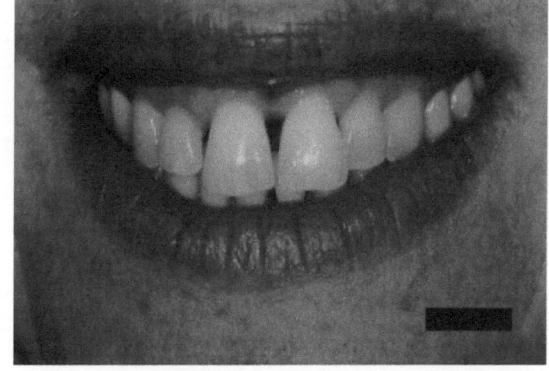

Abb. 2.13. Durch die korrekte Einstellung des Kauzyklus wandern die Frontzähne von alleine wieder zusammen

Blechblasinstrumente

Trompete

Der Patient X.M. hatte sich als Blechbläser über Jahre hinweg eine Koordinationsstörung der Mundringmuskulatur zugezogen. Die Störung wurde bisher nicht als Berufserkrankung anerkannt. Dieser chronische Fall, der letztlich nicht mehr zufriedenstellend therapierbar war, demonstriert die Bedeutung der Prävention bereits im Musikschul- bzw. Studienalter.

1. Personalien

Patient: X.M.
Alter: 53 Jahre
Geschlecht: männlich
Beruf: Trompete/Klavier
Erstuntersuchung: Mai 1996

2. Musikanamnese

Beginn des Trompetenspiels mit 5 Jahren. Zwei Lehrer bis zum Schulabschluß. Während der Militärzeit auch im Musikkorps als Trompeter tätig. Im Studium ein Lehrerwechsel. Damals sei „nicht auf Haltung oder spezielle Spieltechniken geachtet" worden. Nach dem Lehrerwechsel lediglich Repertoireerweiterung. Nach Abschluß des Studiums jahrzehntelang im Kulturorchester tätig. Nebenher eine Hochschulprofessur. Mitte 1993 habe er bei einer Beethoven-Symphonie die „langen Töne" nicht mehr halten können. Die Oberlippe habe sich nach rechts verzogen, so daß der Ansatz gestört gewesen sei und der Ringmuskel keinen richtigen Ring mehr bilden konnte. Zusätzlich habe sich ein Kribbeln im Bereich der Oberlippe rechtsseitig entwickelt. Er habe damals mit panischen Versagensängsten reagiert. Zunächst habe er mit Lockerungs- und Entspannungsübungen versucht, eine Besserung zu erreichen.

Danach erfolgte die Vorstellung bei einem Facharzt für Neurologie, der selber Trompete spielte und ihm vermehrtes Spielen empfahl. Danach erfolgte zunächst eine physikalische Therapie, und nach einer zweiten neurologischen Untersuchung in einer Universitätsklinik, bei der eine sog. fokale Dystonie diagnostiziert wurde, wurde eine Botulismus-Toxin-Therapie eingeleitet. Diese habe aber leider zu einer Verschlechterung der Situation insofern beigetragen, als sich die Unterlippe nun nach rechts unten verzogen habe. Zunächst Beurlaubung vom Orchester; nach zwei Jahren folgte die Entlassung.

3. Übezeit

Früher 3 bis 4 Stunden pro Tag. In letzter Zeit nur noch in Phasen von 10 Minuten.

4. Literatur

Einige Orchesterstellen, Tonleiterstudien.

5. Medizinisch-orthopädische Anamnese

Seit Jahren rezidivierende Nackenverspannungen, gelegentlich auch Rückenschmerzen zwischen den Schulterblättern. Allerdings noch nie physiotherapeutische Behandlung oder ähnliches.

6. Orthopädischer Befund

Beckenschiefstand links von knapp 1 cm. Hohe BWS-Kyphose. Vorgezogener Hals. Deutlicher Druckschmerz am Dornfortsatz C3.
 Beweglichkeit der Halswirbelsäule: Rotation re/li 40/0/50°, Kinn-Brustbein-Abstand 2 cm. Inklination/Reklination 20/0/30°, Seitneigung re/li 25/0/25°.
 Deutlicher Druckschmerz im Bereich des rechten Tuberculum majus. Schulterbeweglichkeit bds. frei bei muskulösem Schulterrelief. Schwache Rückenstreckermuskulatur im Bereich der Brustwirbelsäule. Deutlicher Druckschmerz am Epicondylus humeri radialis und ulnaris rechts. Verhärtung der rechtsseitigen Unterarm- bzw. Handgelenksbeuger. Verhärtung des M. temporalis rechts.
 Druckschmerzhaftigkeit der Nervenaustrittspunkte des N. trigeminus (fünfter Hirnnerv): V1 links (N. supraorbitalis und N. infraorbitalis). Verminderte Sensibilität mit Mißempfindungen im Versorgungsgebiet von V3 (N. mentalis) rechts.

2.2 Beispiele aus der Praxis

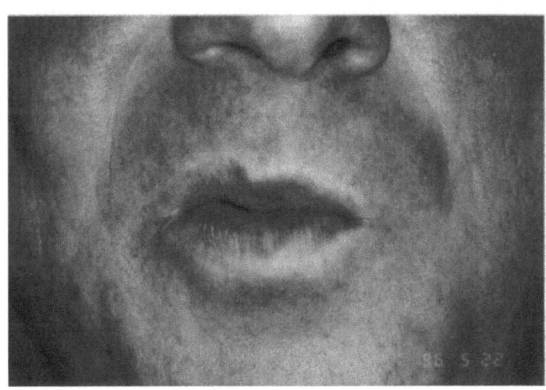

Abb. 2.14. Lippenschluß rechts beim Blasen nicht möglich

Lippenbefund: Im Bereich der Oberlippe rechts erheblich reduzierte Sensibilität mit Kribbelparästhesien. Beim leichten Blasen ohne Mundstück kein Lippenschluß rechtsseitig möglich (Abb. 2.14). Beim Versuch, den Mund zu spitzen, wird die Oberlippe rechtsseitig angehoben. Beim Blasen mit Mundstück kein Ansatzschluß möglich.

7. Funktioneller Status FBL Klein-Vogelbach

- *Konstitution:*
  173 cm/80 kg.
  Knochenbau normal.
  ++Oberlänge (-Ka Kopf, +Gewicht am Brustkorb und Kopf).
  Kleine Ferse.
- *Beweglichkeit:*
  ○ Wirbelsäule: Extension obere BWS etwas eingeschränkt/Lateralflexion LWS bds. HWS rechts konkav eingeschränkt, Rotation zwischen Becken und Brustkorb schwer zu prüfen wegen fehlender Stabilisation der BWS in Nullstellung.
  ○ Schultergelenke: Flexion endgradig wenig eingeschränkt.
- *Statik:*
  Von der Seite: Vorneigung der Beinlängsachse.
  Von hinten/vorn: Schultervorstand links, Neigung des Kopfs nach links.
  ○ Schubbelastungen:
  Lumbal: von oben schiebt das Brustkorbgewicht nach hinten/unten.
  Cervical: von oben schiebt der Kopf nach vorn/unten.
  ○ Muskeltonus: Hals, Nacken hyperton; Extensoren der BWS hypoton.

- *Sitzverhalten:* +Extension des Beckens in den Hüftgelenken, Totalflexion der LWS/BWS.
- *Atmung:* ausgeprägte funktionelle Fehlatmung bei normalen diaphragmalen Bewegungen, aber fehlenden costovertebralen Atembewegungen. BWS zusammengesunken.
- *Funktionelles Problem:*
  1. Das Extensionsdefizit der BWS erlaubt keine Einordnung des Kopfs in die virtuelle Körperlängsachse und verursacht den inadäquaten fallverhindernden Tonus der Nacken- und Schultermuskulatur.
  2. Die asymmetrische Kopfhaltung ist wahrscheinlich durch die fokale Dystonie der rechten Oberlippe zu erklären. Diese geringen Abweichungen der Haltung von der hypothetischen Norm einerseits und die ausgeprägte funktionelle Fehlatmung andererseits haben die entlastende Beweglichkeit des Brustkorbs in den Zangenmäulern (Scapula und Clavicula) unmöglich gemacht. Die Defizite sind sicher nicht die Ursache der berufsbedingten fokalen Dystonie der rechten Oberlippe, aber sie beeinflussen sie ungünstig. Der Versuch einer funktionellen Therapie zur Reintegrierung des normalen Bewegungsverhaltens sollte gemacht werden.

8. Primäre orthopädische Gegebenheiten

Insuffizienz der Rückenstreckermuskulatur. Zeichen der muskulären Überlastung der rechtsseitigen Supraspinatusmuskulatur, der beidseitigen Handgelenksbeuger- und -streckermuskulatur.

9. Sekundäre instrumentenbedingte Beschwerden

Hypertonus der mimischen Muskulatur und der Kaumuskulatur. Koordinationsstörung der Mundringmuskulatur.

10. Videoanalyse (Orthopäde/Musikermediziner)

Beide Schultern deutlich nach vorne geschoben, Rundrücken, sternosymphysale Belastungshaltung, erhebliche Anspannung der Ober- und Unterarmmuskulatur bds. Deutliche zunehmende Tonisierung der Nackenmuskulatur beim Übergang von mittleren in die höheren Lagen.

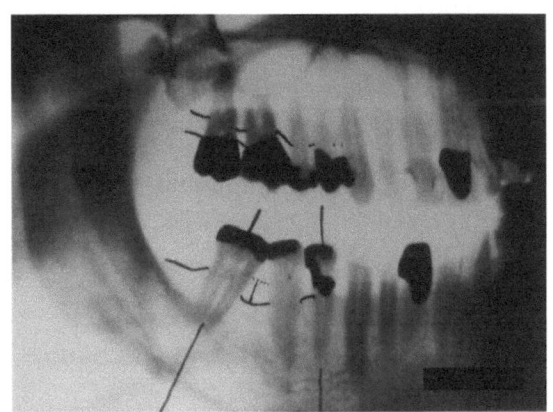

Abb. 2.15. Röntgenübersichtsaufnahme der desolaten funktionellen Situation: gekippte Zähne, Knochenabbau im Sinne einer Parodontose, Amalgam- und Kronenrestaurationen

11. Interdisziplinäre Befunde

- *Befund Zahnarzt* (Abb. 2.15):
  ○ Fehlende Zähne: 18, 28, 38, 46, 48.
  ○ Kariöse Zähne: 13, 11, 23, 24, 44.
  ○ Gekippte Zähne:
    – Evtl. Extraktion von 16 in der Kindheit? – Lücke zugewandert. Bei 16, 17 ist die Wurzelformation im Vergleich zu 26, 27 schlanker.
    – 47 nach mesial.
    – Wurzelfüllungen:
    – Zahn 25 und 26 – ohne Befund.
    – Zahn 45 lediglich anbehandelt – an der Wurzelspitze leichte Aufhellung (d.h. chronische Entzündung).
  ○ Kronen:
    – Zähne 14, 16, 17, 21, 25, 26, 35, 37, 41.
    – 21 überkonturiert.
    – Alveolarkammabbau (Knochenabbau) bei 16/17, 13–22, 26/27.
    – Modellbefund im Artikulator: Sideshift 2,5 mm bilateral (Größe der direkten Seitverschiebung beider Kiefergelenke).
  ○ Zentrische Erstkontakte:
    – 17/47 mit übriger Nonokklusion ca. 1,5 mm (!) bei weiterem Abgleiten.
    – Keine definitive Okklusion (Zusammenbiß).
    – Durch die fehlende Abstützung der Kiefergelenke auf exakte Kauflächen im Ober- und Unterkiefer erfährt der Unterkiefer durch den Fehlkontakt 24/25 eine erhebliche Zwangsabweichung nach vorne und links.

○ Folgen:
  – Kondylusdislokation aus der Gelenkpfanne um mehr als 2 mm.
  – Verspannung der Kaumuskulatur.
  – Änderung der Sensibilitäten.
  – Verspannungen der HWS, Schulter, Arme.
- *Neurologischer Befund:* im Nadel-EMG eine leicht erhöhte Entladungsaktivität der Mm. caninus zygomaticus und quadratus labii superior rechts.

12. Klinisch-physikalische Untersuchung

Druckschmerzhaftigkeit folgender Muskeln: M. parietalis pars medialis, M. biventer pars distalis, M. mylohyoideus rechts, M. sternocleidomastoideus pars superior, M. geniohyoideus rechts, M. sternohyoideus rechts, M. omohyoideus und M. trapezius rechts.

13. Weiterführende Diagnostik

Siehe Punkt 11.

14. Laboruntersuchungen

Nicht erforderlich.

15. Radiologische Untersuchungen

- *Kernspintomographie beider Kiefergelenke* (Funktionsaufnahmen bei geöffnetem und geschlossenem Mund): Kernspintomographisch mäßige Degeneration der Kieferköpfchen bds. unter Rechtsbetonung. Rechtsseitig auch Variante mit zentraler Einkerbung. Diskus beider Kiefergelenke mit normaler Lage unter Bewegung. Linksseitig Zeichen der Degeneration.
- *Halswirbelsäule (Funktionsaufnahmen):* Kompressionswirksamer, subligamentär einzustufender, zum größten Teil knöchern gedeckter Bandscheibenvorfall HWK3/4 mit Myeloneinengung (Einengung des Rückenmarks) von ventral in Inklination und Reklination. In Höhe HWK 6/7 lediglich in Inklinationsstellung wirksamer Bandscheibenvorfall, ebenfalls subligamentär mit knöcherner Deckung. Multisegmentale Protrusionen in den übrigen Bandscheibenräumen der HWS.

16. Diagnosen

- Koordinationsstörung der Mundringmuskulatur (fokale Dystonie).
- Teilkontrakte BWS-Kyphose.
- Zervikalsyndrom mit Bewegungseinschränkung.
- Rotatorenmanschettentendinose rechts.
- Epicondylitis humeri radialis und ulnaris bds.
- Funktionelle Fehlatmung.

17. Symptomatische Therapiemaßnahmen

- Haltungskorrektur,
- Detonisierung der mimischen Muskulatur und der Kaumuskulatur.
- Detonisierung der Nackenmuskulatur.

18. Kausale Therapiemaßnahmen

- Zunächst Ausgleichsschiene für den fehlerhaften Zusammenbiß. Restauration des desolaten Zahnzustandes als definitive therapeutische Maßnahme (Abb. 2.16). Verbesserung der Körperhaltung am

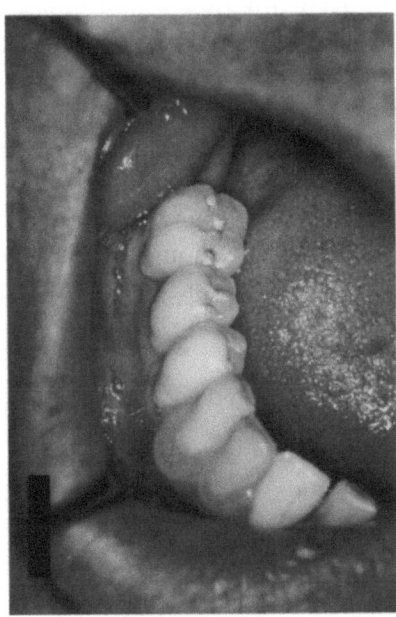

Abb. 2.16. Restaurationen in Porzellan zur Erhaltung der Zähne und Wiederherstellung einer einwandfreien Kaufunktion

Instrument unter Video-Supervision. Ausgleich der funktionellen Fehlatmung.
- Therapie der FBL Klein-Vogelbach:
  ○ Instruktion der hubfreien/hubarmen Mobilisation der BWS.
  ○ Atmungsschulung.
  ○ Instruktion der Mobilisation der Zangenmäuler auf dem Brustkorb und des Brustkorbs in den Zangenmäulern in allen Komponenten. Widerlagernde Mobilisation der Schultergelenke.
  ○ Haltungsschulung.
  ○ Training der Feinmuskulatur des Körperabschnitts Arme, insbesondere des Humeruskopfes in der Gelenkpfanne der Scapula.
  ○ Bequeme Schuhe mit flexibler Sohle und einer Absatzhöhe von mindestens 3 cm tragen.

19. Sonstige physiotherapeutische Maßnahmen

Keine.

20. Abschlußuntersuchung und Ergebnis

Abschlußuntersuchung im Dezember 1997. Durch die Schienenversorgung konnte eine deutliche Relaxation der supra- und infrahydoidalen Muskulatur (obere und untere Zungenbeinmuskulatur) sowie eine Relaxation der Trapeziusmuskulatur erreicht werden. Durch die funktionell korrekt eingestellte Okklusion konnte keine Verbesserung der Lippenmotorik und der Sensibilität, die häufig mit einer fehlerhaften Okklusion in Zusammenhang steht, erreicht werden.

Insgesamt konnte lediglich eine Verbesserung des Zusammenbisses, eine Verbesserung der Körperhaltung und ein Ausgleich der funktionellen Fehlatmung erreicht werden. Die bestehende Dystonie ließ nicht mehr positiv beeinflussen.

Holzblasinstrumente

Saxophon

Der Saxophonist S.W. wurde uns von seinem Hochschullehrer geschickt. Er hatte bereits eine Therapeutenodyssee hinter sich. Nachdem er sein Examen bereits zweimal verschoben hatte, stand er nun unter großem Zugzwang.

1. Personalien

Patient: S.W.
Alter: 25 Jahre
Geschlecht: männlich
Beruf: Musikstudent, Hauptfach Saxophon
Instrumente: Saxophon, Nebenfach Klavier
Erstuntersuchung: September 1993

2. Musikanamnese

Ab dem 6. Lebensjahr Blockflötenunterricht. Mit 12 Jahren Beginn des Klarinettenspiels. Ab dem 15. Lebensjahr Saxophonspiel, teilweise autodidaktisch. Ab dem 17. Lebensjahr kontinuierlich Unterricht. Mit 20 Jahren Beginn des Studiums im Hauptfach Saxophon.

3. Übezeit

Zwei bis drei Stunden täglich. Seit 6 Monaten nur noch zwei Phasen von je 20 Minuten pro Tag möglich.

4. Literatur

Etüden, Tonleiterstudien, Glazounov-Konzert (als Examensstück vorgesehen).

5. Medizinisch-orthopädische Anamnese

Bisher keine orthopädischen Beschwerden. Seit einem Jahr Verkrampfung des rechten Zeige- und Mittelfingers mit ziehenden Schmerzen, die in den rechten Unterarm streckseitig ausstrahlen. Außerdem Belastungsschmerzen in der rechten Schulter. Diese Verkrampfungen treten beim Saxophonspiel, in leichterer Form auch beim Klavierspiel und in letzter Zeit auch beim Schreiben auf. Zu dieser Verkrampfung sei in den letzten Monaten noch eine Verlangsamung des Bewegungsablaufs hinzugekommen. Außerdem Störungen des rhythmischen Spielablaufs.

Bisherige Behandlung:
- Physiotherapie mit Spannungs- und Entspannungstraining der Finger.
- Medikation mit einem sog. Antiparkinsonmittel, das wegen erheblicher Nebenwirkungen abgesetzt werden mußte; dann Umstieg auf muskelentspannende Medikamente.
- Progressive Muskelrelaxation nach Jacobson.
- Bio-Feedback-Behandlung.

Alle bisherigen Behandlungen konnten keinen therapeutischen Durchbruch bringen.

6. Orthopädische Untersuchung

Beckengradstand. Im Stehen erhebliche sternosymphysale Belastungshaltung.

Halswirbelsäule hypermobil. Schmerzangabe bei maximaler Rückneigung der Halswirbelsäule bzw. des Kopfes. Ausgeprägte Verhärtung des rechtsseitigen Trapezmuskelrandes. Vermehrte Einsatzdrehung beider Arme bei hängenden Armen einwärts. Erheblicher Druckschmerz am rechten Supraspinatus-Ansatz. Multidirektionale Schulterinstabilität. Deutliche Überstreckbarkeit beider Ellbogengelenke. Erheblicher Druckschmerz am Epicondylus humeri radialis rechts (Ursprung der Unterarmstreckermuskulatur). Federnde Elle bds. Überstreckbarkeit der Grundgelenke der Finger II–V bds. von 110°. Beide Daumen im Sattelgelenk spontan subluxierbar (Abb. 2.17).

2.2 Beispiele aus der Praxis

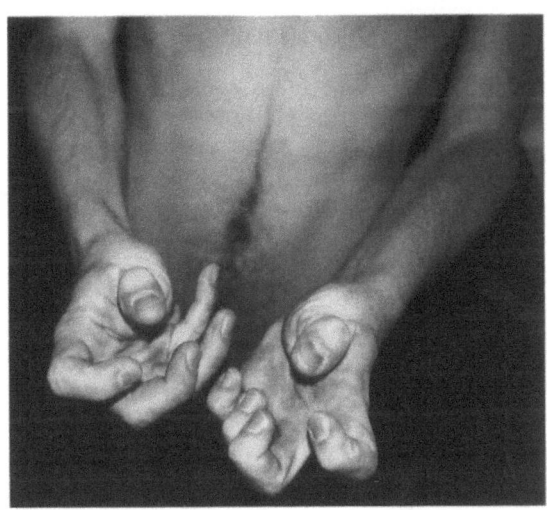

Abb. 2.17. Der Saxophonist kann beide Daumengrundgelenke spontan luxieren (verrenken)

7. Funktioneller Status FBL Klein-Vogelbach

- *Konstitution:*
  185 cm/82 kg (+Gewicht KA Brustkorb und KA Arme).
  +Frontotransversaler Brustkorbdurchmesser (Abduktionssyndrom der Schultergelenke).
  +Länge der Arme.
- *Beweglichkeit:*
  - Wirbelsäule: Extension untere/mittlere BWS eingeschränkt, Rotation des Brustkorbs in der unteren BWS bds. eingeschränkt.
  - Hüftgelenke: Extension bds. erreicht die Nullstellung nur knapp.
  - Andere Gelenke: siehe Punkt 6.
  - Nackenkyphose: bis C5 reichend (wird durch den Tragegurt des Instrumentes verstärkt).
- *Statik:*
  Von der Seite:
  Extension der Kniegelenke.
  +Flexion des Beckens in den Hüftgelenken.
  +Lendenlordose.
  BWS destabilisiert (noch verstärkt beim Halten des Instruments).
  HWS Neigung der Längsachse nach vorn.
  Extension in den oberen Kopfgelenken.
  Von hinten/vorn:
  Schulterhoch- und Rückstand bds.
  Extensionssyndrom der Schultergelenke bds.

- Schubbelastung:
  Lumbothorakal; das Brustkorbgewicht schiebt nach hinten/unten.
  Untere HWS; das Kopfgewicht schiebt nach vorn/unten.
- Muskeltonus: Hypertonus des M. trapezius und des M. levator sacapulae rechts mehr als links.
• *Beinachsen:* unauffällig.
• *Sitzverhalten:* vermehrte Extension des Beckens in den Hüftgelenken bei total flektierter LWS/BWS.
• *Atmung:*
  Funktionelle Fehlatmung,
  Verminderte costale Atembewegung,
  Einziehen des Oberbauches während der Inspiration.
• *Funktionelles Problem:*
  1. Die destabilisierte BWS bietet dem Körperabschnitt Arme eine schlechte Unterlage. Die Hände arbeiten am zu langen Hebel, weil das rechte/linke Zangenmaul die widerlagernde Funktion auf dem Brustkorb nicht wahrnehmen kann. Dies und die funktionelle Fehlatmung führen zum Hypertonus der Schultergürtel-/Nackenmuskulatur.
  2. Die Instabilität in den Schultergelenken deutet auf eine Koordinationsstörung der zuständigen Feinmuskulatur hin und führt zu erhöhten Aktivitäten der Muskulatur von Ellbogen-, Hand- und Fingergelenken.
  3. Das Gewicht des zu weit vorn stehenden Kopfs und des Instruments verstärkt die Belastung auf die Schultergürtel-/Nackenmuskulatur.

8. Primäre orthopädische Gegebenheiten

Allgemeine Bindegewebsschwäche (Hypermobilitätssyndrom), Rumpfmuskelinsuffizienz, Residuen einer BWS-Wachstumsstörung (Morbus Scheuermann).

9. Sekundäre instrumentenbedingte Beschwerden

Überlastung der Unterarmstrecker bds., Supraspinatus-Syndrom, Reizzustand rechtes Daumensattelgelenk bei Hypermobilität.

10. Videoanalyse (Orthopäde/Musikermediziner)

Extremer Rundrücken, Fehlhaltung der HWS (Abb. 2.18), Schultern bds. hochgezogen, rechts>links (Abb. 2.19). Inadäquate Anspannung der Unterarmstreckmuskulatur bds. rechts>links. Der rechte Daumen

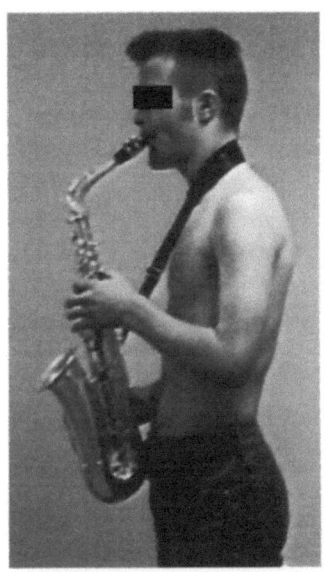

Abb. 2.18. Deutlicher Hohlrundrücken; durch das Instrumentengewicht und den ungünstigen Tragriemen wird der Kopf nach vorn gezogen

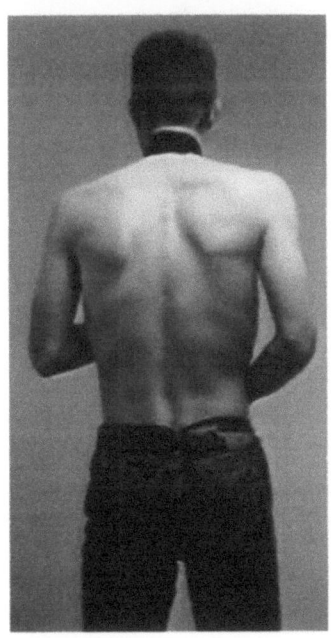

Abb. 2.19. Ansicht von hinten: Das rechte Schulterblatt steht deutlich höher. Der rechte Trapeziusrand ist kräftiger und zeigt im Seitenvergleich einen vermehrten Spannungszustand

wird wegen des Instrumentengewichts stark nach unten gebogen. Erhebliches Absinken ins Hohlkreuz.

11. Interdisziplinäre Befunde

- *Neurologe:*
  - Feinschlägiges Haltezittern der rechten Hand. Unter Anspannung der Muskulatur Verstärkung des Zitterns.
  - Beim Schreiben verkrampfte Haltung des Stiftes. Schnelles Schreiben eingeschränkt.
- *Psychologisch-verhaltenstherapeutischer Befund:* Muskelverkrampfung rechter Arm bei Tendenz zur chronischen Selbstüberforderung und ausgeprägten perfektionistischen Zügen.

12. Klinisch-physikalische Untersuchung

Siehe Punkt 6.

13. Weiterführende Diagnostik

Nicht erforderlich.

14. Laboruntersuchung

Nicht erforderlich.

15. Radiologische Untersuchung

- *Röntgen der Halswirbelsäule in zwei Ebenen:*
  - Deutliche Steilstellung der Halswirbelsäule mit leichtem kyphotischem Knick.
  - BWS seitlich: deutliche Residuen einer Wachstumsstörung (Morbus Scheuermann). Tiefsitzende BWS-Kyphose.
- *Kernspintomographie HWS:*
  - Funktionell bedingte Fehlhaltung der HWS.
  - Rechte Schulter: relativer Humeruskopfhochstand als Ausdruck eines funktionellen Ungleichgewichts der Muskulatur des Schultergürtels.

2.2 Beispiele aus der Praxis

- Rechtes Handgelenk: Fehlstellung der rechten Elle. Der Griffelfortsatz der Elle weist in Richtung Handrücken (Zeichen für Instabilität).

16. Diagnosen

- Überlastungsbeschwerden rechter Arm mit Koordinationsstörung bei chronischer Fehlhaltung, Spiel mit zuviel Kraftaufwand und schlechter Ergonomie.
- Allgemeine Bindegewebsschwäche.
- Überlastungsbeschwerden rechter Daumen.
- Rundrücken bei Rumpfmuskelinsuffizienz.

17. Symptomatische Therapiemaßnahmen

- Pflanzliches Antirheumatikum/Antiphlogistium.
- Stabilisierende und entlastende Physiotherapie.

18. Kausale Therapiemaßnahmen

- Haltungskorrektur am Instrument, Verbesserung der Ergonomie: Trageriemen mit Hosenträgerprinzip. Daumenschiene zur Entlastung des Daumenballens bei bestehender Hypermobilität. Rhythmisches Koordinationstraining am Instrument (Schwerpunkt rechter Zeige- und Mittelfinger). Entsprechende Auswahl von Musikstücken und Etüden.
- Therapie der FBL Klein-Vogelbach:
  - Mobilisierende Massage Schultergürtel- und Nackenmuskulatur.
  - Hubfreie/hubarme Mobilisation der WS, insbesondere der BWS.
  - Mobilisation des Zangenmauls bds. auf dem Brustkorb und des Brustkorbs im Zangenmaul bds.
  - Mobilisation des Humeruskopfs in allen drei Ebenen.
  - Widerlagernde Bewegungen sämtlicher Gelenke der oberen Extremität.
  - Training der Feinmuskulatur der Hand.
  - Haltungsschulung im Sitz und Stand.
  - Kräftigung der Rücken- und Bauchmuskulatur.
  - Entlastungsstellungen.

19. Sonstige physiotherapeutische Maßnahmen

Querfriktion nach Cyriax, Ultraschallbehandlung, Handtherapie zur Stabilisierung von Handgelenk, Mittelhand und Daumen sowie zur Kräftigung der Thenar- und Hypothenarmuskulatur.

20. Abschlußuntersuchung und Ergebnis

Abschlußuntersuchung im Januar 1997. Verbesserung und Stabilisierung der Rumpfmuskulatur, dadurch Verbesserung der Körperhaltung. Verminderung des Kraftaufwandes beim Instrumentalspiel. Die Koordinationsstörung ist behoben, ebenso die Schmerzsymptomatik.

Der Patient hat sein Studium normal fortgesetzt. Eine Übezeit 3-4 Stunden ist nun möglich. Aufgrund der konstitutionellen Gegebenheiten sind ein regelmäßiges Basistraining und eine gelegentliche Video-Supervision am Instrument unter musikmedizinischer/pädagogischer Anleitung erforderlich.

Querflöte

Dieser Fall zeigt die Auswirkungen einer Halswirbelsäulenbeschleunigungsverletzung (Schleudertrauma, Halswirbelsäulenverstauchung) auf das Instrumentalspiel bei einer Querflötistin. Es wird deutlich, welche Komplikationen sich bei dieser Verletzung gerade für Instrumentalisten ergeben können, die mit verdrehtem Kopf spielen müssen.

1. Personalien

Patient: J.S.
Alter: 40 Jahre
Geschlecht: weiblich
Beruf: Flötistin, Musiklehrerin
Instrumente: Querflöte, Cembalo
Erstuntersuchung: Oktober 1993

2. Musikanamnese

Spielbeginn mit 10 Jahren; ein Lehrer bis zum Schulabschluß. Dann 4 Jahre Studium am Konservatorium mit Abschlußprüfung zum Privatmusiklehrer. Seit 1992 an einer Musikschule tätig.

3. Übezeit

Früher ca. 3–4 Stunden; seit dem Unfall nur noch max. 1 Stunde, aufgeteilt in 3 Phasen à 20 min.

4. Literatur

Früher breites Spektrum von Bach bis Debussy; seit dem Unfall nur noch Barockmusik bis zur Frühklassik.

5. Medizinisch-orthopädische Anamnese

Früher keinerlei orthopädische Störungen mit Ausnahme einer tiefen Beinvenenthrombose im linken Unterschenkel im Jahr 1987. Im Oktober 1993 Beschleunigungsverletzung der Halswirbelsäule.

6. Orthopädische Untersuchung

Beckentiefstand rechts 1 cm; erheblicher Trapeziushartspann bds. Occipitaler Druckschmerz bds. am Ansatz des Splenius capitis-Ansatzes. Druckschmerz an den Dornfortsätzen C6/C7 und Th1.
 HWS-Beweglichkeit: Rotation re/li 30/0/40°, Kinn-Brustbein-Abstand 3 cm, Inklination 150°, Reklination fixiert. Seitneigung der HWS re/li 15/0/15°.
 Druckschmerz am Epicondylus humeri radialis rechts>links. Chair-Test bds. negativ.

7. Funktioneller Status FBL Klein-Vogelbach

- *Konstitution:*
  169 cm/62 kg.
  Unterhalb der Taille eine Konfektionsnummer größer als oberhalb.
  Kleine Ferse.
  Sonst unauffällig.
- *Beweglichkeit:*
  ○ Wirbelsäule:
    Flexion obere BWS etwas eingeschränkt.

Flexion/Extension/Lateralflexion untere BWS blockiert, Rotationsniveau zwischen Becken und Brustkorb nach kranial verschoben Th9/8.
HWS siehe Punkt 6.
Schultergelenke: rechts Innenrotation deutlich eingeschränkt.
Nackenkyphose: von Th3–C5 reichend.
- *Statik:*
Von der Seite: zusammengesunkener Flachrücken.
Von hinten/vorn:
Leicht asymmetrische Anlage des Beckens, der Wirbelsäule und des Schultergürtels (Clavicula und Scapula).
Becken von hinten rechts, von vorn links größer.
    o Muskeltonus: extremer Hypertonus der Hals- und Nackenmuskulatur (siehe Punkt 6).
- *Liegeverhalten:* In Rückenlage ohne Kissen lassen sich die Längsachsen der Körperabschnitte Becken/Brustkorb/Kopf trotz Nackenkyphose in eine gemeinsame Achse einordnen.
- *Bückverhalten:* neutraler Bücktypus.
- *Sitzverhalten:* gewohnheitsmäßig +Extension des Beckens in den Hüftgelenken, Totalflexion der LWS/BWS, Hyperextension der oberen Kopfgelenke.
- *Atmung:*
Ausgeprägte funktionelle Fehlatmung,
Fehlende costovertebrale Atembewegungen,
Ständiges Einziehen des Oberbauchs,
Starke Überlastung der Scaleni durch das Brustkorbgewicht.
- *Funktionelles Problem:*
Die schwere HWS-Distorsion ist das Hauptproblem. Die Patientin hat sehr viel unternommen, um den Zustand vor dem Unfall wieder zu erreichen. Nach den Schilderungen der verschiedenen Therapien, die teilweise sehr schmerzhaft waren oder schmerzverstärkende Nachwirkungen zeigten, sollte von solchen Behandlungen Abstand genommen werden.

8. Primäre orthopädische Gegebenheiten

Leichte funktionelle Skoliose der Wirbelsäule. Beckentiefstand rechts 1 cm. Deutliche Überstreckbarkeit (70°) der Grundgelenke (MP-Gelenke) der Finger II–V bds.

9. Sekundäre instrumentenbedingte Beschwerden

Alle Beschwerden Unfallfolge.

10. Videoanalye (Orthopäde/Musikermediziner)

HWS in 30° Linksrotation fixiert (Abb. 2.20), vorgezogener Hals, verstärkte BWS-Kyphose mit Schulterprotraktion links.

14. Laboruntersuchungen

Cholesterin 220 mg/dl (erhöht).

15. Radiologische Untersuchungen

- *Kernspintomographie:* Steilstellung mit Kyphosierung (Abb. 2.21).
- *HWS-Funktionsaufnahmen:* eingeschränkte Anteflexion insbesondere der oberen HWS. Bei Retroflexion isoliert diskrete Stufenbildung HWK 5/6 mit Dorsalverschiebung des 5. HWK um ca. 2 mm als Hinweis auf mögliche Gefügelockerung.

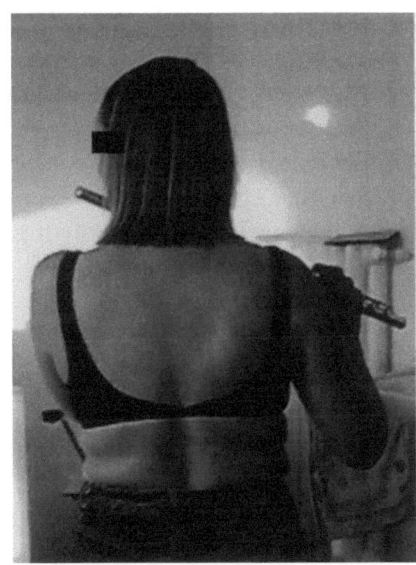

Abb. 2.20. Ansicht von hinten: Die rechte Schulter ist nach vorne oben gezogen, dadurch steht das linke Schulterblatt ab

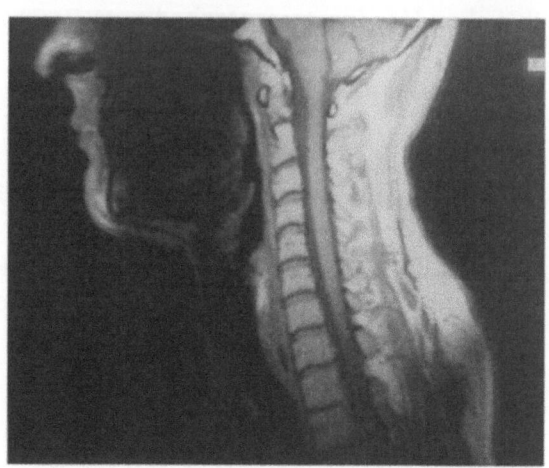

Abb. 2.21. Kernspintomographie: Steilstellung der Halswirbelsäule mit Kyphosierung

- *PET-Untersuchung* (Teilkörper-Positronenemissionstomographie des Gehirns): pathologische FDG-Vitalisation parieto-occipital bds. sowie parietal und temporal, d.h. Schädigung einiger Gehirnareale, die für Erkennen, Sehen und Aufmerksamkeit (Konzentration) zuständig sind.
- *SPECT*: deutlich erniedrigte Tracer-Anreicherung temporo-parieto-occipital bds.

16. Diagnose

Beschleunigungsverletzung der Halswirbelsäule mit folgenden Begleitsymptomen:
- chron. cervicales Schmerzsyndrom.
- Konzentrationsstörung.
- Gedächtnisstörung.
- Sehstörung.
- Lärmempfindlichkeitsstörung.
- Lichtempfindlichkeitsstörung.

17. Symptomatische Therapiemaßnahmen

- Medikamentöse Schmerztherapie.
- Manuelle Therapie.
- TENS (spezielle Elektrotherapie).

18. Kausale Therapiemaßnahmen

- Verbesserung der axialen Wirbelsäulenbelastung, Entlastungstechniken am Instrument.
- Therapie der FBL Klein-Vogelbach:
  - Hubfreie/hubarme Mobilisation der Wirbelsäule in Flexion/Extension/Lateralflexion, Rotation, Translation instruieren.
  - Hubarme Mobilisation und mobilisierende Massage der Zangenmäuler auf dem Brustkorb.
  - Widerlagernde Mobilisation der Humeroscapulargelenke durchführen und instruieren.
  - Atmungsschulung.
  - Training der Feinmuskulatur der Gelenke am Körperabschnitt Arm.

19. Sonstige physiotherapeutische Maßnahmen

Osteopathie.

20. Abschlußuntersuchung und Ergebnis

Die Schmerzsymptomatik ist nach wie vor sehr wechselnd. Die Patientin ist nach 4 Jahren nur noch in der Lage, ca. 1 Stunde pro Tag Flöte zu spielen, und kann bedauerlicherweise nur noch einzelne Privatschüler unterrichten.

Eine Dauertherapie in Kombination FBL, manuelle Therapie, TENS, ggf. Neuraltherapie ist weiterhin erforderlich.

Aus diesem Verlauf wird deutlich, daß Beschleunigungsverletzungen (Schleudertraumata) der Halswirbelsäule in Einzelfällen zu gravierenden Spätschäden führen können.

Blockflöte

Die Blockflötenvirtuosin E.L. hatte bereits ca. 35 Therapien bzw. Besuche bei Therapeuten und Ärzten hinter sich. Durch eine gründliche Diagnostik und eine fundierte Behandlung konnte ihre Spielstörung behoben werden.

1. Personalien

Patient: E.L.
Alter: 53 Jahre
Geschlecht: weiblich
Beruf: Flötistin (Blockflöte), Musiklehrerin
Instrumente: Blockflöte, Klavier
Erstuntersuchung: Mai 1996

2. Musikanamnese

Seit dem 5. Lebensjahr Blockflötenspiel, seit dem 10. Lebensjahr Klavierunterricht. Seit 15 Jahren arbeitet sie als Profimusikerin (nach Erstausbildung als Erzieherin).

3. Übezeit

Derzeit ca. 1 Stunde.

4. Literatur

Schwierige barocke und frühklassische Werke.

5. Medizinisch-orthopädische Anamnese

Als Kind Ellenbogenfraktur links mit bestehendem Streckdefizit nach Sturz aus größerer Höhe. Oberschenkelfraktur links mit 16 Jahren, konservativ behandelt. Vor 10 Jahren erstmals Flattern des linken Ringfingers beim Spielen. Seit ca. 2 Jahren behindert der Ringfinger die Koordination beim Spielen und die Tätigkeit des 5. Fingers.

6. Orthopädische Untersuchungen

- *HWS:* kein occipitaler Druckschmerz. Beweglichkeit: Rotation re/li 70/0/50°, Kinn-Brustbein-Abstand 2 cm, Seitneigung re/li 20/0/20°, Reklination 20° endgradig schmerzhaft.
- *Wirbelsäule:* Hohlrundrücken.

- *Obere Extremität:*
  ○ Muskeleigenreflexe bds. regelrecht, Tinnelsches Zeichen bds. negativ.
  ○ Schulter: Trapeziushartspann bds. links>rechts, deutlicher Druckschmerz Tuberculum majus bds., kein schmerzhafter Bogen, Beweglichkeit ca. 10° bds. eingeschränkt, sowohl Abduktion als auch Elevation.
  ○ Ellenbogen: deutlicher Druckschmerz Epicondylus humeri radialis rechts>links bei negativem Chair-Test bds., Streckdefizit von 5° im rechten Ellenbogen.
  ○ Hände: deutlicher Druckschmerz im Bereich des Ringbandes A1 des linken Ringfingers. Druckschmerz und Crepitatio des linken Finger-Endgliedes (DIP-Gelenk) links.
- *Untere Extremität:*
  ○ Hüfte: bds. kein Leistendruckschmerz, deutlicher Trochanterdruckschmerz links, Hüftbeweglichkeit bds. frei.
  ○ Knie: Kniegelenkskontur bds. unauffällig. Geringes retropatellares Reiben und Schnappen bds., Zohlen-Zeichen bds. positiv. Meniskuszeichen bds. negativ, Bandhalt bds. stabil.
  ○ Füße: Senk-Spreiz-Fuß bds.

7. Funktioneller Status FBL Klein-Vogelbach

- *Konstitution:*
  162 cm/55 kg.
  Gewichte: KA Beine und KA Arme leicht.
- *Beweglichkeit:*
  ○ Wirbelsäule: insgesamt gut beweglich, C6–Th4 blockiert in alle Richtungen.
  ○ Hüftgelenke: Innenrotation/Außenrotation rechts 30/0/40°, links 55/0/8°.
  ○ Schultergelenke: Flexion transverale Adduktion, Innenrotation links endgradig eingeschränkt.
  ○ Ellenbogengelenke: Extension endgradig eingeschränkt, links> rechts.
  ○ Handgelenke: Flexor carpi ulnaris schwach.
- *Statik:*
  Von der Seite: Hohlrundrückentypus, +BWS (Kyphose nach kranial bis C6 verlängert).
  Von hinten/vorn: Schulterhochstand links bei rechts horizontal stehender kürzerer Clavicula.

- Gewichtsverteilung in bezug auf die mittlere Frontal-/Symmetrieebene:
    Schubbelastungen: cervical, von oben schiebt das Kopfgewicht in C5 auf C6 nach vorn/unten.
  - Muskeltonus: Hypertonus der Nacken-, Schulter-, Occipitalmuskulatur.
- *Sitzverhalten:* +Extension des Beckens in den Hüftgelenken, Totalflexion LWS/BWS.
- *Atmung:* fehlende costovertebrale Atembewegungen.
- *Funktionelles Problem:*
  1. Das Beweglichkeitsdefizit der oberen BWS/unteren HWS verstärkt die Statik der Haltung des Hohlrundrückens. Das Kopfgewicht steht zu weit nach vorn (Abb. 2.22). Die daraus resultierenden Schubbelastungen könnten die Ursache für die radikulären Symptome sein. Die permanente fallverhindernde Aktivität der Nacken-, Schulter- und atlantooccipitalen Muskulatur stört die Sensomotorik der Muskulatur des Körperabschnitts Arme.
  2. Das Kraft- und Geschicklichkeitsdefizit der ulnaren/radialen Flexoren/Extensoren der Handgelenke (insbesondere des Flexor carpi ulnaris) und die Schwierigkeiten, die Mm. lumbricales und interossei ohne Einsatz der superfizialen und profunden Flexoren der Finger zu innervieren, machen das Musizieren unmöglich.

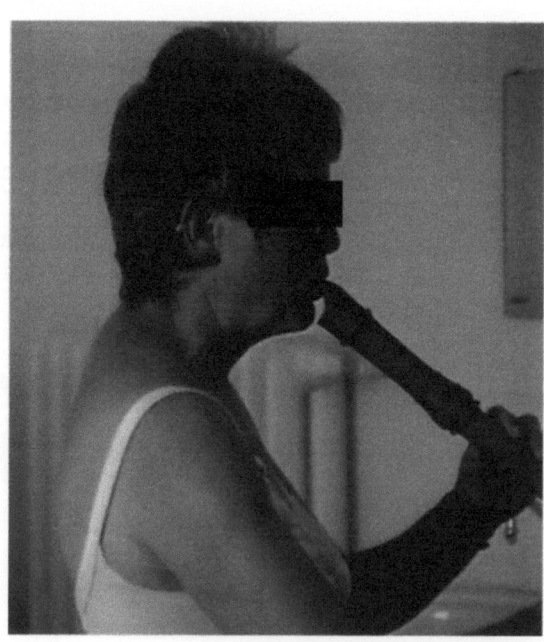

Abb. 2.22. Deutlicher Rundrücken. Der Hals ist vorgezogen

8. Primäre orthopädische Gegebenheiten

Teilkontrakte BWS-Kyphose, posttraumatische Beinverkürzung links.

9. Sekundäre instrumentenbedingte Beschwerden

Koordinationsstörungen linker Ringfinger, Verdacht auf fokale Dystonie linker Ringfinger, beginnende Tendinitis nodularis IV. Strahl links.

10. Videoanalyse (Orthopäde/Musikermediziner)

Deutliche Schulterprotraktion bds., vermehrte Schulterabduktion, Koordinationsstörungen der linken Hand (Abb. 2.23), insbesondere bei schwierigen technischen Stellen. Ohne Instrument ungestörte Koordination.

11. Klinisch-physikalische Untersuchung

Manualtherapeutischer Befund: myotensive Überlastung M. levator scapulae bds., M. trapezius pars descendens links, M. Scaleni bds., Unterarmstrecker bds.

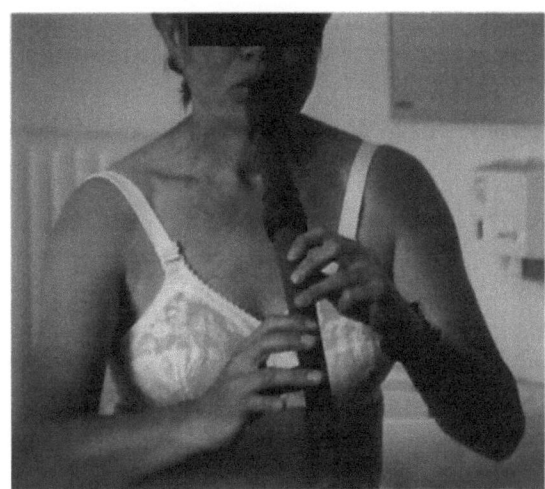

Abb. 2.23. Deutliche Asymmetrie des Schultergürtels. Der linke Kleinfinger rollt sich beim Spielen ein

12. Weiterführende Diagnostik

Neurologische Untersuchung unauffällig. Kein Hinweis auf fokale Dystonie.

13. Laboruntersuchungen

Nicht erforderlich.

15. Radiologische Untersuchungen

HWS in zwei Ebenen: Streckfehlhaltung, Verschleiß C6/C7 und C7/Th1.

16. Diagnosen

- Koordinationsstörungen linker Ringfinger.
- Epicondylitis humeri radialis bds.
- Beginnende Tendinitis nodularis linker Ringfingerstrahl.

17. Symptomatische Therapiemaßnahmen

Manuelle Therapie.

18. Kausale Therapiemaßnahmen

- Therapie der FBL Klein-Vogelbach:
  - Hubarme/hubfreie Mobilisation der Teilsteifigkeiten der BWS/HWS.
  - Instruktion von Entlastungsstellungen.
  - Atmungsschulung.
  - Training der Feinmuskulatur der Hand, Sondertraining für den linken Ringfinger.

19. Sonstige physiotherapeutische Maßnahmen

Wärmebehandlung, Elektrotherapie.

20. Abschlußuntersuchung und Ergebnis

Deutliche Verbesserung der Körperhaltung. Die Epicondylitis klang ab. Die Koordinationsstörung konnte ohne Restbeschwerden beseitigt werden, so daß die Patientin virtuose Stücke wieder ohne Einschränkungen spielen kann.

Tasteninstrumente

Klavier

Die Pianistin B.W. litt an typischen chronischen Überlastungsbeschwerden im Bereich des rechten Armes. Dies zeigte sich auch an mehrfachen Überbeinen (Ganglien) im Handgelenksbereich streckseitig.

1. Personalien

Patient: B.W.
Alter: 38 Jahre
Geschlecht: weiblich
Beruf: Pianistin, Musiklehrerin
Instrument: Klavier
Erstuntersuchung: April 1996

2. Musikanamnese

Spielbeginn mit 6 Jahren; vier Lehrer bis zum Abitur, jeweils mit Technikumstellung. Dann 6 Jahre Studium am Konservatorium; zwei Lehrer ohne Technikumstellung.

3. Übezeit

2 Stunden pro Tag, früher 4–6 Stunden pro Tag.

4. Literatur

Johann Sebastian Bach, Wohltemperiertes Klavier.

5. Medizinisch-orthopädische Anamnese

Phasenweise Überbein (Ganglion) linkes Handgelenk streckseitig. Seit 2 Jahren Schwächegefühl im rechten Arm. Seit einem Jahr auch Schwächegefühl im linken Arm und gelegentliches Anschwellen des rechten Daumenballens. Der rechte Daumen gehe „viel mehr mit den anderen Fingern mit" als früher.

6. Orthopädische Untersuchung

- *HWS:* Kompensatorische Knick-Lordose der HWS mit Protraktion des Kopfes, Haltungsinsuffizienz Grad I nach Mathiaß, Trapeziushartspann bds., Druckschmerz occipital re. am Trapeziusursprung und Splenius capitis-Ansatz. Beweglichkeit: Rotation re/li 30/0/30°.
- *BWS:* Druck- und Klopfschmerz im Bereich des Kyphosescheitels.
- *LWS:* Druck- und Klopfschmerz im Bereich des thorakolumbalen Überganges.
- *Obere Extremität:*
  - Schultern: Schulterprotraktion bds., geringer Druckschmerz am Tuberculum majus re., ventrale Instabilität beider Schultergelenke.
  - Ellenbogen: Druckschmerz am Epicondylus humeri radialis re., Chair-Test bds. negativ, federnde Elle bds.
  - Hände und Handgelenke: Hypermobilität der MP-Gelenke bds. Grad I. Keine Rötung, Schwellung oder Überwärmung im Bereich beider Hände und Handgelenke.
- *Untere Extremität:*
  - Hüfte: Beckenhochstand rechts 0,5 cm, Hüftgelenksbeweglichkeit bds. frei. Kein Leisten- oder Trochanterdruckschmerz.
  - Kniegelenke: Hypoplasie beider Patellae Grad II nach Wiberg. Lateralisierungstendenz bds.
  - Füße: Knick-Senk-Spreiz-Fuß bds.

7. Funktioneller Status FBL Klein-Vogelbach

- *Konstitution:*
  163 cm/63 kg.
  +Spurbreite.
  ++Oberlänge (+Körperabschnitt Becken, +Gewicht am Boden, −Armlänge).
  −Unterlänge (+Oberschenkellänge).
  −Hüftgelenkabstand (+mediales Gewebe an den Oberschenkeln).
  Abduktionssyndrom der Schultergelenke, rechts>li (siehe „Statik").
- *Beweglichkeit:*
  ○ Wirbelsäule: allgemein gut beweglich. Th3–C6 eingeschränkt in allen Bewegungskomponenten.
  ○ Hüftgelenke:
  Flexion/Extension 120/0/0° bds.
  Innen-/Außenrotation 40/0/30° bds.
- *Statik:*
  Von der Seite:
  Längswölbung der Füße.
  Crura recurvata rechts>links.
  +Lordose der Lendenwirbelsäule.
  −Kyphose der Brustwirbelsäule.
  −Lordose der Halswirbelsäule.
  +Flexion des Beckens in den Hüftgelenken.
  Rückneigung der Brustkorblängsachse.
  −Extension der oberen Kopfgelenke.
  Von hinten/vorn:
  Divergenz der Fußlängsachsen.
  +Belastung der Ferse medial.
  +Belastung links.
  Skoliotische Anlage der Wirbelsäule: Beckenhochstand rechts (siehe Punkt 6), persistiert auch im Sitz, Brustkorb nach links abrutschend, Halslängsachse kompensatorisch nach rechts geneigt.
  Asymmetrie des Beckens: gesamthaft rechte Seite größer, diskreter Lendenwulst links, Rippenbuckel rechts.
  Asymmetrie der Clavicula: rechte Clavicula kürzer als linke mit konsekutivem Schultervorstand rechts.

- Muskelverkürzungen: M. pectoralis minor rechts +.
- Schubbelastungen:
  Lumbal: von unten zieht das Bauchgewicht nach vorn/unten, von oben schiebt das Brustkorbgewicht nach hinten/unten/links.
  Cervikal: von oben schiebt das Kopfgewicht nach vorn/unten.
- Muskeltonus:
  Reaktiver, fallverhindernder Hypertonus der Nacken und Schultermuskulatur reaktiv auf das Kopfgewicht.
  Hypotonus der BWS-Muskulatur.
- *Beinachsen:* +Belastung der medialen Kniegelenkstrukturen, konsekutiv auf die Destruktion der virtuellen Fußlängenachsen.
- *Sitzverhalten:* Beckenhochstand rechts, persistiert auch im Sitzen.
- *Atmung:*
  - Ausgeprägte funktionelle Fehlatmung.
  - Vergrößerung des epigastrischen Winkels zur Pseudostabilisation der BWS, in der Folge keine costovertebralen Atembewegungen.
  - Das Brustkorbgewicht hängt vorwiegend an den Scaleni.
  - Durch Einziehen des Bauchs besteht eine permanente Kompression der Bauchorgane.
- *Funktionelles Problem:*
  1. Infolge der schlechten Statik der Wirbelsäule (Abrutschen des Brustkorbes nach links bei Beckenhochstand rechts) gerät der rechte Oberarm in eine vermehrte Abduktionsstellung (Abduktionssyndrom), die beim Klavierspiel durch eine verstärkte Ulnarabduktion kompensiert wird.
  2. Die Vergrößerung des epigastrischen Winkels (Inspirationsstellung der Rippen) zur Pseudostabilisation der BWS verstärkt die Abduktionsstellung des rechten Oberarms und führt zu einem Dauertonus der Schultergürtel-/Nackenmuskulatur.
  3. Das zu weit vorn situierte Kopfgewicht verstärkt den extremen reaktiven, fallverhindernden Hypertonus der Nacken- und Schultergürtelmuskulatur. In der Folge ist auch die Koordination der Feinmuskulatur des rechten Armes gestört.

8. Primäre orthopädische Gegebenheiten

Rumpfmuskelinsuffizienz Grad I nach Mathiaß (Haltungsschwäche), funktionelle Skoliose, allgemeine Bindegewebsschwäche.

9. Sekundäre instrumentenbedingte Beschwerden

Überlastungsbeschwerden rechter Arm, Belastungs- und Bewegungsschmerzen rechtes Handgelenk, kompensatorische Knick-Lordose der HWS mit Protraktion des Kopfes, ausgeprägte Thorakalkyphose, Schulterprotraktion bds., Epicondylitis humeri radialis rechts.

10. Videoanalyse (Orthopäde/Musikermediziner)

Kopfprotraktion, vermehrte BWS-Kyphose mit Schulterprotraktion bds., muskuläre Fixierung des rechten Handgelenkes beim Spiel mit vermehrter Anspannung der Unterarmstreckmuskulatur (Abb. 2.24). Vermehrte rechtsseitige Schulterabduktion beim Spiel. In der Aufnahme von hinten rechtsseitiges Schulterhochziehen, Abrutschen in vermehrtes Hohlkreuz (Abb. 2.25). Kein Sitzbeinkontakt.

11. Interdisziplinäre Befunde

- *Neurologischer Befund:* keine Paresen, keine Atrophie, kein Sensibilitätsdefizit, Reflexe seitengleich gut auslösbar.
- *EMG:* keine Denervierung, normales Entladungsmuster, normale motorische und sensible Latenzen bds.

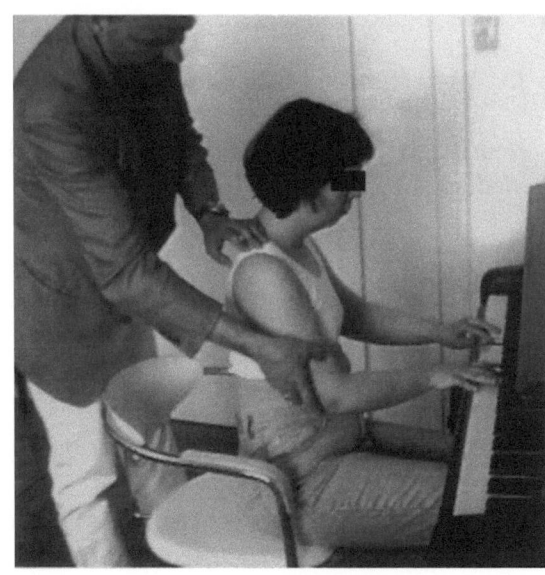

Abb. 2.24. Typische Fehlhaltung am Instrument mit Vorziehen des Halses und der rechten Schulter. Dr. Lahme untersucht während des Spiels die Muskelspannung im Schulter- und Nackenbereich

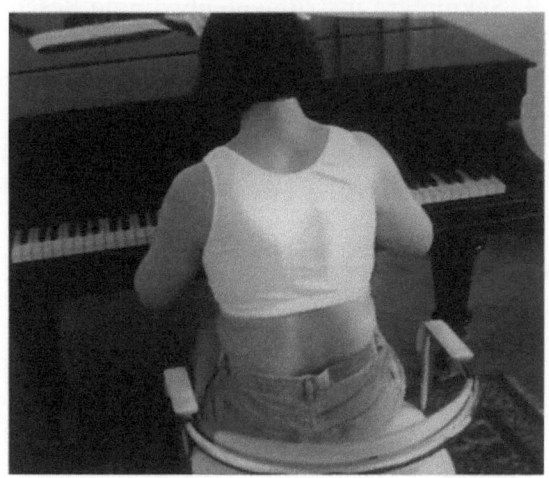

Abb. 2.25. Ansicht von hinten: ausgeprägte aktive Abspreizung der Oberarme im Schultergelenk

Kein faßbares organisches Korrelat auf neurologischem Fachgebiet: eine cervikale Wurzelläsion sowie ein peripheres Engpaßsyndrom konnte ausgeschlossen werden.

12. Klinisch-physikalische Untersuchung

Manualtherapeutischer Befund: Myotensive Überlastung beider M. rhomboidei, M. levator scapulae bds., M. trapezius pars descendens bds., M. splenius capitis et cervicis rechtsseitig, M. scaleni bds., M. pectoralis major et minor bds., M. subclavius bds.

13. Weiterführende Diagnostik

Neurologische Untersuchung zum Ausschluß einer Einengung des N. medianus rechts (s. auch Punkt 11).

14. Laboruntersuchungen

Nicht erforderlich.

15. Radiologische Untersuchungen

- *WS-Ganzaufnahme:* rechtskonvexe Skoliose.
- *Handgelenk in zwei Ebenen:* kein pathologischer Befund.

16. Diagnosen

- Myotensive Überlastung des rechten Armes.
- Epicondylitis humeri radialis rechts.
- Allgemeine Bindegewebsschwäche.
- Rumpfmuskelinsuffizienz.

17. Symptomatische Therapiemaßnahmen

- Haltungskorrektur allgemein.
- Dehnung Pectoralis major und minor.
- Detonisierung der Schultergürtel-/Nackenmuskulatur und Kräftigung der Muskulatur.
- Physikalische Maßnahmen:
  - Elektrotherapie.
  - Lymphdrainage beider Arme.
- Medikamentöse Maßnahmen: Phytodolor N Tinktur 3×30 Tropfen (pflanzliches Antiphlogistikum).
- Sonstige Therapien: flexible Handgelenksbandage.

18. Kausale Therapie

- Haltungskorrektur am Instrument, entlastende Techniken, Koordinationstraining.
- Therapie der FBL Klein-Vogelbach:
  - Hubfreie, hubarme Mobilisation der Wirbelsäule.
  - Mobilisation des Zangenmauls auf dem Brustkorb und des Brustkorbs im Zangenmaul.
  - Atmungsschulung (reaktive Atmung).
  - Geschicklichkeitstraining der Feinmuskulatur des rechten Arms.
  - Korrektur der Haltung im Sitz und Stand, Einordnen der Körperabschnitte Becken, Brustkorb und Kopf in die Körperlängsachse.

19. Sonstige physiotherapeutische Maßnahmen

Keine.

20. Abschlußuntersuchung und Ergebnis

Abschlußuntersuchung im September 1996. Die Patientin ist beschwerdefrei. Die Körperhaltung ist sehr viel besser, die Erector spinae-Muskulatur gekräftigt. HWS-Beweglichkeit: Rotation re/li 70/0/50°, Kinn-Brustbein-Abstand 2 cm. Kein Druckschmerz occipital. Thenarmuskulatur rechts kräftiger, keine Schwellung, keine Ödembildung, keine vegetativen Störungen. Ausgleich der funktionellen Fehlhaltung.

Zupfinstrumente

E-Gitarre

Der Fall des E-Gitarristen S.H. zeigt, daß Musiker sich selten mit einer Spielstörung abfinden, sondern – selbst wenn sie bereits einen anderen Berufsweg eingeschlagen haben – manchmal noch jahrelang nach neuen Therapiemöglichkeiten suchen.

1. Personalien

Patient: S.H.
Alter: 32 Jahre
Geschlecht: männlich
Beruf: Gitarrist (E-Gitarre), Tontechniker
Instrumente: E-Gitarre
Erstuntersuchung: Juni 1996

2. Musikanamnese

Spielbeginn mit dem 10. Lebensjahr. Zunächst klassische Gitarre über 8 Jahre bei verschiedenen Lehrern, doch keine wesentliche Technikumstellung. Mit 18 Jahren dann Umstieg auf Jazz- und E-Gitarre (Plektrongitarre). Nach der Hochschulreife zunächst einjähriges Gitarrenstudium an einem Privatinstitut, danach Abbruch ohne Abschluß. Seitdem freischaffend; gleichzeitig mehrjährige Ausbildung zum Tontechniker.

3. Übezeit

Früher 3 bis 4 Stunden pro Tag. In den letzten Jahren nur noch max. 30 Minuten möglich.

4. Literatur

Popmusik der 70er Jahre (z. B. Eric Clapton).

5. Medizinisch-orthopädische Anamnese

Vor ca. 8 Jahren habe er beim E-Gitarrenspiel nach intensivem Üben erstmals eine Verkrampfung im Bereich des rechten Handgelenks verspürt. Das rechte Handgelenk sei selbständig in Richtung Kleinfinger ausgewichen. Danach habe er 3 Tage mit dem Spielen ausgesetzt. Die damalige Übezeit betrug ca. 4 Stunden pro Tag, Schwerpunkt Gitarrentechnik. Er habe damals ein altersbedingtes technisches Defizit kompensieren wollen. Nach diesem Ereignis konnte er wiederum 3 Jahre problemfrei spielen. Er habe damals auch keinerlei Behandlung erhalten.

Vor 4 Jahren traten erneut über 14 Tage zunehmende Verkrampfungen im Bereich des rechten Handgelenks auf, und zwar nach Technikumstellung wegen einer neuen Gitarre mit anderer Konstruktion (Spiel mit verstärkter Ulnarabduktion rechts). Daraufhin nochmals Instrumentenwechsel, doch die Beschwerden im Bereich des rechten Handgelenks hielten weiter an.

Bis zum Untersuchungstag bei uns sei er bei ca. 60 Ärzten und Therapeuten in Behandlung gewesen. Folgende Therapien wurden bisher durchgeführt: Krankengymnastik, Stretching, homöopathische Therapie. Schließlich sei er in einer neurologischen Klinik in ambulanter Behandlung gewesen. Dort habe man ihm Injektionen mit Botulismustoxin empfohlen. Dieser Therapie habe er sich jedoch nicht mehr unterzogen.

Bei näherem Nachfragen erwähnt der Patient noch, daß er im 16. Lebensjahr eine Lähmung der rechten Gesichtshälfte mit Schwäche in den Fingern 4 und 5 rechts, verbunden mit Abgeschlagenheit und Kopfschmerz, erlitten habe. Diese Erscheinungen seien plötzlich aufgetreten. Eine Computertomographie des Kopfes habe eine Gefäßanomalie im Sinne eines cavernösen Angioms im Bereich der linken Hemisphäre, besonders der Stammganglien, ergeben. Die Beschwerden seien damals von selbst zurückgegangen. Die Lähmung wie auch die Schwäche in den Fingern 4 und 5 rechts habe sich zurückgebildet. Das Allgemeinbefinden sei wieder normal geworden.

6. Orthopädische Untersuchung

Hochwuchs, Körpergröße 196 cm. Flachrücken. Beckenschiefstand rechts von 1 cm.

Großbogige rechtskonvexe Seitverbiegung der Wirbelsäule. Deutliche Verhärtung des rechten Trapeziusrandes. Kein occipitaler Druckschmerz.

- *HWS-Beweglichkeit:* Rotation re/li 60/0/70°, Kinn-Brustbein-Abstand 1,5 cm, Inklination/Reklination 20/0/20°. Seitneigung re/li 15/0/15°.
- *BWS:* abgeflachte Kyphose. Druckschmerz im Bereich des Kyphosescheitels. Hartspann der autochthonen Rückenmuskulatur thorakal linksseitig. Beweglichkeit der BWS im Sitzen: Rotation re/li 30/0/30°.
- *LWS:* lumbaler paravertebraler Muskelhartspann. Ohne Instrument abgeflachte Lordose. Druckschmerz im Bereich des rechten Ileosacralgelenkes ohne Blockierungszeichen.
- *Obere Extremität:*
  - Schulter: Druckschmerz Tuberculum majus bds. rechts>links. Beweglichkeit: beide Schultergelenke Abduktion/Adduktion 180/0/30°. Elevation/Retroversion 165/0/30°. Außenrotation/Innenrotation 45/0/80°.
  - Ellbogen: deutlicher Druckschmerz Epicondylus humeri radialis bds. Chairtest bds. negativ. Deutlicher Druckschmerz am Bizepssehnenansatz re. Streckdefizit des rechten Ring- und Kleinfingers von ca. 3° im Grundgelenk. Beweglichkeit beider Ellbogengelenke: Extension/Flexion 0/7/150°. Supination/Pronation 80/0/90°. Radialabduktion/Ulnarabduktion bds. 35/0/30°.

7. Funktioneller Status FBL Klein-Vogelbach

- *Konstitution:* 196 cm/70 kg.
- *Beweglichkeit:* siehe Punkt 6.
- *Muskulatur:*
  - Handgelenksmuskulatur insuffizient.
  - Lumbricales und interossei insuffizient.

- *Statik:*
  Von der Seite:
  +Flexion des Beckens in den Hüftgelenken.
  Zusammengesunkener thorakaler Flachrücken.
  Von hinten/vorn: leicht asymmetrische Anlage von Becken, Wirbelsäule, Zangenmäulern (Clavicula und Scapula).
  ○ Schubbelastungen:
    Cervikal: von oben schiebt das Kopfgewicht nach vorn unten.
  ○ Muskeltonus: Hypertonus Trapezius, Rhomboideen, Levator Scapulae.
- *Sitzverhalten:*
  +Extension des Beckens in den Hüftgelenken. Totalflexion LWS/BWS. Kopf nach vorn translatiert.
- *Atmung:*
  Haltungsbedingte funktionelle Fehlatmung (Destabilisation der BWS).
  Fehlende costovertebrale Atembewegungen.
- *Funktionelles Problem:*
  1. Die konstitutionelle Übergröße, insbesondere die Oberlänge, fördert das statisch schlechte Sitzverhalten, die schlechte Haltung im Stehen und Gehen und die funktionelle Fehlatmung.
  2. Die Radialabduktion in Handgelenk wird vom M. abductor pollicis longus ausgeführt. Bei der Ulnarabduktion gerät der Unterarm durch Entspannen des abductor pollicis longus zusätzlich in Pronation.
  3. Konsekutiv ist die Unterarmmuskulatur hyperton und erzeugt im Ursprungsgebiet Periostschmerzen.

8. Primäre orthopädische Gegebenheiten

Großbogige rechtskonvexe Skoliose, Flachrücken.

9. Sekundäre instrumentenbedingte Beschwerden

Intensive Überlastung rechter Arm, gestörte Koordination des Handgelenkes rechts als Hinweis auf eine Dystonie.

10. Videoanalyse (Orthopäde/Musikermediziner)

Beim E-Gitarrenspiel erhebliche Hyperlordose der LWS. Extremes Absinken ins Hohlkreuz mit Belastung des lumbosacralen Überganges. Linksseitiger Schulterblatthochstand von knapp 2 cm (Abb. 2.26). Trapeziusmuskulatur bds. extrem angespannt. Einschränkung der Ellbogenbeweglichkeit bds. extreme Abweichung des rechten Handgelenkes Richtung Kleinfinger. Erhebliche Kokontraktion der Unterarmmuskulatur bds. (Abb. 2.27).

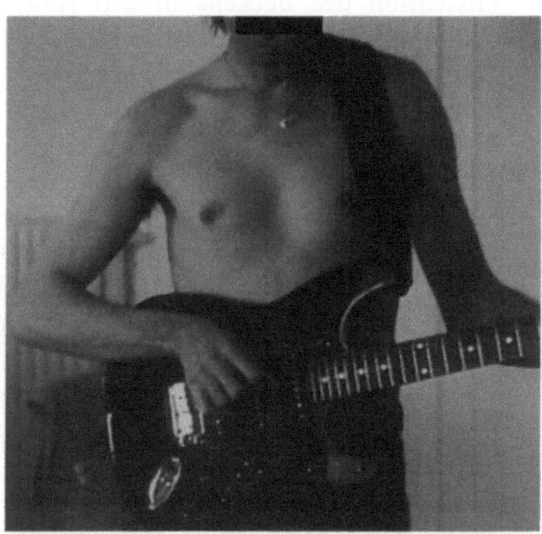

Abb. 2.26. Deutlicher Schulterhochstand links, bedingt durch die ungünstige Einstellung des Haltegurtes

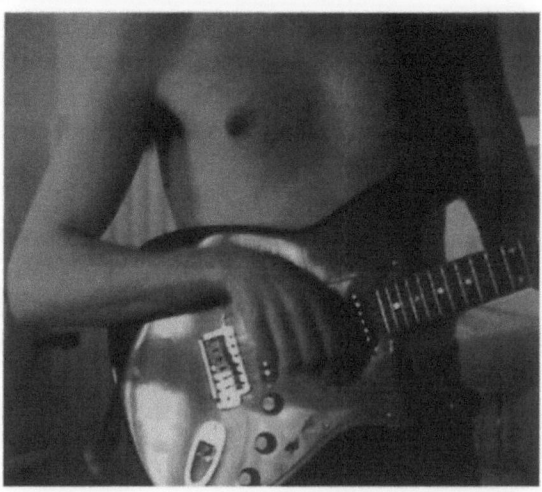

Abb. 2.27. Beim Greifen wird das rechte Handgelenk unkontrolliert zur Kleinfingerseite gezogen

11. Interdisziplinäre Befunde

Elektromyogramm bzw. motorische und sensible NLG unauffällig.

12. Klinisch-physikalische Untersuchung

Siehe Punkt 6 und 10.

13. Weiterführende Diagnostik

Siehe Punkt 11.

14. Laboruntersuchungen

Nicht erforderlich.

15. Radiologische Untersuchungen

Aktuell nicht erforderlich.

16. Diagnosen

- Großbogige Skoliose.
- Flachrücken.
- Koordinationsstörung des M. extensor carpi ulnaris.

17. Symptomatische Therapiemaßnahmen

- Allgemeine Haltungskorrektur.
- Ausgleich der Hyperlordose der LWS beim Instrumentalspiel.
- Tragen einer flexiblen Handgelenksbandage beim Instrumentalspiel.

18. Kausale Therapiemaßnahmen

- Haltungskorrektur am Instrument, Veränderung der Auflagefläche des rechten Unterarms (siehe Lahme et al. 2000), rhythmisches Koordinationstraining.
- Therapie der FBL Klein-Vogelbach:
  - Bewegungen des Zangenmauls auf dem Brustkorb.
  - Bewegungen des Brustkorbs im Zangenmaul.
  - Training der Feinmuskulatur von Schulter, Ellbogen und Handgelenk rechts.
  - Hubfreie/hubarme Mobilisation der Wirbelsäule.
  - Atmungsschulung.
  - Klötzchenspiel in allen Varianten (Klein-Vogelbach 1993).

19. Sonstige physiotherapeutische Maßnahmen

Feldenkraismethode zur Verbesserung des Körperbewußtseins.

20. Abschlußuntersuchung und Ergebnis

April 1997: Durch Wiederherstellung der muskulären Balance der Unterarmmuskulatur konnte beim langsamen Spiel die ulnare Abweichung beseitigt werden. Beim schnellen Spiel besteht nach wie vor die Tendenz zur ulnaren Abweichung des Handgelenkes, jedoch bei weitem nicht mehr so ausgeprägt wie vorher. Aufgrund der neurologischen Vorgeschichte bezüglich des cavernösen Angioms und weil das Problem anfangs nicht konsequent behandelt wurde, ist eine Restitutio ad integrum, also eine völlige Wiederherstellung der normalen Körperfunktionen, sicherlich nicht mehr zu erreichen. Der Patient hat seine Lebensplanung frühzeitig entsprechend geändert. Die Freude am Gitarrenspiel konnten wir ihm jedoch wiedergeben.

Harfe

Die Patientin N.N., die aus dem asiatischen Raum kam und ein Stipendium an einer österreichischen Musikhochschule hatte, befand sich unter einem solchen Leistungsdruck, daß sie ihr Instrument mit viel zu viel Krafteinsatz spielte.

1. Personalien

Patient: N.N.
Alter: 27 Jahre
Geschlecht: weiblich
Beruf: Studentin im Hauptfach Harfe
Instrumente: Harfe, Klavier
Erstuntersuchung: Mai 1995

2. Musikanamnese

Im Alter von 5 Jahren Beginn mit dem Klavierspiel. Ab dem 8. Lebensjahr zusätzlich Violine. Seit dem 13. Lebensjahr Harfenunterricht, zunächst 5 Jahre lang bei einem Privatlehrer. Dann Studium an der Universität für musikalische Kunst in Japan. Zum Zeitpunkt des Behandlungsbeginns seit 6 Monaten Gaststudium in Österreich.

3. Übezeit

Früher 6 Stunden pro Tag, seit Aufnahme des Gaststudiums wegen Technikumstellung ca. 2–3 Stunden.

4. Literatur

Tonleiterstudien, Arpeggien, Solostück von Gabriel Fauré.

5. Medizinisch-orthopädische Anamnese

Seit Februar 1995 erstmals Beschwerden im Bereich des rechten Unterarms streckseitig sowie im Bereich des Daumenballens, jedoch nur bei schnellen Forte-Läufen. Keine früheren orthopädischen Beschwerden, Erkrankungen oder Unfälle.

6. Orthopädische Untersuchung

Beckengradstand. Kyphotische Fehlhaltung der BWS. Kyphosierung der LWS.

Deutlicher Druckschmerz im Bereich des Trapezius randes bds. rechts>links. Rechts finden sich ausgeprägte Myogelosen. Beweglichkeit der HWS: In allen Ebenen frei. Deutliche Schulterprotraktion bds. Hypomobilität beider Schultergelenke.

Deutlicher Druckschmerz im Bereich des Epicondylus humeri radialis und ulnaris rechts sowie Druckschmerz im Bereich des Epicondylus humeri radialis links. Deutlicher Druckschmerz im Bereich des rechten Daumenballens. Deutliche Hypomobilität der Fingergrundgelenke bds. Federnde Elle bds. Kleine Handspanne bds. bei normwertiger Fingerproportion.

7. Funktioneller Status FBL Klein-Vogelbach

- *Konstitution:* kleiner frontotransversaler Brustkorbdurchmesser (schlechte Auflage des Schultergürtels auf dem Brustkorb).
- *Beweglichkeit:*
  - Wirbelsäule: Extension mittlere Brustwirbelsäule etwas eingeschränkt.
  - Andere Gelenke: siehe Punkt 6.
- *Statik:*
  Von der Seite: (Flachrückentypus)
  Dorsalextension in den oberen Sprunggelenken bei Vorneigung der Beinlängsachsen.
  Extension der Hüftgelenke.
  Abgeflachte Lordose, destabilisierte Brustwirbelsäule.
  Abgeflachte Halswirbelsäule, Vorneigung der Längsachse der Halswirbelsäule.
  Extension in den oberen Kopfgelenken.
  Von hinten/vorn:
  Großbogige links konkave Lateralflexion der Wirbelsäule.
  Schultervor- und -hochstand rechts>links.
  Cervikal: von oben schiebt das Kopfgewicht nach vorn/unten.
  - Muskeltonus: Hypertonus des Trapezius und Levator reaktiv auf das Kopfgewicht.
- *Funktionelles Problem:*
  1. Der Schultergürtel hat auf dem konstitutionell schmalen Brustkorb und dem instabilen Flachrücken eine schlechte Unterlage. Die Bewegungen der Arme können nur schlecht auf dem Brustkorb widerlagert werden, in der Folge kommt es zu Verspannungen der Schultergürtel-/Nacken- und Unterarmmuskulatur.

2. Durch die schlechte Sitzhaltung am Instrument (Totalflexion der Wirbelsäule) werden die Beschwerden während des Übens verstärkt.

8. Primäre orthopädische Gegebenheiten

Epicondylitis humeri radialis und ulnaris rechts. Trapeziussyndrom bds.

9. Sekundäre instrumentenbedingte Beschwerden

Koordinationsstörungen rechter Zeigefinger infolge chronischer muskulärer Überlastung.

10. Videoanalyse (Orthopäde/Musikermediziner)

Schlechte Sitzhaltung mit Kyphosierung der ganzen Wirbelsäule. Beide Schultern sind hochgezogen (rechts>links). Rechts deutliche Kokontraktion der Unterarmmuskulatur bds. (Abb. 2.28). Verlangsamung des rechten Ringfingers beim schnellen und kräftigen Anzupfen der Saite.

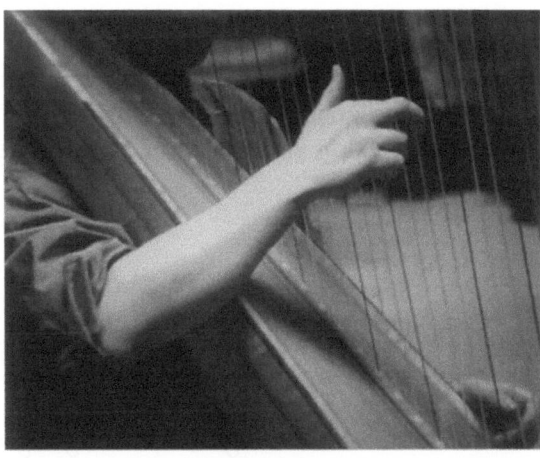

Abb. 2.28. Die Unterarmmuskulatur ist deutlich kontrahiert

11. Interdisziplinäre Befunde

Die routinemäßig durchgeführte neurologische Zusatzuntersuchung ergab keinen pathologischen Befund.

12. Klinisch-physikalische Untersuchung

Myotensive Überlastungszeichen der Unterarmmuskulatur bds. rechts>links mit Induration des M. extensor carpi radialis. Erhebliche Myogelosen im Bereich des M. trapezius pars descendens rechts>links. Verhärtung der rechtsseitigen Daumenballenmuskulatur.

13. Weiterführende Diagnostik

EMG, NLG motorisch und sensibel unauffällig.

14. Laboruntersuchungen

Nicht erforderlich.

15. Radiologische Untersuchungen

Die dreidimensionale statische und funktionale Wirbelsäulenanalyse ergab eine großbogige rechtskonvexe Seitverbiegung der LWS und BWS. Die segmentale Beweglichkeit war von BWK3 bis BWK11 sowohl bei Flexion als auch bei Extension deutlich eingeschränkt.

16. Diagnosen

- Myotensive Überlastung rechter Unterarm (Beuger- und -streckergruppe).
- Myotensive Überlastung rechter Daumenballen.
- Koordinationsstörung rechter Ringfinger.
- Großbogige rechtskonvexe Seitverbiegung der Wirbelsäule.
- Segmentale Hypomobilität der BWS.
- Myotensive Überlastung im Bereich des Schultergürtels.

17. Symptomatische Therapiemaßnahmen

- Allgemeine Haltungskorrektur.
- Manuelle Mobilisierung der BWS.
- Detonisierung der Trapezmuskulatur und der Unterarmmuskulatur bds.
- Physikalische Maßnahmen:
  - Niederfrequenz-Elektrotherapie.
  - Friktionsbehandlung.
  - Medikamentöse Maßnahmen nicht erforderlich.
- Sonstige Therapien:
  - Akupunktur.
  - Traditionelle chinesische Therapie.

18. Kausale Therapiemaßnahmen

- Verbesserung der Sitzhaltung am Instrument (Abb. 2.29). Entlastende Techniken für beide Arme. Rhythmisches Koordinationstraining.
- Therapie der FBL Klein-Vogelbach:
  - Hubfreie/hubarme Mobilisation der Brustwirbelsäule.
  - Kräftigung der Bauch- und Rückenmuskulatur.

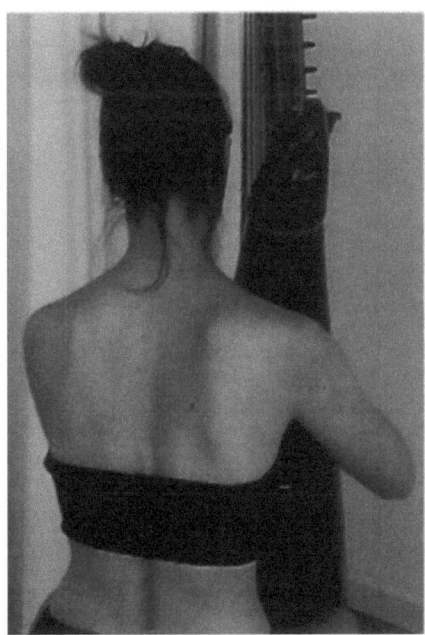

Abb. 2.29. Durch kausale Therapie korrekte Sitzhaltung am Instrument mit Symmetrie des Schultergürtels

- Bewegungen des Schultergürtels auf dem Brustkorb und des Brustkorbs unter dem Schultergürtel.
- Training der Feinmuskulatur von Schulter-, Ellbogen-, Hand- und Fingergelenken.
- Haltungsschulung.
- Entlastungstellungen.

19. Sonstige physiotherapeutische Maßnahmen

Keine.

20. Abschlußuntersuchung und Ergebnis

Abschlußuntersuchung im März 1996. Stabilisierung der Körperhaltung und Verbesserung der Sitzhaltung am Instrument. Noch leichte Beschwerden im Bereich des rechten Ellbogens. Die Koordination hat sich wesentlich verbessert. Bei weiterer konsequenter Therapie in enger Kooperation mit der verantwortlichen Harfenprofessorin und entsprechender Technikumstellung war die Patientin im Herbst 1996 wieder voll spielfähig und konnte ihr Harfenstudium im Sommer 1997 ordnungsgemäß beenden.

Schlaginstrumente

Schlagzeug

Der Schlagzeuger C.S. hatte nach einem handchirurgischen Eingriff im Bereich des rechten Armes (Diagnose: Nerveneinengung) zunächst keine Schmerzen mehr. Bei Wiederaufnahme seiner Tätigkeit traten jedoch ähnliche Schmerzen wie vor der Operation auf.

1. Personalien

Patient: C.S.
Alter: 58 Jahre
Geschlecht: männlich
Beruf: Schlagzeuger
Instrumente: Schlagzeug, Pauke
Erstuntersuchung: Oktober 1994

2. Musikanamnese

Schlagzeugunterricht seit dem 10. Lebensjahr. Bis zum Abitur drei Lehrer. Dann 6 Jahre Studium an einer Musikhochschule. Seit Studienabschluß bis heute in verschiedenen Kulturorchestern tätig.

3. Übezeit

Früher 2–3 Stunden, z.Z. 1 Stunde.

4. Literatur

Beethovens Sechste Symphonie, Pastorale; Maurice Ravel, Boléro.

5. Medizinisch-orthopädische Anamnese

Der Patient litt seit ca. 25 Jahren an rezidivierende Belastungsbeschwerden im Bereich des rechten Armes, seit einem Jahr an erheblichen Beschwerden im gesamten rechten Arm mit Schmerzausstrahlung vor allem in die Streckseite des rechten Unterarmes.
Im Mai 1994 sei ein Supinatorsyndrom diagnostiziert worden. Im Juni 1994 erfolgte dann die Operation durch einen Handchirurgen (Neurolyse des Ramus profundus des N. radialis im Supinatorkanal). Mit Beginn der Orchestersaison im September habe er wieder angefangen zu spielen. Bereits nach vier Tagen habe er wieder Schmerzen im rechten Arm verspürt.

6. Orthopädische Untersuchung

Beckengradstand. Deutliche Kyphoskoliose der BWS. Hyperlordose der LWS.
- *HWS-Beweglichkeit:* eingeschränkt. Rotation re/li 60/0/50°. Kinn-Brustbein-Abstand 3 cm. Seitneigung re/li 20/0/20°. Erheblicher Trapeziushartspann bds. (Abb. 2.30).
- *BWS:* Druckschmerz Dornfortsätze der BWS von Th2–Th7. Vermehrte BWS-Kyphose.
- *LWS:* erhebliche Hyperlordose. Druck- und Klopfschmerz im Bereich des lumbosakralen Übergangs. Deutlicher Druckschmerz im Bereich des rechten Ileosacralgelenkes ohne Blockierungszeichen.

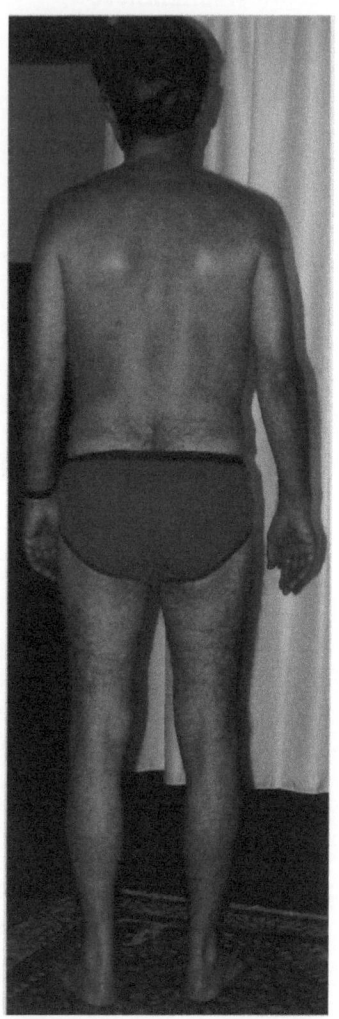

Abb. 2.30. Vorgezogener Hals; typischer Knick zwischen dem 7. Halswirbel und dem 1. Brustwirbel. Die Trapeziusmuskulatur ist auf beiden Seiten verhärtet. Rundrücken

- *Obere Extremität:*
    - Erheblicher Druckschmerz im Bereich des rechten Supraspinatusansatzes.
    - Schulter:
        - Beweglichkeit der rechten Schulter seitwärts/körperwärts (Abduktion/Adduktion): 50/0/30°.
        - Vorwärtsheben/Rückwärtsheben (Elevation/Retroversion): 160/0/30°.
        - Außenrotation/Innenrotation: 40/0/80°.

2.2 Beispiele aus der Praxis

- ○ Ellbogen: deutlicher Druckschmerz am Epicondylus humeri radialis rechts. Chairtest rechts positiv, links negativ. Reizlose Narben rechter proximaler Unterarm nach Supinatoroperation.
- ○ Hand:
  - Handgelenksbeweglichkeit bds. frei.
  - Fingerspiel regelrecht.
  - Grob- und Präzisionsgriff intakt.
- *Untere Extremität:*
  - ○ Deutlicher Leistendruckschmerz und Trochanterdruckschmerz rechts.
  - ○ Beweglichkeit der rechten Hüfte:
    - Extension/Flexion 0/0/110°.
    - Abduktion/Adduktion 50/0/30°.
    - Außenrotation/Innenrotation 30/0/20°. Innenrotation endgradig schmerzhaft.
  - ○ Kniegelenke:
    - Geringes retropatellares Reiben.
    - Zohlenzeichen bds. negativ.
    - Bandhalt beider Kniegelenke stabil.
    - Meniskuszeichen bds. negativ.
    - Füße: Senk-Spreizfuß bds.

7. Funktioneller Status FBL Klein-Vogelbach

- *Konstitution:*
  +Oberlänge, (+KA Brustkorb).
  +Spurbreite, −Abstand der Schultergelenke (Abduktionssyndrom der Schultergelenke).
  +Sagittotransversaler Durchmesser auf Nabelhöhe.
- *Beweglichkeit:*
  - ○ Wirbelsäule:
    Flexion Lendenwirbelsäule, mittlere/obere Brustwirbelsäule wenig eingeschränkt, Halswirbelsäule stark eingeschränkt, Extension mittlere/obere Brustwirbelsäule stark eingeschränkt.
    Latrealflexion gesamthaft eingeschränkt, Rotation untere Brustwirbelsäule bds. vermindert, Halswirbelsäule bds. eingeschränkt.
  - ○ Hüftgelenke:
    Rechts: Flexion/Extension 120/0/0°, Innen-/Außenrotation 15/0/20°, Abduktion/Adduktion 15/0/25°.
    Links: unauffällig.

- Schultergelenke:
  Rechts: Flexion/Außenrotation/Abduktion endgradig eingeschränkt und schmerzhaft.
  Links: unauffällig.
  Ellbogengelenke: Pronation/Supination bds. endgradig eingeschränkt.
- Nackenkyphose: ausgeprägt von Th3–C5 reichend.
- Sitzkyphose: Langsitz Spreizsitz Schneidersitz ++.
- Muskelverkürzungen: M. rectus femoris, M. iliopsoas, M. piriformis, Adduktoren rechts>links.
- *Statik:*
  Von der Seite:
  Thorakaler Rundrücken.
  Vermehrte Dorsalextension in den oberen Sprunggelenken, Vorneigung der Bein- und Beckenlängsachse.
  Verstärkte Kyphose der Brustwirbelsäule.
  Extensionssyndrom der Schultergelenke bei +Flexion der Unterarme im Ellbogen.
  Vermehrte Lordose der Halswirbelsäule, Flexion in den oberen Kopfgelenken.
  Von hinten/vorn:
  Divergenz rechts mehr als links.
  Diskrete Lateralflexion der mittleren/oberen Brustwirbelsäule links konkav.
  Schulterhochstand links.
  Schultervorstand rechts.
  Positive Rotation des Kopfes.
- Gewichtsverteilung in bezug auf die mittlere Frontalebene: Vorfußbelastung, Kopf vorn.
- Schubbelastungen:
  Cervikal: von oben schiebt das Kopfgewicht nach vorn unten.
- Muskeltonus: Hypertonus der Schultergürtel/Nackenmuskulatur reaktiv auf das Kopf- und Armgewicht.
- *Gangtest:* Die reaktive Schrittauslösung fehlt, Störung der Abrollung während der Standbeinphase rechts im Sinne einer vermehrten Rotation des Beckens im Standbeinhüftgelenk, diskreter Duchenne auf dem rechten Standbein.
- *Sitzverhalten:* +Extension des Beckens in den Hüftgelenken, dadurch Totalflexion der WS.
- *Atmung:* funktionelle Fehlatmung, die sternocostalen Atembewegungen und das Vorwölben des Oberbauchs beim Abflachen des

Zwerchfells sind vermindert. Das Brustkorbgewicht hängt vermehrt an den Scaleni-Muskeln.
- *Funktionelles Problem:*
  1. Das konstitutionell bedingte Abduktionssyndrom der Schultergelenke führt zu einer Dauerbelastung der Schultergürtel-/Nackenmuskulatur (Trapezius, Levator, Deltoideus, Supraspinatus).
  2. Die schlechte Statik der Brustwirbelsäule verhindert ein gutes Aufliegen des Schultergürtels auf dem Brustkorb. Die Schultergürtelmuskulatur kann so ihre widerlagernden Funktionen bei manuellen Tätigkeiten nicht erfüllen. Die Folge ist eine vermehrte Belastung der Ober- und Unterarmmuskulatur, was die Schmerzen im Unterarmbereich während des Spielens erklärt.
  3. Die schlechte Sitzhaltung, verursacht durch die Bewegungseinschränkungen der Hüftgelenke, verstärkt die Problematik. Es ist verständlich, daß der Patient schon nach kurzer Zeit Schmerzen beim Spielen hat.

8. Primäre orthopädische Gegebenheiten

Rumpfmuskelinsuffizienz Grad I nach Matthiaß (Haltungsschwäche), Kyphoskoliose der BWS.

9. Sekundäre instrumentenbedingte Beschwerden

Überlastungsbeschwerden rechter Arm. Ein Supinatorsyndrom (Einengung des tiefen Astes des N. radialis) wurde bereits operiert. Darüber hinaus liegen jedoch eine Rotatorenmanschettentendinose rechts sowie eine rechtsseitige Epicondylitis humeri radialis vor. Diese Überlastungsbeschwerden müssen eindeutig im Zusammenhang mit dem Schlagzeugspiel gesehen werden.

10. Videoanalyse (Orthopäde/Musikermediziner)

Der Patient sitzt mit Rundrücken. Beide Schultern werden nach vorne gezogen. Die rechte Schulter wird vermehrt nach oben gezogen, und der Arm ist vom Körper abgespreizt. Im Bereich des Unterarms deutliche Anspannung der Streckmuskulatur. Dadurch Fixierung des rechten Handgelenkes in Handgelenksüberstreckung. Bei Ravels Boléro kann der Patient den ostinaten Rhythmus nicht gleichmäßig halten.

Er schüttelt während des Spiels immer wieder den rechten Arm aus, um „zu lockern".

11. Interdisziplinäre Befunde

Eine neurologische Kontrolluntersuchung ergab weder Hinweise auf eine radikuläre Symptomatik im Cervikalbereich noch auf eine Kompression bzw. Schädigung des Ramus profundus des N. radialis.

12. Klinisch-physikalische Untersuchung

Deutliche Überlastung des rechten M. supraspinatus. Deutliche myotensive Überlastung des M. extensor carpi radialis und ulnaris. Blokkierungen der HWS konnten ausgeschlossen werden.

13. Weiterführende Diagnostik

Nicht erforderlich.

14. Laboruntersuchungen

Nicht erforderlich.

15. Radiologische Untersuchungen

- *Rechte Schulter in zwei Ebenen:* Ansatzverdichtung und Sklerosierung im Bereich des Supraspinatusansatzes.
- *Sonographie der rechten Schulter:* deutlicher Verschleiß der Supraspinatussehne. Geringer Erguß im Bereich der Bursa subacromialis (Schleimbeutel unter der Schulterblatthöhle). Kalkspritzer im Bereich der Supraspinatussehne.
- *BWS in zwei Ebenen:* rechts konvexe Seitverbiegung der BWS. Vermehrte Kyphose. Geringer Verschleiß.
- *Beckenübersicht und rechte Hüfte Lauenstein:* ausgeprägte Hüftarthrose mit Verschmälerung des Gelenkspaltes, Hüftkopfentrundung mit Geröllzysten im Bereich der Belastungszone.

16. Diagnosen

- Myotensive Überlastung des rechten Armes mit Epicondylitis humeri radialis, aktivierter Periartopathia humeroscapularis calcarea und Supinatorsyndrom durch Übertrainierung der Muskulatur (operiert und ausgeheilt).
- Hüftarthrose rechts.

17. Symptomatische Therapiemaßnahmen

- Haltungskorrektur allgemein.
- Physikalische Maßnahmen:
  - Ultraschallbehandlung rechte Schulter.
  - Elektrotherapie rechter Ellbogen.
  - Heiße Rolle.

18. Kausale Therapiemaßnahmen

- Entlastende Techniken am Instrument, vorsichtiges Koordinationstraining, Entspannungstechniken.
- Therapie der FBL Klein-Vogelbach:
  - Hubfreie/hubarme Mobilisation der Teilsteifigkeiten der Wirbelsäule, insbesondere der BWS.
  - Mobilisierende Massage BWS, Schultergürtel- und Nackenbereich.
  - Entlastungsstellungen.
  - Widerlagernde Mobilisation Humeroscapulargelenk, Mobilisation Humeruskopf.
  - Widerlagernde Mobilisation der Hüftgelenke.
  - Funktionelles Atemtraining.
  - Haltungsschulung.

19. Sonstige physiotherapeutische Maßnahmen

Keine.

20. Abschlußuntersuchung und Ergebnis

März 1995: Der Patient ist beschwerdefrei. Die normale Orchesterarbeit verläuft wieder ungestört. Bei schwierigen Passagen fällt es ihm noch schwer, in der Entlastungshaltung des rechten Armes zu bleiben.

Literatur

Klein-Vogelbach S (1993) Therapeutische Übungen zur funktionellen Bewegungslehre, 3. Aufl. Springer, Berlin Heidelberg New York Tokyo

Klein-Vogelbach S, Lahme A, Spirgi-Gantert I (2000) Musikinstrument und Körperhaltung. Eine Herausforderung für Musiker, Musikpädagogen, Therapeuten und Ärzte. Gesundheitsvorsorge im Musikeralltag. Springer, Berlin Heidelberg New York Tokyo

Klein-Vogelbach S, Werbeck B, Spirgi-Gantert I (2000) Funktionelle Bewegungslehre, Bewegung lernen und lehren. Springer, Berlin Heidelberg New York Tokyo

2.2.2
Zusammenfassung, Bewertung, statistische Daten
(Albrecht Lahme)

Als leitender Arzt des „Europäischen Instituts für Bewegungsphysiologie – Musikermedizin, Tänzermedizin und Sportmedizin – in Verbindung mit der Hochschule für Musik und Theater München" hat der Autor die Untersuchungsergebnisse eines Kollektivs ausgewählter Patienten, bei denen es sich vorwiegend um Musiker handelt, katalogisiert. Der Beobachtungszeitraum umfaßte ca. 4 Jahre.

Ergebnisse

Die hier aufgeführten Daten stammen ausschließlich von Berufsmusikern. Untersucht wurden 88 Streicher (78 hohe, 10 tiefe) und 40 Bläser. Die häufigsten Beschwerden wurden im Bereich der *Bewegungsorgane* festgestellt. Dabei kam der Autor zu folgenden Ergebnissen:
- Unter *Überlastungsbeschwerden* leiden 28% der hohen Streicher, 60% der tiefen Streicher und 10% der Bläser.
- Im *Nackenbereich* haben 52% der hohen, 80% der tiefen Streicher und 45% der Bläser Beschwerden.
- Im *Schulterbereich* haben 59% der hohen, 60% der tiefen Streicher und 35% der Bläser Probleme.

- Unter *Epicondylitis* (siehe Abschn. 1.1.2, S. 55) leiden 59% der hohen, 40% der tiefen Streicher und 35% der Bläser.
- Im Bereich der *Handgelenke* und der *Hand* konnten bei den hohen Streichern bei insgesamt 18%, bei den tiefen Streichern bei 40% und bei den Bläsern bei 10% Beschwerden festgestellt werden.
- Im Bereich der Kiefergelenke hatten 22% der hohen Streicher und 5% der Bläser Beschwerden.

Diese Ergebnisse sind in Abb. 2.31 nochmals vergleichend dargestellt.

Diskussion

Die Ergebnisse der Studie lassen darauf schließen, daß es bei Streichern am häufigsten zu Erkrankungen vor allem im Bereich der Bewegungsorgane kommt. Über den Zusammenhang von Beschwerden und Übezeit bzw. Spieldauer läßt sich bei den untersuchten Musikern keine signifikante Aussage machen.

Mögliche Beschwerdeursachen

Die spezifischen Arten der *statischen und dynamischen Belastung* bei Orchestermusiker sind abhängig vom gespielten Instrument. Im einzelnen ergeben sich folgende Punkte:

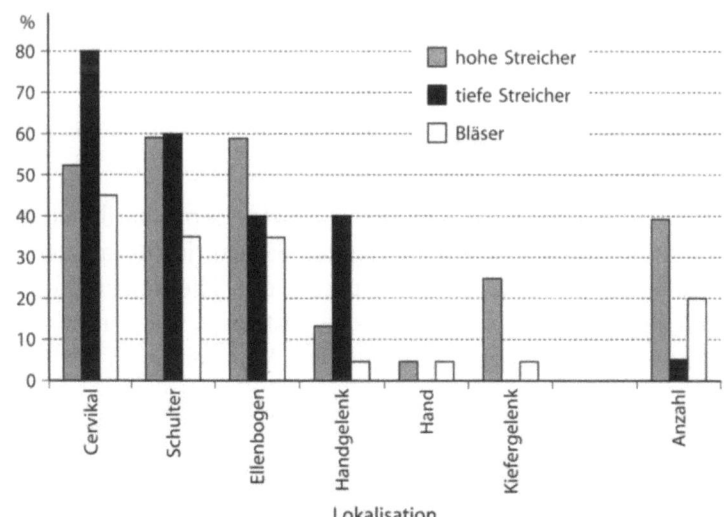

Abb. 2.31. Häufigkeit der Beschwerden bei hohen/tiefen Streichern und Bläsern (Siemon et al. 1997)

- *Statische Faktoren:*
  - Die sitzende Tätigkeit ohne ausreichende Bewegungsmöglichkeit des Rumpfes stellt eine erhebliche Belastung für die Wirbelsäule dar. Dies gilt sowohl für Streicher als auch für Bläser. Zu berücksichtigen ist auch der Platz, den der einzelne Musiker im Orchestergraben oder auf dem Podium zur Verfügung hat.
  - Geiger und Bratscher halten ihr Instrument oftmals, indem sie es mit dem Kinn auf die linke Schulter drücken. Durch die Drehung und Seitneigung des Kopfes entsteht eine unphysiologische Belastung für die Halswirbelsäule. Zur Haltungsverbesserung wurde die Kieferwinkelstütze nach Lahme (Lahme et al. 2000) entwickelt.
  - Die Sitzhaltung des Cellisten wird weitgehend durch den Abstand des Cellokorpus zum im Wirbelkasten ganz unten rechts plazierten Saitenwirbel bestimmt. Meist ist dieser Abstand sehr gering, und der Cellist krümmt seine Halswirbelsäule vermehrt nach vorn. Aus diesem Grund gibt es bereits Anregungen, die einzelnen Saitenwirbel zu vertauschen, d.h. den D- und den A-Saitenwirbel nach unten und den G- und den C-Saitenwirbel nach oben zu versetzen.
  - Im Unterschied zu den tiefen Streichern müssen hohe Streicher Bogen- und Greifarm ständig gegen die Schwerkraft anheben, was zu vermehrten Schulterbeschwerden führt.
- *Dynamische Faktoren:*
  - Im Vordergrund steht bei allen Instrumentalisten die Fingerbewegung und beim Streicher zusätzlich die Streichbewegung im Bogenarm. Dies erfordert eine genaue Koordination der Bewegungsabläufe.

Behandlungsvoraussetzungen

Aufgrund der genannten Beschwerdesymptomatik ist der *Orthopäde* der von Musikern am häufigsten konsultierte Facharzt. Die meisten Musiker sind jedoch der Ansicht, die Therapieempfehlung sei nicht auf ihre spezielle Problematik abgestimmt. Dazu müßte der Arzt über eine zusätzliche Fachausbildung zu Musikerfragen verfügen.

Ein Musikerpatient mit Sehnenscheidenentzündung oder Entzündung im Ellenbogen oder Schulterbereich erhält von einem Arzt ohne Fachausbildung für Musikerfragen die Therapieempfehlung, seinen Arm einige Wochen ruhig zu halten. Falls sich der Musiker überhaupt an diese Empfehlung hält, wird er nach dieser Zeit um so mehr üben, so daß die Beschwerden gleichermaßen – oft sogar noch verstärkt – wieder auftreten.

Besonders beim Musiker (auch beim Laienmusiker) muß die Therapie also auf das immer wiederkehrende Bewegungsmuster abgestimmt sein. Deshalb sind vorbeugende Maßnahmen wie spezielle Streichergymnastik und andere krankengymnastische Ansätze wie Haltungsschulung zu befürworten. Wünschenswert wäre eine intensive Zusammenarbeit des behandelnden Orthopäden mit Neurologen, Physiotherapeuten und Instrumentaldozenten der Musikhochschule, wie sie in unserem Institut bereits seit einigen Jahren erfolgreich praktiziert wird.

Literatur

Klein-Vogelbach S, Lahme A, Spirgi-Gantert I (2000) Musikinstrument und Körperhaltung. Eine Herausforderung für Musiker, Musikpädagogen, Therapeuten und Ärzte. Gesundheitsvorsorge im Musikeralltag. Springer, Berlin Heidelberg New York Tokyo

Siemon B, Jüsten HP, Wessinghage D (1997) Überlastungsbeschwerden an Stütz- und Bewegungsorganen bei Musikern im Laienorchester (Vortrag im Mai beim süddeutschen orthopädischen Kongreß, Baden-Baden)

2.3
Weiterführende Diagnostik

In diesem Abschnitt werden Diagnosemöglichkeiten beschrieben, die eine funktionelle Analyse des Musikers während des Instrumentalspiels erlauben, ohne den Patienten dabei einer Strahlenbelastung auszusetzen. Untersucht werden kann so z. B. das Verhalten des Kiefergelenks bei Bläsern mit und ohne Mundstück. Die Kernspintomographie (Abschn. 2.3.1) und die dreidimensionale computergesteuerte Haltungs- und Bewegungsanalyse (Abschn. 2.3.2) sind somit als sinnvolle Ergänzung zu den bisher beschriebenen Diagnosemöglichkeiten zu verstehen. Auch die digitale Bildgebung, die das bisherige Röntgen abgelöst hat, vereinfacht in sinnvoller Weise die Diagnostik der Wirbelsäule (Abschn. 2.3.3).

2.3.1
Kernspintomographie
(Albrecht Lahme)

Die Kernspintomographie ist eine neue diagnostische Methode ohne Strahlenbelastung. Vereinfacht ausgedrückt wird der Patient, der in einem Kernspintomographen untersucht wird, einem starken Magnetfeld ausgesetzt. Dabei werden gewisse magnetische Wirkungen im Körper hervorgerufen, die zu einem meßbaren Signal führen. Um diese magnetischen Wirkungen verstehen zu können, bedarf es einiger physikalischer Grundlagen. Dabei wird die Aufmerksamkeit auf die kleinsten Teilchen im Körper gerichtet: auf die *Atome* und ihre Bestandteile. Viele dieser Atome sind magnetisch.

Physikalische Grundlagen

Atome bestehen aus einer Elektronenhülle und einem Kern. Ein Atomkern setzt sich gewöhnlich aus zwei Arten von Kernteilchen zusammen:
- den positiv geladenen Protonen und
- den neutral geladenen Neutronen.

Der Kern des *Wasserstoffatoms* ist der einfachste der natürlich vorkommenden Atomkerne, da er nur aus einem einzigen Proton besteht. Atomkern und Proton sind hier identisch. Wasserstoff hat für die Kernspintomographie zwei wesentliche *Vorteile:*
- Es ist das im menschlichen Körper am häufigsten vorkommende Element.
- Es ist das empfindlichste Atom für die Magnetresonanz.

Aus diesem Grunde werden in der medizinischen Kernspintomographie ausschließlich die Protonen des Wasserstoffs zur Bildgebung benutzt. Die Ursache für den Magnetismus der kleinsten Teilchen besteht in ihrer charakteristischen Eigenschaft, dem sog. *Spin*. Vereinfacht ausgedrückt bedeutet Spin die Rotation eines Teilchens um seine eigene Achse, ähnlich der Rotation der Erde um ihre Achse. Jedes Teilchen mit einem Spin ist magnetisch.

Funktionsweise

Im Gegensatz zur konventionellen Röntgendiagnostik wird bei der Kernspintomographie zur Bildgebung keine ionisierende Strahlung verwendet. Man mißt vielmehr die Energie, die in Form von elektromagnetischen Wellen aus dem Körper austritt, wenn ein starkes Magnetfeld von außen angelegt wird bei Relaxation des durch einen kurzen Hochfrequenzimpuls angeregten Kernspins.

Die Signale einer Körperschicht, die aus verschiedenen Aufnahmepositionen abgetastet wird, lassen sich mit Hilfe eines Rechners zu einem zwei- oder dreidimensionalen Bild zusammensetzen. Es können auch frontale und sagittale Schnittbilder errechnet werden. Wenn man einen sog. supraleitenden Magneten benutzt, der sich besonders zur Erzeugung stabiler Magnetfelder eignet, kann man Bilder mit einer sehr hohen Auflösung bekommen und damit auch kleine anatomische Strukturen gut darstellen.

Die besondere Bedeutung dieses Verfahrens liegt darin, daß sich damit unterschiedliche Gewebe, besonders Nervengewebe, Muskeln, Sehnen, Bandscheiben und innere Organe darstellen lassen.

2.3.2
Dreidimensionale computergesteuerte Haltungs- und Bewegungsanalyse
(Albrecht Lahme)

Neben der inzwischen allgemein verbreiteten Kernspintomographie setzt sich in letzter Zeit eine weitere Untersuchungsmethode durch: die auf Ultraschall basierende dreidimensionale computergesteuerte Körperhaltungs- und Bewegungsanalyse.

Ein Vorteil der dreidimensionale computergesteuerte Haltungs- und Bewegungsanalyse gegenüber der Kernspintomographie besteht darin, daß sich mit dieser Methode auch funktionelle Störungen erkennen lassen.

Die dreidimensionale computergesteuerte Körperhaltungs- und Bewegungsanalyse ermöglicht folgende Untersuchungen:
- *Statische Wirbelsäulenanalyse:*
  - genaue Darstellung der Wirbelsäulenform in allen drei Ebenen;
  - Analyse des Beckenstands, des Verhältnisses zwischen Schulter und Beckengürtel und der gesamten Rumpfneigung (Abb. 2.32 a, b).

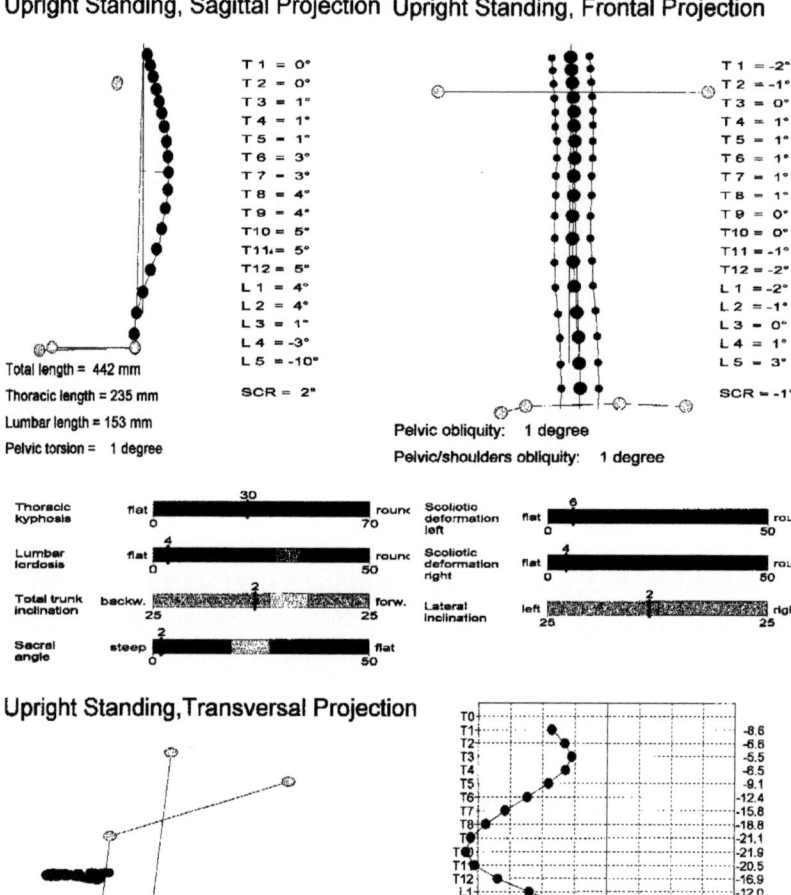

Abb. 2.32. a Dreidimensionaler Wirbelsäulenbefund eines 23jährigen Geigers ohne Instrument. **b** Änderung der Wirbelsäulenstatik mit Instrument

2.3 Weiterführende Diagnostik

Upright standing, sagittal projektion

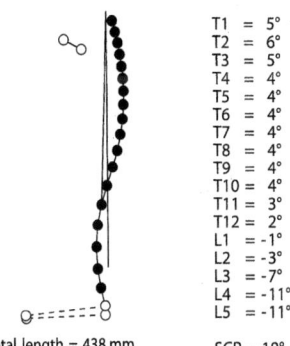

T1	= 5°
T2	= 6°
T3	= 5°
T4	= 4°
T5	= 4°
T6	= 4°
T7	= 4°
T8	= 4°
T9	= 4°
T10	= 4°
T11	= 3°
T12	= 2°
L1	= -1°
L2	= -3°
L3	= -7°
L4	= -11°
L5	= -11°

Total length = 438 mm
Thoracic length = 233 mm
Lumbar length = 151 mm
Pelvic torsion = 3 degree

SCR = 18°

Upright standing, frontal projektion

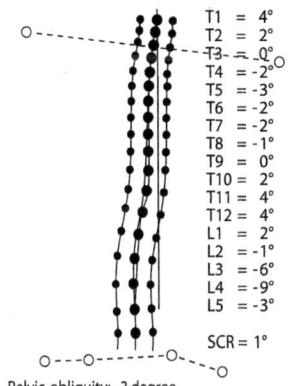

T1	= 4°
T2	= 2°
T3	= 0°
T4	= -2°
T5	= -3°
T6	= -2°
T7	= -2°
T8	= -1°
T9	= 0°
T10	= 2°
T11	= 4°
T12	= 4°
L1	= 2°
L2	= -1°
L3	= -6°
L4	= -9°
L5	= -3°

SCR = 1°

Pelvic obliquity: 3 degree
Pelvic/shoulders obliquity: 4 degree

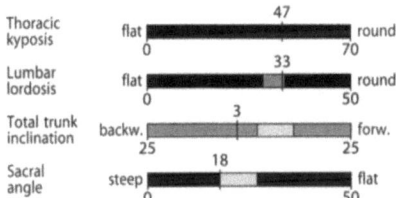

Thoracic kyposis: flat 0 — 47 — round 70
Lumbar lordosis: flat 0 — 33 — round 50
Total trunk inclination: backw. 25 — 3 — forw. 25
Sacral angle: steep 0 — 18 — flat 50

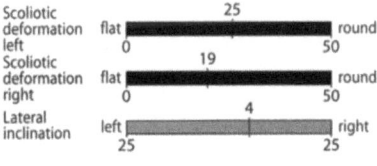

Scoliotic deformation left: flat 0 — 25 — round 50
Scoliotic deformation right: flat 0 — 19 — round 50
Lateral inclination: left 25 — 4 — right 25

Upright standing, transversal projektion

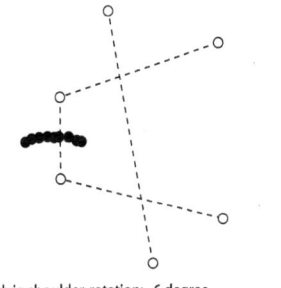

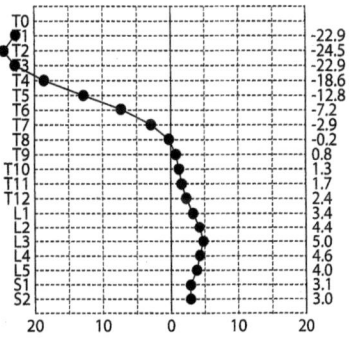

T0	
T1	-22.9
T2	-24.5
T3	-22.9
T4	-18.6
T5	-12.8
T6	-7.2
T7	-2.9
T8	-0.2
T9	0.8
T10	1.3
T11	1.7
T12	2.4
L1	3.4
L2	4.4
L3	5.0
L4	4.6
L5	4.0
S1	3.1
S2	3.0

b Pelvic-shoulder rotation: 6 degree

Abb. 2.32 b

- *Dynamische Wirbelsäulenanalyse:*
  - genaue Feststellung der Beweglichkeit der einzelnen Wirbelsäulenabschnitte/Wirbel. Dadurch lassen sich erstmals auch Blockierungen bzw. Überbeweglichkeiten im Bereich der einzelnen Wirbelsegmente exakt nachweisen (Abb. 2.33).

Die weltweit neuartige Methode bietet insbesondere auch für die Analyse der Feinmotorik des Musikers äußerst interessante Möglichkeiten.

Funktionsweise

Zur *statischen Wirbelsäulenanalyse* werden die Dornfortsätze der Wirbelsäule mit einem Kugelschreiber markiert. Anschließend fährt man mit einem Taststift (Sender für Ultraschall) die Wirbelsäulenkrümmungen ab. Die Krümmungen ergeben verschiedene Laufgeschwindigkeiten des Ultraschalls, die vom Sender (Taststift) zum Empfänger (Sensor und Computer) geleitet werden. Die verschiedenen Laufgeschwindigkeiten werden dann im Rechner verarbeitet und dreidimensional analysiert.

Zur *dynamischen Wirbelsäulenanalyse* wird der Patient an den Dornfortsätzen mit sog. Testmarkern (kleinen Sendern) verkabelt. Danach muß er den Rumpf jeweils dreimal nach rechts und nach links zur Seite neigen und abschließend eine Rumpfbeuge nach vorne machen. Mit dieser Untersuchung kann der gesamte Bewegungsablauf nach den Kriterien Symmetrie, Bewegungskoordination und segmentale Mobilität beurteilt werden. Die Gesamtbeweglichkeit der Wirbelsäule wird automatisch errechnet und im Report ausgegeben.

Weitere Anwendungsbereiche (Feinmotorikanalyse, Ganganalyse)

Mit der gleichen Meßmethode lassen sich neuerdings auch *Bewegungs- bzw. Koordinationsstörungen der oberen Extremitäten* nachweisen. Dafür befestigt man zwei Testmarker z.B. oberhalb und unterhalb des Ellbogenspaltes und läßt dann den Musiker den Arm im Ellbogengelenk beugen und strecken. Diese Untersuchung ist auch mit dem Instrument möglich; dadurch lassen sich z.B. Koordinationsstörungen der Bogenhand bei hohen und tiefen Streichern exakt analysieren (Abb. 2.34).

In Kombination mit einem Laufband läßt sich zudem eine genaue *Ganganalyse* erstellen. Diese Analyse ist vor allem zur Diagnostik bei

2.3 Weiterführende Diagnostik

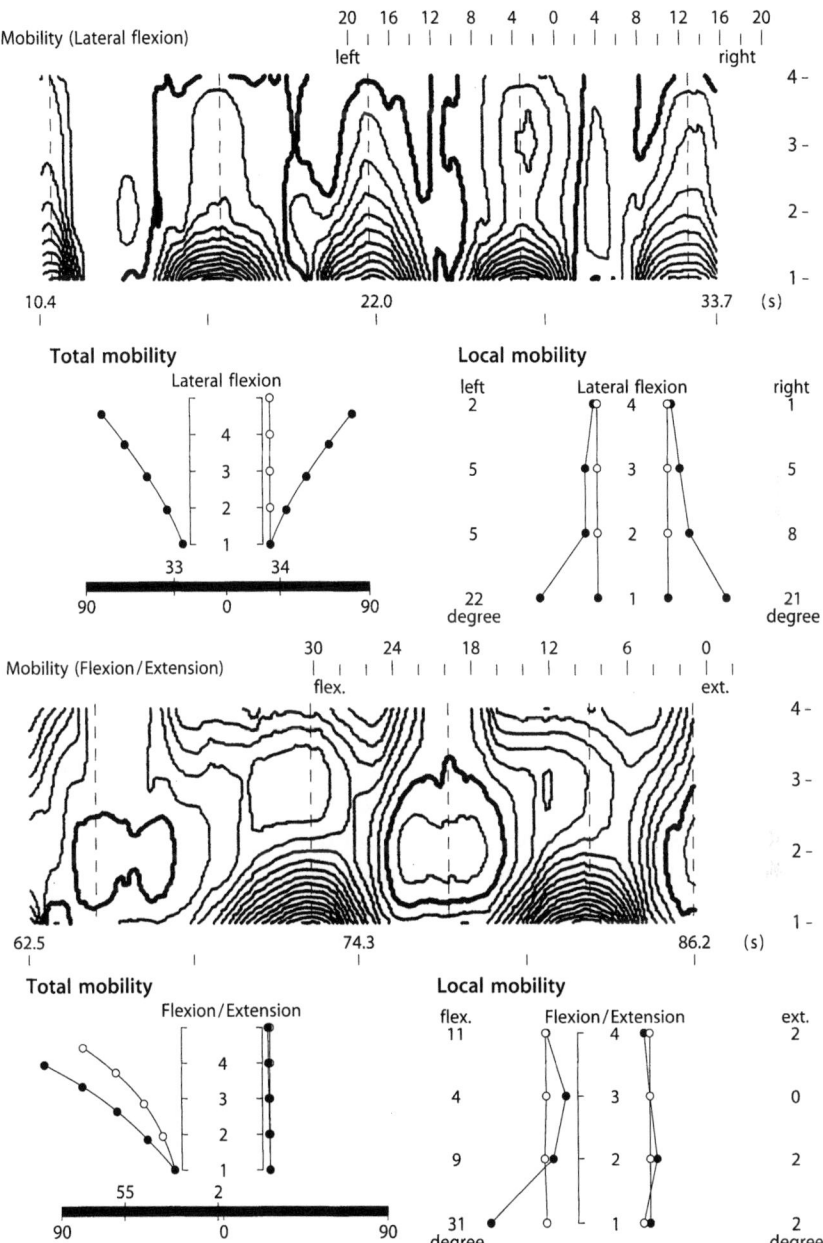

Abb. 2.33. Wirbelsäulenfunktionsbefund einer 35jährigen Querflötistin ohne Instrument. Gemessen wird die Gesamtbeweglichkeit (total mobility) bei der Seitneigung nach rechts, links und bei der Rumpfbeuge sowie die Beweglichkeit in den einzelnen Wirbelsäulenabschnitten (segmentale Beweglichkeit; local mobility)

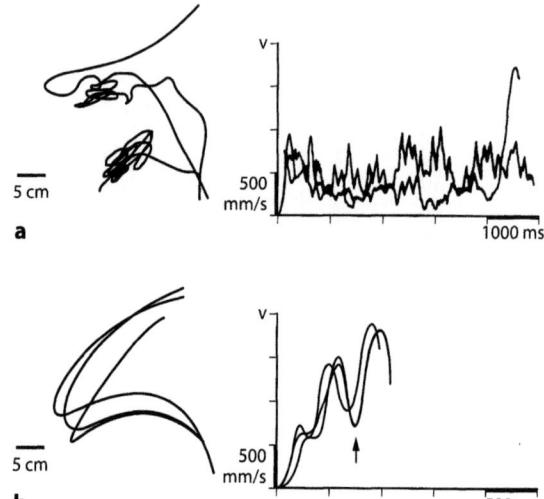

Abb. 2.34. a Gestörte Feinmotorik beim Greifen. **b** Ungestörte Feinmotorik beim Greifen mit homogenem Bewegungsablauf

Sportlern bzw. Ballettänzerinnen und -tänzern sinnvoll und notwendig. Bei dieser Untersuchung werden jeweils an der Ferse und im Vorfußbereich dünne Fußkontaktschalter aufgeklebt. Dann wird die rechte und die linke Körperseite jeweils von der Hüfte bis zu den Zehen vermessen.

Bei der Ganganalyse werden automatisch die Gelenkwinkel, die Fußrotation (Drehung) sowie die Seitenbewegung der unteren Extremitäten als Kurven über der Zeit und als Maximalwerte dargestellt (Abb. 2.35). Die einzelnen Schrittphasen, die Schrittlängen und die mittlere Geschwindigkeit werden automatisch ausgewertet. Informationen über Instabilitäten ergeben sich aus den gemittelten und normierten Kurven aller Einzelschritte und aus deren Standardabweichungen.

2.3.3 Digitale Bildgebung
(Albrecht Lahme)

Ein ganz aktuelles und auch neuerdings in unserem Institut (Europäisches Institut für Bewegungsphysiologie) angewendetes Verfahren ist die digitale, EDV-gestützte Bildgebung als Alternative zum bisherigen Röntgen.

2.3 Weiterführende Diagnostik

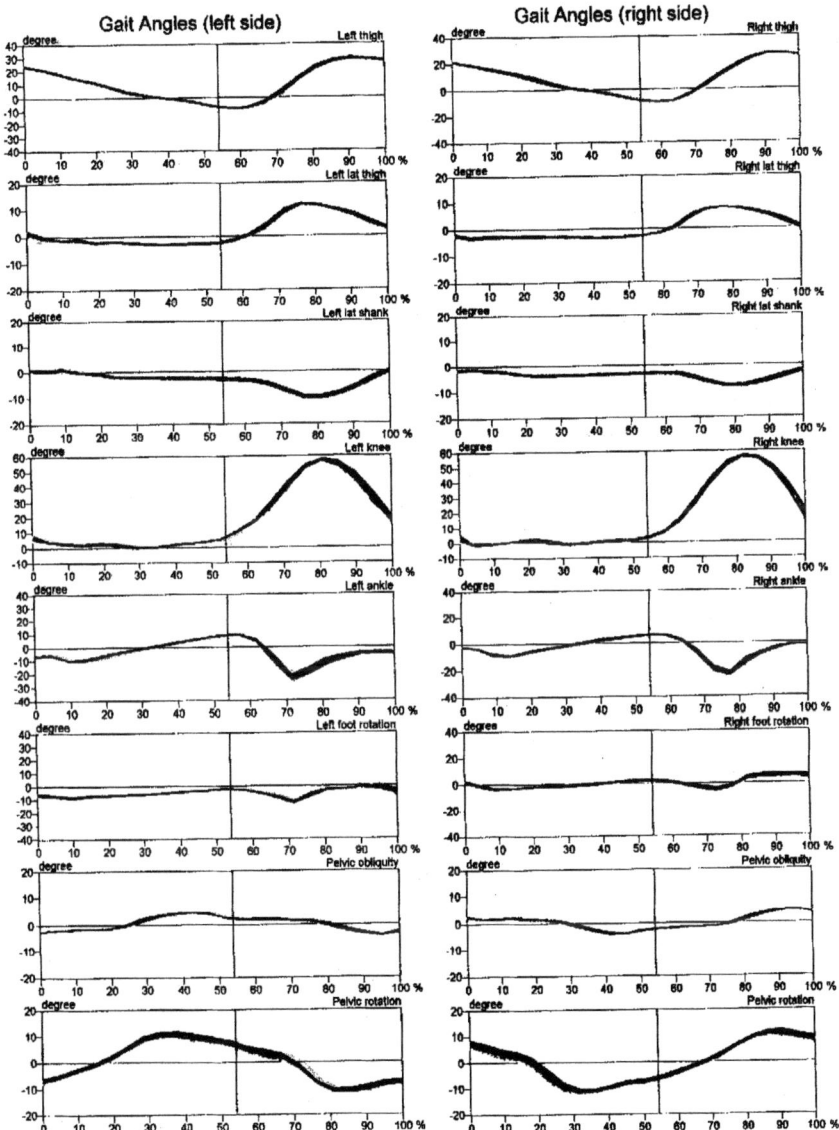

Abb. 2.35. Änderungen der Becken- und Gelenkwinkel bei den einzelnen Schrittphasen im Seitenvergleich

Bei der digitalen Bildgebung ist die Strahlenbelastung um bis zu 90 Prozent geringer als beim konventionellen Röntgen.

Funktionsweise

Durch neuartige Folien, die immer neu belichtet werden können, sind keine Röntgenfilme mehr nötig. Außerdem entsteht so gut wie keine Streustrahlung mehr – die Art von Strahlung, die zur Strahlenbelastung führt. Die Entwicklung läuft über einen lasergesteuerten Scanner, der das gewünschte Bild in zwei bis fünf Minuten entwickelt.

Nach der Entwicklung erscheint das fertige Bild auf dem Monitor. Es kann dort noch bearbeitet und verfeinert werden. In der gleichen Sitzung lassen sich – anders als beim bisherigen konventionellen Röntgen – zusätzlich auch das Knochenrelief und die Knochendichte beurteilen (Abb. 2.36). Die gewonnenen Bilder können auch farbig bearbeitet werden.

Neben der nur noch minimalen Strahlenbelastung hat dieses Verfahren noch zwei weitere Vorteile: Man kann dem Patienten das Bild als Diskette mit nach Hause geben, und es entstehen keine umweltbelastenden Abfallprodukte (Chemikalien usw.) mehr.

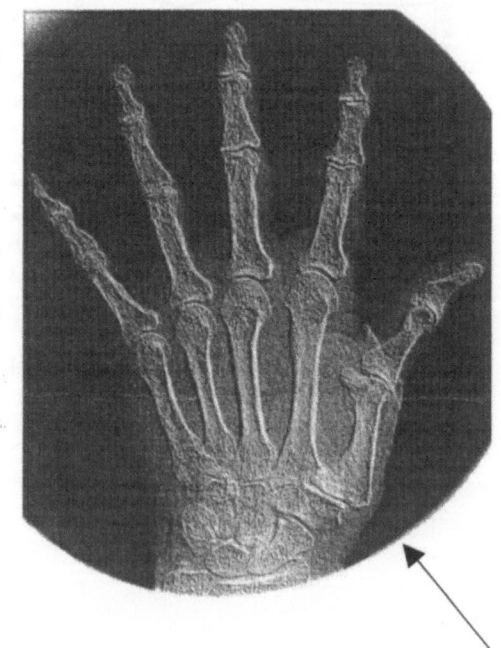

Abb. 2.36. Digitale, EDV-gestützte Aufnahme der linken Hand einer 68jährigen Pianistin mit Verschleiß des Daumensattelgelenkes (Rhizarthrose)

2.4
Weiterführende Therapie

In Abschn. 2.4.1 werden einige Prinzipien der Physikalischen Medizin (die gemeinsam mit der konservativen Orthopädie funktionellen Störungen nachgeht und sie aufdeckt) dargestellt. Die Behandlungsmöglichkeiten werden erläutert, und ein physikalischer Befund veranschaulicht dem Arzt und dem behandelnden Physiotherapeuten einen typischen Fall.

Eine weitere sinnvolle therapeutische Maßnahme bei Erkrankungen des Bewegungsapparates ist die Sporttherapie. In Abschn. 2.4.2 wird kurz auf Sportarten eingegangen, die für den Musiker günstig sind.

Erkrankungen und Störungen der Hand empfindet der Musiker als besonders bedrohlich. Gerade wenn handchirurgische Eingriffe zu frühzeitig angesprochen werden, reagiert der Musikerpatient häufig mit Ablehnung. Viele Handprobleme lassen sich allerdings auch mit entsprechenden musikmedizinischen Maßnahmen gut behandeln. Eine große Unterstützung erhält der Musikmediziner durch den qualifizierten Handtherapeuten, der durch entsprechende Maßnahmen zur Verbesserung der Kraft und Beweglichkeit der Musikerhände beiträgt. Zum Bereich der Handtherapie gehört auch eine Behandlung mit individuell angepaßten Schienen, die insbesondere zur Entlastung, zum Ausgleich von Fehlstellungen oder zur Stabilisierung von Handgelenk und Fingern dienen. Diese Maßnahmen werden in Abschn. 2.4.3 beschrieben.

In Abschn. 2.4.4 wird erläutert, in welchen Fällen eine Handoperation unumgänglich ist. Gerade beim Musiker ist diese Frage mit großer Sorgfalt abzuwägen. Die wichtigsten operativen Techniken werden genannt.

2.4.1
Physikalische Medizin
(Albrecht Lahme)

Die Physikalische Therapie umfaßt die Anwendung physikalischer Faktoren wie z. B. Massage/Wärme zur Prävention, Therapie und Rehabilitation entsprechender Erkrankungen des Stütz- und Bewegungsapparates.

Physikalische Diagnostik

Bevor eine Physikalische Therapie einsetzten kann, muß zunächst eine *physikalische Diagnose* gestellt werden. In der Physikalischen Medizin überwiegt die funktionelle Diagnostik, d.h. die Untersuchung auf funktionelle Störungen. Dies gilt insbesondere für den Bereich Körperhaltung und -bewegung. Erst nach der funktionellen Diagnostik lassen sich sinnvolle therapeutische Maßnahmen einleiten. Im Rahmen der physikalischen Diagnostik gilt gerade im Bereich der oberen Extremitäten das alte medizinische Prinzip

- zuerst Inspektion (Betrachtung),
- dann Palpation (Abtasten) und
- zum Schluß Funktionsuntersuchung.

Bei der *Inspektion* sieht man ggf. Schonhaltungen, Schwellungen, Rötungen, Asymmetrien. Bei der *Palpation* lassen sich Überwärmungen, Verhärtungen und Durchblutungsstörungen (trophische Störungen) feststellen. Ferner lassen sich Gelenkschwellungen und Schwellungen im Bereich der Sehnenscheiden oder des Sehnengleitgewebes ertasten. Die Funktion eines Gelenks wird durch passives und aktives Bewegen beurteilt.

Im Bereich der Physikalischen Medizin ist die Berücksichtigung der beruflichen Exposition des Patienten wichtig, also in unserem Falle die des Musikers. Hier gilt der Grundsatz „Rehabilitation vor Rente". Eine Therapie und -verlaufsüberwachung durch Wiederholung der physikalischen Diagnostik erscheint unerläßlich, wobei Zeitraum und Häufigkeit je nach individuellem Verlauf variieren. Die chronischen Schmerzzustände müssen genau analysiert werden. Dabei sind die Bewegungsabläufe beim Musizieren und die instrumentenspezifischen Überlastungsmöglichkeiten besonders zu berücksichtigen.

Therapieansätze

Im folgenden werden die allgemeinen Behandlungsansätze der Physikalischen Medizin betrachtet. Dabei wird besonders auf die obere Extremität eingegangen, da Probleme bzw. Schmerzen beim Musiker häufig in diesem Bereich auftreten.

2.4 Weiterführende Therapie

Ursachen von Schmerz

Ursachen von Schmerzen bzw. Störungen im Bereich der *oberen Extremitäten* können Entzündungen sein, muskulotendinöse Überlastungen, Gelenkkapselreizungen, Schäden an den Nerven oder Nervenwurzeln sowie Nervenkompressionen. Weitere Ursachen sind Überlastungen bzw. Irritationen im Bereich der Hals- und Brustwirbelsäule. In selteneren Fällen können auch Störungen des vegetativen Nervensystems vorliegen, die letztlich zu Ernährungsstörungen von Haut, Muskulatur und Knochen führen können.

Auch Schmerzzustände im *Arm* sind in der Regel sehr vielgestaltig, wechselnd und haben meist mehrere Ursachen wie z.B. in Störungen im Bereich der Halswirbelsäule, Knochenhautreizungen an den Sehnenansätzen, Nervenkompressionen oder Nervenplexusverklebungen. Daher ist es wichtig, die primären und sekundären Ursachen abzuklären.

Behandlungsformen

Die Vielzahl an physikalischen Therapieangeboten erfordert eine strenge Systematik. Die *Therapiegrundlagen* sind zunächst
- die Aufrichtung der Wirbelsäule,
- das Aufweiten des Schultergürtels (Schulterretraktion) und
- die Kopf-/Halsrückführung (Retraktion) mit dem Ziel einer lotgerechten Wirbelsäulenbelastung.

Bei muskulärer Verspannung (Hypertonus) und bei degenerativen Gelenkveränderungen (z.B. durch Verschleiß) können zur Verbesserung der Durchblutung (Hyperämisierung) *Wärmebäder* und *Massagen* verabreicht werden. Bei Tendomyosen (siehe Abschn. 1.1.2) sind *Dehnübungen* der entsprechenden Muskeln zu empfehlen. Bei akuten Entzündungen ist die Applikation von kühlem *Fango* (kühle Moorerde) sinnvoll, weil Fango die Kälte weniger aggressiv abgibt als z.B. Eis.

Beispiel aus der Praxis

Nun folgt eine physikalisch-medizinische Befundbeschreibung, wie sie bei funktionellen Störungen im Bereich der Wirbelsäule typisch ist. Die Beschreibung dient vor allem als Anschauungsmaterial für Mediziner und Physiotherapeuten.

Symptome

In unserem Fallbeispiel klagte der Patient über Schmerzen im Bereich der Lendenwirbelsäule beim Bücken und Aufrichten sowie über Druckschmerz im Bereich des Beckenkamms.

Physikalisch-medizinische Befundbeschreibung

Physikalische Diagnosen und aktuelle Funktionsstörungen: Segmentbewegungsstörungen im lumbosakralen Übergangsbereich (L5/S1) im Sinne einer Instabilität mit
- schmerzhaftem Bogen beim Bücken und Aufrichten und in die Seitneigung während der manuellen Untersuchung;
- starker Irritationssymptomatik der iliolumbalen Bänder und der Dornfortsätze L5/S1;
- zusätzlicher Irritation des Dornfortsatzes L2;
- starken Muskelansatzbeschwerden am Tensor fasciae latae, Glutäus minimus, Glutäus maximus links, Quadratus lumborum links;
- Verkürzung und schmerzhaften Ansätzen des M. iliopsoas beidseits ohne
  - Hinweise für ein Facettensyndrom,
  - Iliosakralgelenks- und/oder Hüftgelenksbeteiligung,
  - pathologische/neurologische Befunde bei
    - mäßig gekipptem Becken, fixierter Hyperlordose,
    - lumbal links- und thorakolumbal bis tiefthorakal rechtskonvexer Skoliose mit Lendenwulst links,
    - mäßiger Haltungsinsuffizienz.

Therapie

Bei dieser Diagnose bietet sich eine Kombination aus Massage und Physiotherapie an.
- *Massage:* tiefe Querfriktionen für den lumbosakralen Bereich und die iliolumbalen Bänder sowie muskulär für den Tensor fasciae latae, Glutäus minimus und maximus und den linken M. quadratus lumborum.
- *Einzelphysiotherapie:* Anleitung zu kleinamplitudigen Bewegungen des Beckens auf dem Pezziball bis zur Schmerzgrenze mit aufgerichtetem Becken, dynamische Stabilisierung der Lendenwirbelsäule, manuelle Mobilisierung der unteren Lendenwirbelsäule zur Ver-

besserung der Kyphosierungsfähigkeit, Muskeldehnung für den M. iliopsoas und quadratus lumborum.

Literatur

Senn E (1995) Physikalische Therapie entzündlich-rheumatischer Erkrankungen. Deutsches Ärzteblatt 11/95:A3062–3068
Senn E (1990) Physikalische Therapie im Bereich der oberen Extremität. (Vortrag am 12.5. in der Rheumaklinik Oberammergau)

2.4.2 Sport/Sporttherapie
(Albrecht Lahme)

Bei Erkrankungen des Bewegungsapparates besteht zudem die Möglichkeit einer Sporttherapie. Sportliche Betätigungen stehen nicht im Gegensatz zum Instrumentalspiel – im Gegenteil: Sport kann therapeutisch eingesetzt werden und dient gleichzeitig auch der primären Prävention. Mit einer Sporttherapie versucht man, die Wiederherstellung der gestörten Funktion zu erreichen bzw. Fehlhaltungen, die ja oftmals chronisch werden, auszugleichen.

Eine Sporttherapie ist bei muskulären Überlastungen, bei Verletzungen und Verletzungsfolgen sinnvoll. Beim Musiker ist sie vor allem bei Überlastungsschäden und Überlastungsbeschwerden, zum Ganzkörpertraining und zur gezielten Therapie bei chronischen Rückenschmerzen indiziert.

Die Wahl der Sportart

Der Sportbegriff ist weit gespannt: Er reicht von Gymnastik über Ballspielarten bis zum sog. „Altersturnen". Beim *therapeutischen Einsatz* von Sport sollte bei der Wahl der Sportart stets das Ziel im Vordergrund stehen (z. B. Verbesserung der Herz-Kreislauf-Funktion, Kräftigung der Muskulatur). Dabei müssen immer auch die Handicaps des Patienten berücksichtigt werden. Mit anderen Worten: Die Leistungsziele müssen genau definiert sein.

So empfiehlt sich allgemeines *Fitneßtraining* (ohne Geräte) z. B. zur Kräftigung des Herz-Kreislauf-Systems, bei Muskel-Sehnen-Überlastungen oder Übergewicht. *Schwimmen* ist eher zur Kräftigung der Rückenstrecker und vor allem zum Aufweiten des Schultergürtels (Schulterretraktion) geeignet, da hier die Arme stärker trainiert werden als die Beine. Auch das *Wasserwalking* unter Auftriebsbedingungen ist gerade für den Musiker sehr sinnvoll. Durch *Jogging* lassen sich falsche Gangmuster korrigieren bzw. die Gangqualität verbessern. Eine weitere günstige Sportart ist das *Florettfechten*, weil es zu einer guten Allgemeinfitneß verhilft, aber auch die Feinmotorik und die Reaktionsfähigkeit schult.

Entscheidend ist beim Sport nicht nur das „Daß", sondern auch das „Wie". Psychologisch sollte zunächst das Bedürfnis nach Bewegung geweckt bzw. die *Freude an Bewegung* gefördert werden. In der Therapie sollte „Sport" als positiver Leistungsbegriff gelten.

Entscheidet sich der Patient zur Sporttherapie, sollte er auf *Regelmäßigkeit* achten – erst bei 3mal wöchentlichem bis täglichem Training lassen sich spürbare Verbesserungen erzielen. Hierbei ist die *Eigenverantwortlichkeit* des Patienten gefragt.

2.4.3
Die handtherapeutische Versorgung des Musikers: Grundlagen, Möglichkeiten und Indikationen der Schienenbehandlung
(Susanne Breier, Helmut Vedder)

Das Instrumentenspiel verknüpft hochspezialisierte Hand- und Armfunktionen mit individuellem Ausdrucksverhalten. Musiker repräsentieren daher eine Gruppe von Patienten, die auf den besonderen Einsatz der Arme und Hände angewiesen sind und somit besondere Anforderungen an den Handtherapeuten stellen. Die Auslöser und Ursachen von Erkrankungen der oberen Extremität bei dieser Berufsgruppe sind sehr vielgestaltig, überschneiden sich oft und verlangen damit besondere Aufmerksamkeit und Berücksichtigung bei der Diagnostik und Therapie.

Schienen bilden einen wesentlichen Bestandteil der aktuellen handtherapeutischen Behandlungsmöglichkeiten in diesem Bereich: Sie können nicht nur Krankheitsverläufe wesentlich verkürzen, sondern auch die begleitenden Einschränkungen erheblich vermindern.

2.4 Weiterführende Therapie

Nach einer Verletzung oder bei einer Erkrankung im Bereich der Hand und des Armes erleichtern Schienen einerseits eine effiziente Behandlung und ermöglichen andererseits – oft sogar begleitend zum Heilungsverlauf – die weitere funktionelle Nutzung der Hand.

Dies ist ganz im Sinne des eigentlichen Behandlungsziels – insbesondere auch bei Musikern, bei denen so in vielen Fällen eine sehr schnelle Rückkehr an das Instrument erreicht werden kann.

Besondere Aspekte der Schienenversorgung beim Musiker

Im Vergleich zu anderen Berufsgruppen weist die Behandlung des erkrankten oder verletzten Musikers einige *Besonderheiten* auf, die sich auf die Therapie im allgemeinen und die Versorgung mit einer Schiene im besonderen auswirken:

- Die meisten der erkrankten Musiker möchten so schnell wie möglich wieder zu ihrem Spiel am Instrument zurückkehren, worin sie der Therapeut und der Musikmediziner in enger Kooperation und in verständnisvoller Weise unterstützen können. Allerdings kann sich dieser Wunsch ins Gegenteil umkehren, sofern der Patient nicht bereit ist, die notwendige Ruhigstellung des betroffenen Körperteils oder eine Reduktion des Spiels für eine gewisse Zeit zu akzeptieren. Auch finanzielle oder andersartige Verpflichtungen können den Patienten dazu zwingen, das Spiel nicht zu unterbrechen bzw. es verfrüht wieder aufzunehmen. In einem solchen Fall kann eine fortlaufende Schädigung und letztendlich auch eine Verschlimmerung der Krankheitssituation eintreten.
- Musiker sind häufig in der Lage, einzelne Muskeln bzw. Muskelgruppen isoliert anzusprechen, und dadurch besonders befähigt, Übungsanweisungen sehr korrekt zu befolgen.
- Musiker sind in hohem Maße daran interessiert zu erfahren, in welcher Weise biomechanische Vorgänge ablaufen, und schätzen aus diesem Grunde detaillierte anatomische Erklärungen ihrer Verletzung oder Erkrankung. Auch in Hinblick auf präventive Maßnahmen zeigen sie sich im allgemeinen sehr aufgeschlossen.
- Andererseits stehen Musiker sportlichen Aktivitäten eher ablehnend oder skeptisch gegenüber. Dies ist eine verständliche Haltung, wenn man bedenkt, wie differenziert der Fingereinsatz beim Instrumentenspiel erfolgen muß und welche potentiellen Verletzungsgefahren einige Sportarten aufweisen. Zudem ist ein Großteil des Tages vielfach dem intensiven Spiel gewidmet, so daß der sportliche Aus-

gleich in den Hintergrund tritt. Die Bedeutung, die Entspannungs- und Dehnübungen sowie einem harmonisierenden Ausgleichssport zukommt, wird bisher während der Ausbildung leider gar nicht oder viel zu wenig betont.
- Musiker fürchten im allgemeinen, durch die Erkrankung oder Verletzung ihr Spiel nicht mehr in der gleichen Form aufnehmen zu können.

Aus diesen Gründen muß der Therapeut bei dieser Patientengruppe besonders einfühlsam sein, gut zuhören und mit Verständnis für die spezifischen und vielschichtigen Probleme auf sein Gegenüber eingehen können. Dies macht eine ganzheitliche und vor allem positive und unterstützende Führung notwendig.

Spezifische Ziele einer Schienenbehandlung

Erkrankungen und dadurch bedingte Fehlstellungen oder Schmerzzustände sind wichtige Indikationen für einen Schieneneinsatz. Es ist jedoch allgemein zu berücksichtigen, daß eine Schiene in jedem Fall für einen speziellen Behandlungszweck hergestellt wird, individuell angepaßt werden muß und kontinuierlicher Betreuung bedarf.

Generell ergeben sich bei der Herstellung und Anpassung einige wichtige *Grundziele*, die in der Folge die Konstruktion wesentlich mitbestimmen:
- Protektion (Schutz) der anatomischen Strukturen und ihrer Funktionen während der damit oft verbundenen Ruhigstellung.
- Führung und Begrenzung von Bewegungen während des Stadiums der Sehnen-, Knochen- und Gewebeheilung.
- Wiedererlangung der Beweglichkeit bei erkrankungsbedingter Funktionseinschränkung, z.B. während des Stadiums der Narbenheilung.
- Erleichterung oder Unterstützung des Instrumentenspiels durch die Versorgung mit einer Schiene, indem z.B. unerwünschte oder krankheitsverstärkende Bewegungen begrenzt werden.

Bei detaillierter Betrachtung der einzelnen Ziele ergeben sich die im folgenden näher erläuterten Gesichtspunkte.

Protektion

Durch die Anpassung einer Schiene wird die Hand nach einer Verletzung oder Operation bzw. bei einer chronischen Reaktion aufgrund einer Erkrankung oder Belastung für eine kurze oder längere Zeit kontinuierlich oder für bestimmte Zeiträume (intermittierend) ruhiggestellt. Die betroffenen Strukturen werden so während des Heilungsverlaufes geschützt (Abb. 2.37). Bei Überbelastung und damit verbundener zeitweiser Anwendung der Schiene – z. B. über Nacht – ist ein begrenztes Spiel mit der betroffenen Hand erlaubt.

Eine angeborene Hypermobilität (Überbeweglichkeit der Gelenke), eine chronische Polyarthritis (Rheuma), aber auch Strecksehnenverletzungen im Bereich des Endgelenks können das Instrumentenspiel erschweren oder ganz unmöglich machen. Hier kann ein entsprechender Schutz der anatomischen Strukturen durch die Versorgung mit einer Schiene deutliche Erleichterung bringen. Der Schienenanpassung geht auch in diesen Fällen eine genaue Untersuchung der Handhaltung und des Spielverhaltens voraus (Abb. 2.38 a, b; Abb. 2.39 a-c).

Führung oder Begrenzung von Bewegungen

Neben dem Schutz der Handstrukturen durch eine Schiene wird gleichzeitig auch häufig eine frühere Rückkehr zum Spiel angestrebt. Sofern es die Verletzungen oder Erkrankungen zulassen, ermöglicht das Tragen einer Schiene während des Stadiums der Knochen-, Sehnen- oder Gewebeheilung in vielen Fällen eine Weiterführung des Instrumentenspiels, weil die Bewegungen der betroffenen Strukturen durch die Schiene geführt und begrenzt werden und die Strukturen

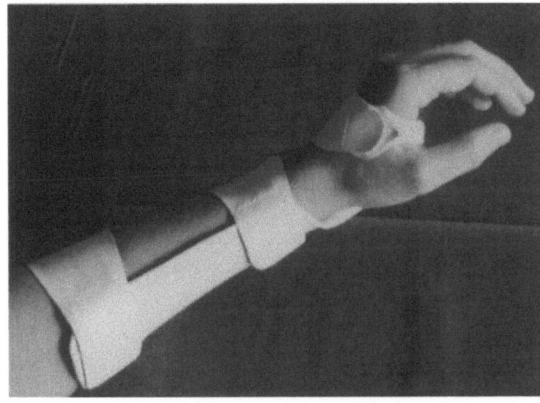

Abb. 2.37. Eine Lagerungsschiene fixiert das Handgelenk in leichter Streckstellung und führt so zu einer Entlastung der Strecker bei Epicondylitis

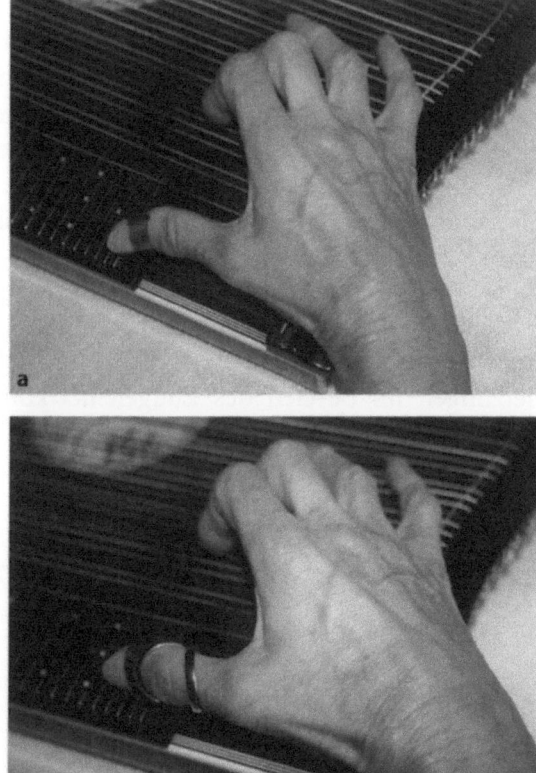

Abb. 2.38. a Bedingt durch eine rheumatische Grunderkrankung befindet sich das Endgelenk des Daumens während des Zitherspiels in Überstreckung (Hyperextension). **b** Ein individuell durch den Goldschmied angepaßter Silberring fixiert das Gelenk in physiologischer Stellung und ermöglicht so ein schmerzfreies und entspanntes Spiel

2.4 Weiterführende Therapie 225

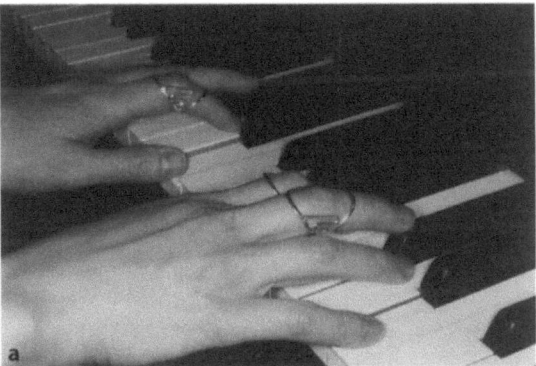

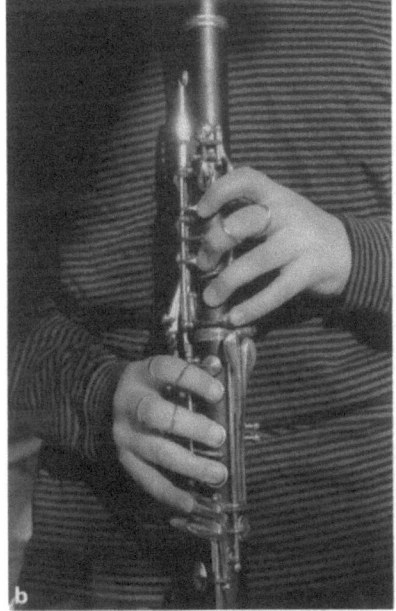

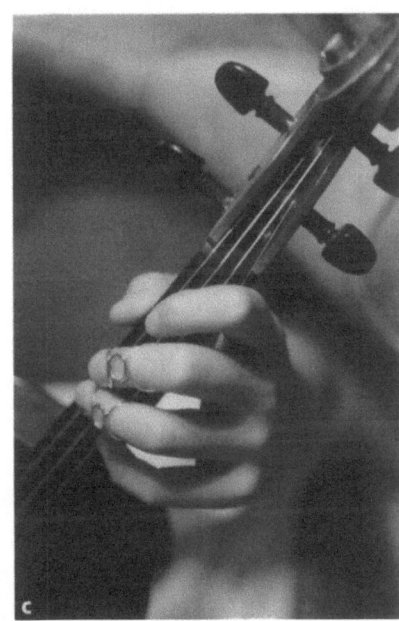

Abb. 2.39 a–c. Silver Ring Splints (mit freundlicher Genehmigung der „Silver Ring Splint Company", Charlottesville/VA, USA). **a** Die „Siris Lateral Support Splints" verhindern eine Überstreckung (Hyperextension) und seitliche Abwinklung (laterale Deviation) der Mittelgelenke. **b** Eine Überstreckung der Gelenke, wie sie z. B. bei rheumatischen Erkrankungen im Sinne einer Schwanenhalsdeformität auftritt, wird verhindert, und das Spiel wird erleichtert. **c** Im Bereich der Fingerendgelenke kann z. B. bei einer chronischen Polyarthritis oder nach Strecksehnenabriß durch die Silver Ring Splints eine größere Stabilität erreicht werden

so vor weiteren Schädigungen geschützt sind (Abb. 2.40). Im Gegensatz zu einer längerfristigen Ruhigstellung, nach der es oft zu einer Bewegungs- und Krafteinschränkung kommt, bleiben hier die Mobilität und die Kraft während der Erkrankungszeit weitgehend erhalten.

Schieneneinsatz bei Funktionseinschränkung

Besteht aufgrund einer Verletzung oder Erkrankung im Bereich der Hand eine passive Bewegungseinschränkung der Gelenke, so kann durch den Einsatz einer Schiene eine Verbesserung der passiven und aktiven Gelenkbeweglichkeit und damit im weiteren oft der gesamten Handfunktion erreicht werden (Abb. 2.41). Auch nach einer traumatischen Amputation (Verlust eines Körperteils durch äußere Gewalteinwirkung) oder durch eine Quetschung kann die Versorgung mit einer vorübergehend eingesetzten Schiene eine erste Rückführung an das Instrument ermöglichen (Abb. 2.42 a–c).

Erleichterung oder Unterstützung des Instrumentenspiels

Es gibt einige Faktoren, die die normalen Funktionen der Hand beim Instrumentenspiel erschweren können und in der Folge Beschwerden verursachen. Hierzu zwei Beispiele:

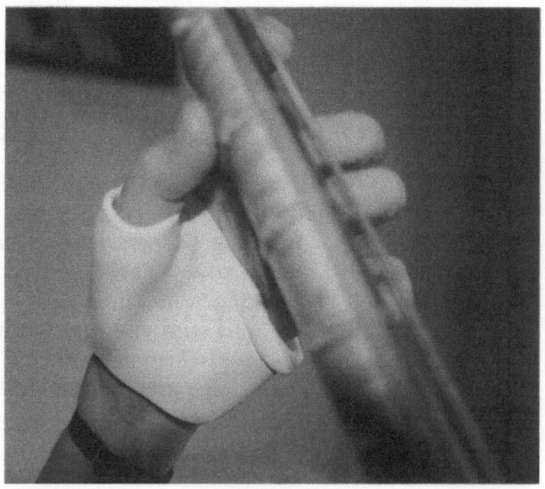

Abb. 2.40. Nach Teilriß des speichenseitigen (radialen) Seitenbandes des linken Daumens stabilisiert die Schiene das Daumengrundgelenk und erlaubt in begrenztem Maße das Instrumentenspiel

2.4 Weiterführende Therapie

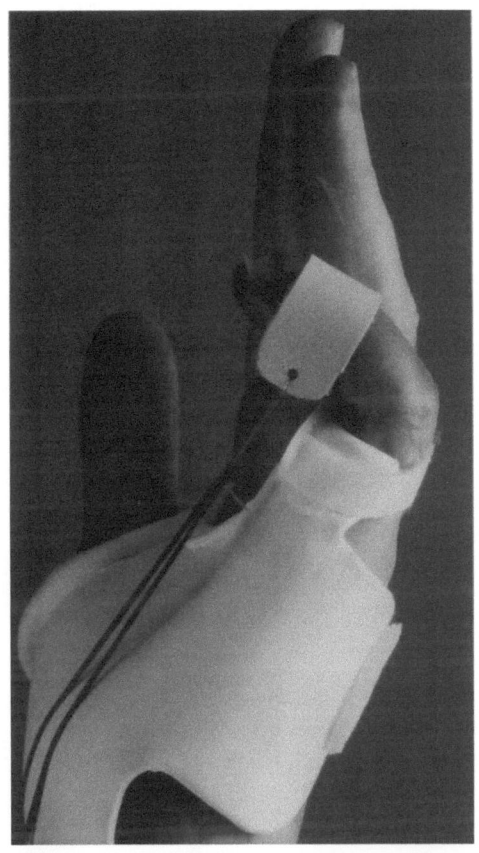

Abb. 2.41. Nach Fraktur des Grundglieds des Kleinfingers bei einem Cellisten wurde eine operative Stabilisierung durch eine Metallplatte (Plattenosteosynthese) durchgeführt. Ergänzend zur Therapie erhielt der Patient eine dynamische Flexionsschiene für das Mittelgelenk

- Eine bestehende oder erworbene Hypermobilität einzelner Gelenke, d.h. ein gesteigertes Bewegungsausmaß der Gelenke, kann sehr häufig der Auslöser für Überlastungsbeschwerden sein (siehe Abschn. 1.1.1).
- Das angespannte Halten oder Unterstützen eines Instrumentes kann zu einer Fehlstellung mit anschließender muskulärer Verspannung führen.

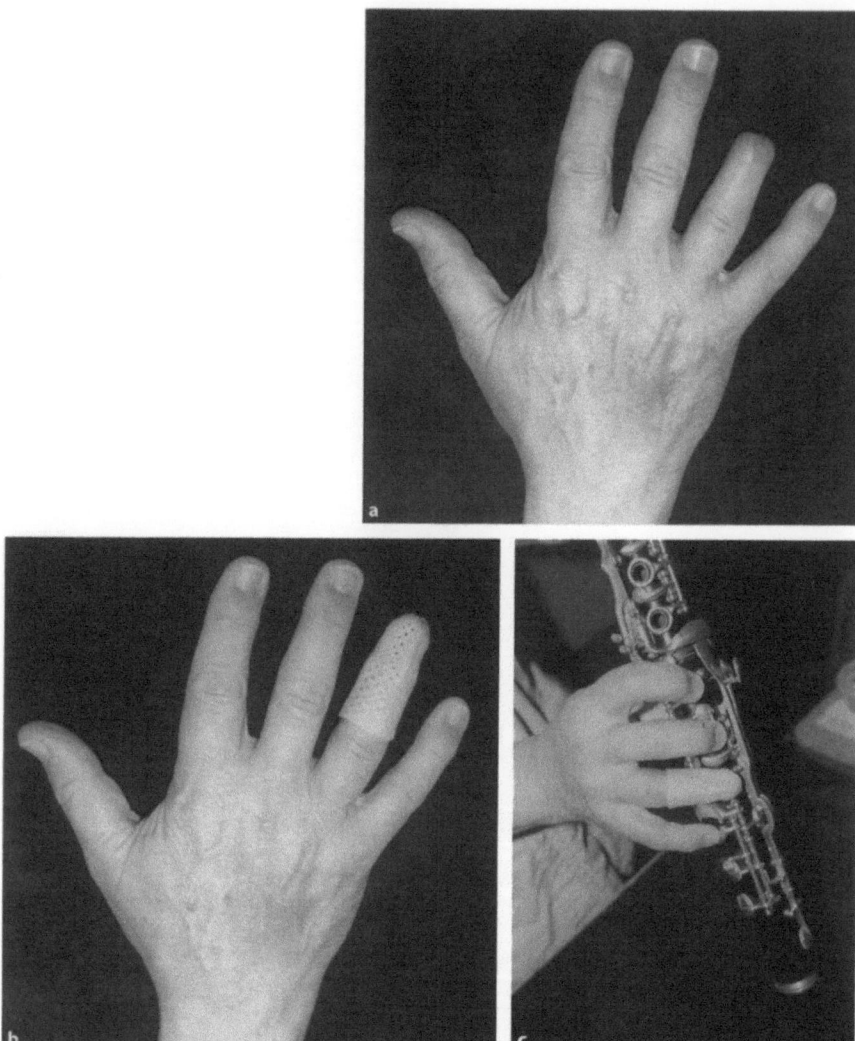

Abb. 2.42. Nach traumatischer Amputation (Abtrennung eines Körperteils durch äußere Gewalteinwirkung) des Endglieds des Ringfingers **(a)** wurde vorübergehend eine Schiene gefertigt **(b)**, die das Spiel in einem begrenzten Ausmaß wieder ermöglichte **(c)**

2.4 Weiterführende Therapie

Neben individueller Symptomabklärung und Therapie kann auch in solchen Fällen der Einsatz einer Schiene zu einer allgemeinen Funktionsverbesserung beitragen (Abb. 2.43).

Liegt ein muskuläres Ungleichgewicht (Dysbalance), d. h. eine unausgeglichene Funktion von Muskelgruppen vor, kann durch eine Schiene ein isolierter, differenzierter Einsatz und eine Betonung einzelner Muskelgruppen erreicht werden. Auf diese Weise werden uner-

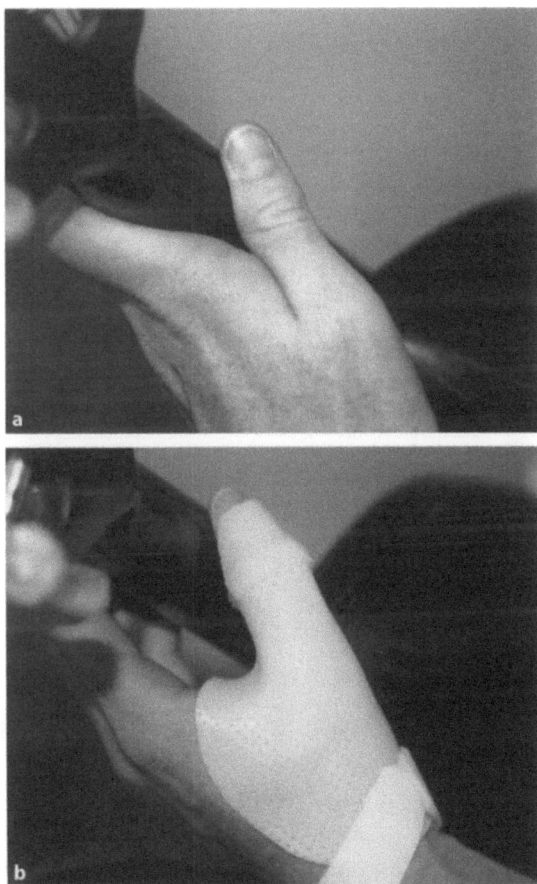

Abb. 2.43. a Während des Mandolinenspiels werden das Grundgelenk des Zeigefingers und das Daumenendgelenk in Überstreckung (Hyperextension) gehalten. Zudem wird das Endgelenk des Daumens zur Speichenseite (nach radial) gedrückt. Ursache ist eine Hypermobilität der Gelenke. Die Patientin setzte zum Ausgleich der Überbeweglichkeit sehr viel Kraft ein, was im Laufe der Zeit zu Überlastungsbeschwerden geführt hat. **b** Eine Daumenschiene ermöglicht dem Daumen eine physiologische Oppositionsstellung; der Kraftaufwand während des Spiels ist reduziert. Zusätzlich konnten die Symptome der Überlastung durch die begleitende Therapie beseitigt werden

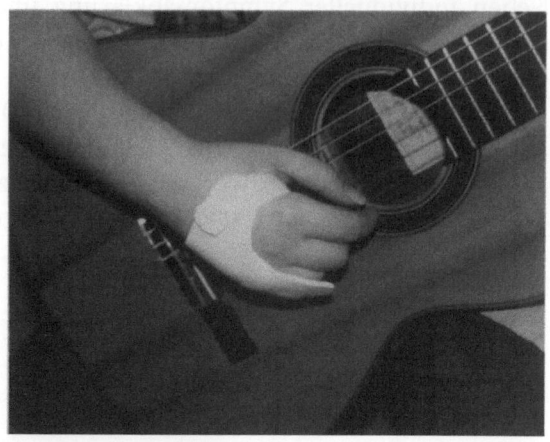

Abb. 2.44. Eine allgemeine Hypermobilität mit muskulärer Schwäche der Handbinnenmuskulatur (intrinsische Muskulatur) führte zu einer Koordinationsstörung zwischen dem 3. und 4. Finger. Eine Schiene, vorübergehend getragen, unterstützt den distalen Transversalbogen während des Stadiums des gezielten Muskelaufbaus und verhindert eine übermäßige Anspannung mit Überstreckung in den Grundgelenken des Ring- und Kleinfingers

wünschte Bewegungsformen entsprechend blockiert und verändert. Bei einer Koordinationsstörung kann der vorübergehende Einsatz einer individuell an die Behandlungsproblematik angepaßten Schiene u. U. das Wiedererlernen des physiologisch günstigeren Bewegungsablaufes unterstützen. Muskuläre Dysbalancen werden im Sinne eines Feedbacks bewußter und damit für den Musiker leichter kontrollierbar gemacht (Abb. 2.44).

Spezifische Anforderungen an die Schienenkonstruktion

Einige Bedingungen sind bei der Auswahl von Schienen bei Musikern von wesentlicher Bedeutung. Dies gilt vor allem, wenn die Schiene auch während des Spiels getragen werden soll. Hier sind vor der Anpassung verschiedene Gesichtspunkte zu berücksichtigen. Die Schiene sollte
- so leicht wie möglich sein,
- nur minimal an der zu behandelnden Extremität fixiert sein,
- der Hand gut anliegen,
- keinen Kontakt zum Instrument haben,
- nicht vibrieren bzw. keine Geräusche verursachen und
- nicht mit den grundlegenden Bewegungen des Instrumentenspiels interferieren.

2.4 Weiterführende Therapie

Der Anpassung einer Handschiene geht eine sehr genaue und detaillierte Anamnese und Untersuchung von seiten des Arztes und des Therapeuten voraus.

Neben den in der Handtherapie üblichen Untersuchungsverfahren sollte der Therapeut genau prüfen, welche Anforderungen das Spiel des Instrumentes an die Hand- und Körperhaltung stellt. Dazu ist es unumgänglich, die Haltung am Instrument zu prüfen (siehe Lahme et al. 2000).

Um die Fehlfunktionen der verletzten oder erkrankten Hand zu analysieren und das Ergebnis mit den individuellen Bedürfnissen des Patienten in ein Schienenmodell umzusetzen, braucht der Therapeut Geschick und Erfahrung. Daneben sind Kenntnisse in Anatomie (Strukturlehre des menschlichen Körpers) und Kinesiologie (Lehre der Bewegungsabläufe) notwendig. Im weiteren muß der Therapeut über spezifische Kenntnisse in der Pathologie (Krankheitslehre) und der Pathomechanik (Lehre von krankhaften Bewegungsabläufen) verfügen, wie sie nach Verletzungen oder Erkrankungen von Bedeutung sind. Zusätzlich sollte er Erfahrungen im Umgang mit den Eigenschaften der diversen Schienen- und Polstermaterialien haben.

Soll die Schiene während des Spiels getragen werden, so erfordert die Anpassung eine genaue Beobachtung des Patienten und ein Wissen um die erforderlichen Spieltechniken des jeweiligen Instrumentes. Da das Tragen einer Schiene das Spiel und die differenzierte Motorik auch beeinflussen kann, sollten die Schienen – wenn möglich – nur für einen begrenzten Zeitraum getragen werden.

Assistive Schienen, d. h. Schienen, die eine Bewegung oder eine Haltung unterstützen, werden temporär – für einen festgelegten Zeitraum – angepaßt. Häufig sind sie in der Lage, zusätzlich zum therapeutischen Aspekt die Ursache einer schmerzhaften Behinderung näher zu definieren. So kann z. B. bei Klarinettisten und Oboisten die Stabilisierung des Daumengrundgelenkes zu einer Entlastung der Handgelenksstrecker und damit zu einer Schmerzreduktion in diesem sekundären Bereich führen. Diese Schienen können auch als präventive Maßnahme nur in Zeiten besonderer Belastung vom Musiker getragen werden.

Limitierende Schienen, d. h. Schienen, die eine Bewegung begrenzen, sollen eine weitere Belastung oder Verletzung der betroffenen Strukturen vermeiden. Bei einer akuten, durch das Spiel verursachten Sehnenentzündung (Tendinitis) beispielsweise immobilisiert die Schiene das entzündete Gewebe. Dieser Schienentyp kann auch so angepaßt werden, daß das Spiel des Instrumentes möglich ist, während die Bewegungen, die eine erneute Reizung verursachen, selektiv ausgeschaltet werden.

Ob eine Schiene intermittierend – also z. B. immer über Nacht – oder über einen gewissen Zeitraum von mehreren Tagen bis hin zu Wochen getragen wird, sollte individuell mit dem Patienten abgestimmt werden. Tragedauer und -frequenz bestimmen dann die endgültige Materialwahl und das Aussehen. Bei Musikern müssen fast immer sehr individuelle Lösungen gefunden werden. In jedem Fall wird der erwünschte Fortschritt des Heilungsverlaufes, d. h. die Änderung des Bewegungsausmaßes, kontinuierlich an die Funktion der oberen Extremität und an die spezifischen Gegebenheiten angepaßt.

Erst eine stete Beobachtung, eine fortlaufende Neubeurteilung und eine konsequente Anpassung an den jeweiligen Zustand führen zu einer verbesserten, verkürzten Heilung und zu einem individuell optimalen Ergebnis in der kürzesten notwendigen Zeit.

An dieser Stelle muß nochmals betont werden, daß die Handschiene bei der Vielzahl der Faktoren, die den Erkrankungs- und Heilungsprozeß gerade bei einer so schwierigen Behandlungskonstellation beeinflussen, lediglich einen integrierten Bestandteil eines umfassenden Behandlungskonzeptes bildet. Daher kann sie eine notwendige Begleitbehandlung im umfassenden Sinne nicht ersetzen, sondern lediglich ergänzen.

Klassifikation der Schienen nach statischem und dynamischem Wirkungsprinzip

Grundsätzlich werden in der Schienenbehandlung zwei Wirkungsprinzipien unterschieden:
- das Prinzip statischer Schienung und
- das Prinzip dynamischer Schienung.

Statische Schienen

Statische Schienen besitzen keinen beweglichen Anteil. Ihre Aufgabe besteht darin, die Hand oder das betroffene Glied in einer immobilisierenden, physiologischen Stellung zu halten.

2.4 Weiterführende Therapie

Behandlungsziele bei statischen Schienenkonstruktionen

Eine statische Schiene hat folgende Funktionen:
- Lagerung,
- Schutz,
- Unterstützung,
- Immobilisation und
- Korrektur von Fehlstellungen.

Eine statische Schiene hält die Hand und das Handgelenk während der Immobilisation in einer physiologischen Ruhestellung. Daneben wird durch die Unterstützung des Handgelenkes die Fingerfunktion erleichtert.

Die Ausrichtung oder Erhaltung korrekter Gelenkstellungen ist für die spätere Handfunktion, z. B. nach Verletzungen, von großer Bedeutung.

Die statische Schiene wird auch bei entzündlichen Prozessen wie z. B. der chronischen Polyarthritis angewendet. Bei dieser Erkrankung kann die Schiene dazu beitragen, die Schmerzen zu verringern und damit die Muskelspannung und Muskelkraft zu erhalten bzw. wieder zu verbessern.

Bewegungseinschränkungen eines Gelenkes (Kontrakturen) können durch verschiedenste Ursachen entstehen. Eine statische Schiene ermöglicht die notwendige Korrektur und erleichtert somit den physiologischen Gebrauch der Hand.

Dynamische Schienen

Dynamische Schienen verfügen im Gegensatz zu statischen Schienen über eine mobile mechanische Komponente, die überwiegend auf der Kraft von Metallfedern oder elastischen Gummibändern beruht.

Behandlungsziele bei dynamischen Schienenkonstruktionen

Spezifische Behandlungsziele bei dynamischen Schienenkonstruktionen können wie folgt beschrieben werden:
- graduierte Dehnung von Strukturen zur Vergrößerung des Bewegungsausmaßes,

- Ersatz oder Unterstützung fehlender oder geschwächter Muskulatur und/oder
- Sicherung eines chirurgischen Operationsergebnisses.

Bei detaillierter Betrachtung der einzelnen Ziele ergeben sich im einzelnen folgende Gesichtspunkte:
- Durch die stufenweise Dehnung einer Kontraktur, die bei passiver Dehnung eine gewisse Elastizität aufweist, kann eine Vergrößerung des passiven und aktiven Bewegungsausmaßes des Gelenkes erreicht werden.
- Nach peripheren Nervenläsionen kann eine dynamische Schiene als Ersatz für geschwächte oder fehlende Muskulatur eingesetzt werden und so das muskuläre Ungleichgewicht neutralisieren.
- Operativ erzielte Ergebnisse – z.B. nach Sehnenverletzungen oder Frakturen – können durch den Einsatz einer Schiene aufrechterhalten werden (Abb. 2.45).

Anatomie und Kinesiologie der Hand in bezug auf die Schienenkonstruktion

Die für die Konstruktion einer Schiene zu beachtenden Prinzipien beinhalten anatomische, kinesiologische, mechanische und technische Faktoren. Werden diese Faktoren nicht beachtet, kommt es häufig zu fehlerhafter Druckverteilung und zu Druckstellen, weshalb der Patient die Schiene dann u. U. nicht ausreichend nutzt.

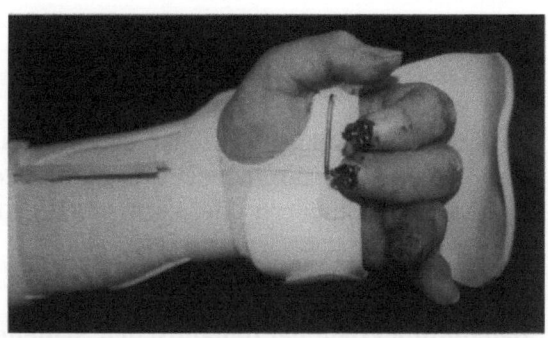

Abb. 2.45. Die Beugesehnen des Zeige- und Mittelfingers der linken Hand eines Gitarristen wurden bei einem Schnitt mit einem Teppichmesser durchtrennt. Die sog. Kleinert-Schiene zur funktionellen Ruhigstellung ermöglicht eine aktive Streckung und passive Beugung der betroffenen Finger. Parallel dazu wird eine passive Mobilisation der Finger durchgeführt, um ein Gleiten der Beugesehnen und damit eine Funktionsverbesserung zu erreichen

2.4 Weiterführende Therapie

Um dies zu vermeiden, sollten bei der Schienenkonstruktion die folgenden strukturellen und bewegungsphysiologischen Grundzusammenhänge berücksichtigt werden:

Die Hand in Funktionsstellung

Um eine sekundäre Einschränkung der Handfunktion durch eine Schiene – die gerade bei Musikern im Hinblick auf den Beruf verheerende Folgen haben kann – zu vermeiden, sind einige grundlegende anatomische Faktoren zu berücksichtigen. Hierbei verdienen die Grundgelenke der Langfinger besonderes Augenmerk (siehe auch Lahme et al. 2000).

Die Fingergrundgelenke und ihre Bänder

Die Grundgelenke der Finger erhalten ihre seitliche Stabilität durch Bänder (Kollateralligamente), die an der Basis der Fingergrundglieder (Grundphalanx) und an den Köpfchen der Mittelhandknochen ansetzen. In Streckstellung der Finger befinden sich diese Bänder in entspanntem Zustand und erlauben so die Abspreizung der Finger. Der seitliche Bewegungsradius der Langfinger wird dadurch erheblich erweitert. Bei zunehmender Beugung spannen sich die Kollateralbänder und verhindern so die Abspreizung der Finger (Abb. 2.46). Auf diese Weise wird die Stabilität der Hand beim Greifen sowie beim Faust- oder Kraftgriff erhöht.

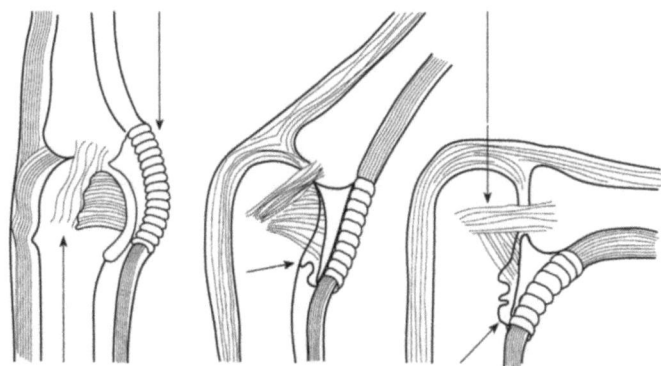

Abb. 2.46. Das Verhalten der Kollateralbänder der Fingergrundgelenke bei Streckung und Beugung (Waldner-Nilsson 1997)

Um eine Verkürzung dieser Bänder während einer länger andauernden Schienenbehandlung zu verhindern, werden bei der Anpassung der Schiene die Grundgelenke in Beugestellung immobilisiert. Eine Ausnahme bilden Schienen, die für einen kürzeren Zeitraum bei spezifischer Indikation angepaßt werden.

Die Intrinsic-Plus-Stellung

Die physiologisch günstigste Stellung ist die Intrinsic-Plus-Stellung (Abb. 2.47). Diese wird wie folgt beschrieben:
- Extension des Handgelenkes in 20-Grad-Stellung,
- Flexion der Metacarpophalangeal (MCP)-Gelenke in 70-80-Grad-Stellung,
- Extension der Interphalangeal (IP)-Gelenke in 0-Grad-Stellung,
- Daumen leicht opponiert, abduziert, gebeugt,
- Metacarpalbogen und Transversalbogen erhalten,
- gerade Längsachse zwischen dem 3. Finger, dem 3. Mittelhandknochen und dem Unterarm.

Die Bedeutung der Handbögen

Die Handinnenfläche ist konkav, sowohl von Seite zu Seite als auch in ihrer Länge. Diese Form wird durch die drei Handbögen,
- den Longitudinalbogen,
- den distalen Transversalbogen und
- den proximalen Transversalbogen,

bestimmt, die beim Instrumentenspiel und bei der Schienenanpassung von Bedeutung sind. Der knöcherne Anteil der Hand besteht aus stabilen und mobilen funktionellen Anteilen, die durch die umgebenden Muskeln und Sehnen bewegt werden.

Die Handbögen, die der Hand gleichzeitig Stabilität und Flexibilität geben, erlauben es dem Menschen, eine endlose Anzahl von Gegen-

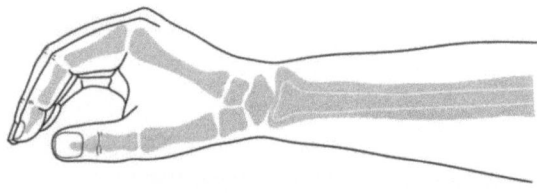

Abb. 2.47. Die Intrinsic-Plus-Stellung der Hand als Grundlage der funktionellen Ruhigstellung

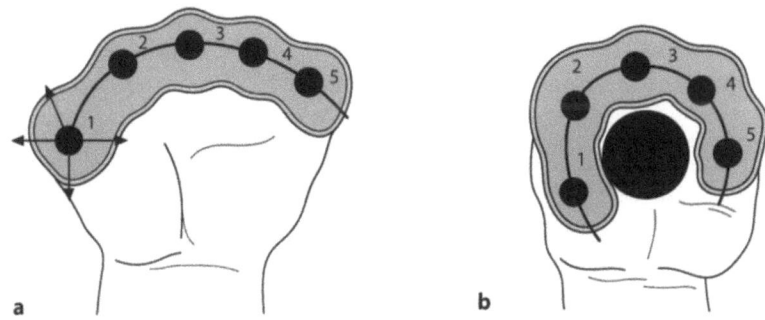

Abb. 2.48. a Hand in Funktionsstellung, **b** Hand in Greifstellung

ständen verschiedenster Größe und Form zu greifen und eine Vielzahl von Handstellungen einzunehmen. Dabei kann ein Minimum oder ein Maximum an Oberflächenkontakt gewählt werden (Abb. 2.48). Der Daumen nimmt aufgrund seiner Oppositionsfähigkeit eine Sonderposition ein.

Jede Veränderung oder Nichtbeachtung der Handbögen bei der Schienenkonstruktion kann zu einer Beeinträchtigung von Kraft, Beweglichkeit und Präzision der Hand führen. Insbesondere dem Daumen kommt aufgrund seiner Kraft eine große Bedeutung bei der Stabilisierung der Handbögen zu.

Der Longitudinalbogen

Der Longitudinalbogen verläuft in Längsrichtung der Hand und ist für die Beweglichkeit der Finger während des Greifvorgangs verantwortlich. Der zentrale Anteil setzt sich aus dem zweiten und dritten Mittelhandknochen und den entsprechenden Handwurzelknochen zusammen. Er wird durch die übrigen Mittelhandknochen und die sich anschließenden Fingerknochen vervollständigt.

Der distale Transversalbogen

Der distale (körperferne) Transversalbogen verläuft quer zur Längsrichtung der Hand auf Höhe der Köpfchen der Mittelhandknochen. Er besteht aus einem unbeweglichen Anteil (Mittelhandknochen II und III), um den die mobilen Mittelhandknochen I, IV und V rotieren. Seine Beweglichkeit ist wichtig für die Positionierung der Mittelhandknochen während des Greifvorgangs, z.B. beim Greifen von runden Gegenständen. Sobald runde Objekte in der Hand gehalten werden, kommt es zu einer Vertiefung des Bogens.

> Beim *Pianisten* beispielsweise führt jeder Finger eine unabhängige Bewegung aus, die mit der gesamten Hand in Einklang stehen muß. Das für die Bewegung notwendige funktionelle Gleichgewicht wird durch den Erhalt des Longitudinal- und des Transversalbogens gewährleistet. Auch die angemessene Daumenfunktion beruht auf der Intaktheit (Integrität) der genannten Bögen. Im weiteren ist für diese Funktionen eine kräftige Handbinnenmuskulatur (intrinsische Muskulatur) von Bedeutung.
> Auch für den *Geiger* ist die Aufrechterhaltung des Longitudinal- und des Transversalbogens der Bogenhand wichtig. Die Finger sind leicht gebeugt, der Daumen wird in Richtung der Handinnenfläche gehalten und befindet sich damit in Opposition zu den Langfingern. Dies ermöglicht das dynamische Halten des Bogens. Ring- und der Kleinfinger führen den Bogen mit und halten gleichzeitig den distalen Transversalbogen in Balance.
> Beim *Gitarristen* ist für die optimale Funktion vor allem der linken Hand die Aufrechterhaltung der Handbögen – insbesondere des distalen Transversalbogens – von Bedeutung.

Ein abgesenkter distaler Transversalbogen führt dazu, daß die Hand abflacht und der Daumen nicht mehr zu den anderen Fingern in Opposition gebracht werden kann.

Der proximale Transversalbogen

Der proximale (körpernahe) Transversalbogen verläuft ebenfalls quer zur Längsachse der Hand, und zwar auf Höhe des körperfernen Endes der Handwurzelknochen. Als Schlüsselpunkt gilt der Kopf des Os capitatum („Kopfbein"), eines der Handwurzelknochen.
Dieser Bogen ist starr. Seine Funktion ist die mechanische Vergrößerung des Angriffspunktes für die langen Beugemuskeln (Flexoren). Er dient als deren Drehpunkt und kann so ihre Hebelwirkung vergrößern.

2.4 Weiterführende Therapie

Aufklärung und Instruktion des Patienten

Folgende Faktoren sollten vor der Abgabe einer Schiene unbedingt berücksichtigt werden:
- Der Patient sollte genauestens über Zweck und Funktion seiner Schiene informiert werden.
- Er sollte eine detaillierte Anleitung über die Zeit des Tragens erhalten.
- Das selbständige An- und Ablegen sollte ausreichend geübt werden.
- Die Haut sollte auf Druckstellen untersucht werden.
- Änderungen der Schiene sollten in keinem Fall vom Patienten selbständig vorgenommen werden.
- Feste Termine für Kontrolluntersuchungen sollten von Beginn der Behandlung an eingeplant werden.

Spezielle Indikationen

Bedingt durch die Vielzahl der Instrumente und deren berufliche und persönliche Nutzung ergeben sich oft individuell geprägte Krankheitsformen, deren Diagnostik und Therapie durch den erfahrenen Arzt und Therapeuten auch entsprechend speziell und individuell durchgeführt werden muß. Einige häufige Beschwerdebilder, die bei Musikern im Bereich der oberen Extremität auftreten können, machen oft eine Schienenbehandlung notwendig:
- primär neurologische Krankheitsbilder wie
  - periphere Nervenkompressionssyndrome,
  - fokale Dystonien,
  - „Thoracic Outlet Syndrom" u. a.;
- Entzündungen des Sehnengleitgewebes (Tendovaginitiden),
- Überlastungsbeschwerden,
- Halswirbelsäulen-Syndrom (HWS-Syndrom),
- Gelenkinstabilitäten mit Überbeweglichkeit (Hypermobilität) sowie
- Bewegungseinschränkungen der Gelenke (Hypomobilität).

Diese Aufzählung erhebt weder einen Anspruch auf Vollständigkeit, noch erlaubt sie eine Systematisierung der diagnostischen oder therapeutischen Maßnahmen. Im folgenden soll exemplarisch der Einsatz statischer und dynamischer Schienen bei einigen der genannten Krankheitsbilder näher erläutert werden.

Nervenkompressionssyndrome im Bereich des Unterarms

Die drei Hauptnerven des Armes (Abb. 2.49),
- der Mittelarmnerv (N. medianus),
- der Ellennerv (N. ulnaris) und
- der Speichennerv (N. radialis),

passieren im Bereich des Unterarms anatomische Engpässe. An diesen Stellen können Nervenirritationen auftreten. Die Schädigung eines Nerven durch Erhöhung des auf den Nerven einwirkenden Druck (Kompression) kann sowohl durch direkten Druck im Bereich der Durchtrittsstelle von außen als auch durch Verengung des Nervenkanals, durch ein Ödem (Wassereinlagerung in das Gewebe), einen Tumor oder verdicktes Sehnengleitgewebe ausgelöst werden. In einem solchen Fall spricht man von einem Nervenkompressionssyndrom.

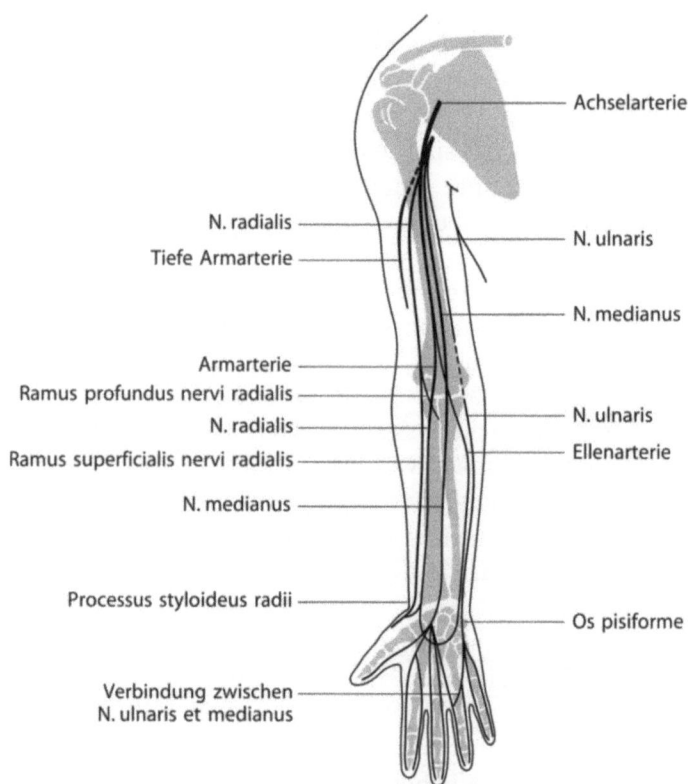

Abb. 2.49. Übersicht über die langen Armnerven des Plexus brachialis (vom Schlüsselbein ausgehendes Nervengeflecht) (nach Heinzler 1991)

2.4 Weiterführende Therapie

Bei der Diagnose müssen Nervenkompressionssyndrome von Schmerzzuständen, die z. B. durch Reizung des Nervengeflechts im Bereich der Schulter (Plexusirritationen) oder auch durch chronische Reizzustände ausgelöst werden, unterschieden werden. Im weiteren können Schmerzen auch nach akuten oder chronischen Belastungen oder bei Entzündungen direkt an den Sehnen und Muskelansätzen auftreten.

Sofern die Nervenleitgeschwindigkeit und das Elektromyogramm, d. h. die Funktion der Nerven und Muskeln, verändert sind, die klinische Symptomatik eindeutig auf ein Kompressionssyndrom hinweist und bereits muskuläre Ausfälle eingetreten sind, sollte im Interesse des Patienten eine operative Dekompression des Nerven erfolgen (siehe Abschn. 2.4.4).

Kompression des Mittelarmnervs (N. medianus) am Handgelenk („Carpal Tunnel Syndrom", CTS)

Der Karpalkanal liegt an der Innenseite des Handgelenks und wird seitlich und handrückenseits durch die Handwurzelknochen begrenzt. Das sog. Retinaculum flexorum spannt sich als straffes, querverlaufendes bindegewebiges Band über den Kanal, was zur Bezeichnung „Karpaltunnel" geführt hat. Durch diese Struktur verlaufen die Sehnen der Fingerbeuger mit ihren Sehnenscheiden und der N. medianus. Dieser versorgt neben anderen Handmuskeln auch die Muskulatur des Daumenballens. Er ist ebenfalls für die Sensibilität des Daumens, des Zeige-, und des Mittelfingers sowie des halben Ringfingers verantwortlich (3 1/2 daumenseitige [radiale] Finger).

Der Druck im Karpalkanal ist in Neutralstellung und bei leichter Streckung im Handgelenk (10–20 Grad) am geringsten. Bei einer Beuge- oder Streckstellung des Handgelenks von mehr als 20 Grad erhöht sich der Druck und kann die Funktion des Nerven beeinflussen.

Neben traumatischen, d. h. durch direkte äußere Krafteinwirkung bedingten, entzündlichen oder endokrinen (durch hormonelle Veränderungen bedingten) *Ursachen* kann auch die extreme monostatische Belastung der Hand Auslöser für eine Kompression des N. medianus sein.

Insbesondere für Musiker gilt: Werden die Hand und die Unterarmmuskulatur über einen längeren Zeitraum wiederholt unökonomisch und einseitig belastet und geht diese Belastung zudem mit Vibrationen einher, wie dies bei dieser Berufsgruppe oft der Fall ist, so kann diese Tätigkeit zu einer Kompression des N. medianus führen.

Eine Zunahme des Drucks im Karpalkanal ist dann unter anderem auf eine Schwellung der Begleitgewebe (Synovialis) der Beugesehnen und des Bindegewebes im Kanal zurückzuführen. Teilweise kommt es auch zum Zusammenwirken mehrerer Faktoren, die dann bei der Therapie berücksichtigt werden müssen. Dies kann sich z. B. für belastungsabhängige und entzündliche Faktoren ergeben.

Die *Symptomatik* beginnt im allgemeinen mit nächtlichen Schmerzen, Kribbelempfindungen oder einem Taubheitsgefühl in den 3 1/2 daumenseitigen (radialen), vom N. medianus innervierten Fingern. Zusätzlich treten in vielen Fällen ein Schwellungsgefühl der Hand und ein bis in den Oberarm ausstrahlender Schmerz auf. Wurde die Hand am Vortag manuell schwer belastet, so ist eine Verstärkung der Symptomatik zu beobachten. Die Patienten bemerken weiterhin oft eine funktionelle Störung bei feinmotorischer Tätigkeit sowie im fortgeschrittenen Stadium eine Verminderung der Daumenkraft.

Patienten, deren Beschwerden nur von kurzer Dauer sind, sollten zunächst durch Schienen und medikamentös, d. h. *konservativ*, behandelt werden. Eine Handgelenksschiene stabilisiert das Handgelenk in ca. 10-20 Grad Extension, während die Finger frei beweglich bleiben. Extrempositionen der Beugung und Streckung des Handgelenkes, die zu einer Verstärkung der Symptomatik führen würden, können so effizient vermieden werden. Die Ruhigstellung z. B. während der Nacht, die den N. medianus entlastet, kann zu einer deutlichen Verbesserung der subjektiven Beschwerden beitragen. Sofern die Schiene nicht hindert, ist es empfehlenswert, sie auch tagsüber während der Tätigkeiten zu tragen, die die Beschwerden hervorrufen (Abb. 2.50). Allerdings sollte sie alle 1-2 Stunden entfernt werden, um eine Mobilisation des Handgelenks zu ermöglichen und Versteifungen vorzubeugen. Wird durch diese Form der Ruhigstellung keine ausreichende Entlastung erzielt, so kann der Einsatz einer Lagerungsschiene mit Fingereinschluß in Betracht gezogen werden. Diese Schiene verhindert, daß das Gleiten der Beugesehnen im verdickten Karpalkanal zu einer weiteren Irritation des N. medianus führt (Abb. 2.51).

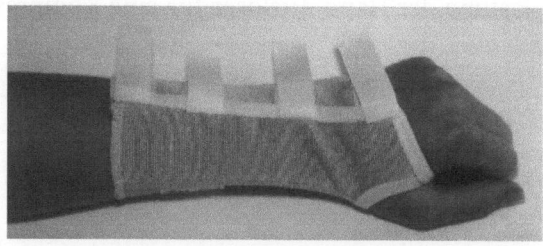

Abb. 2.50. Eine mögliche Schiene zur Fixation des Handgelenkes beim Karpaltunnelsyndrom („Carpal Tunnel Syndrom"; CTS)

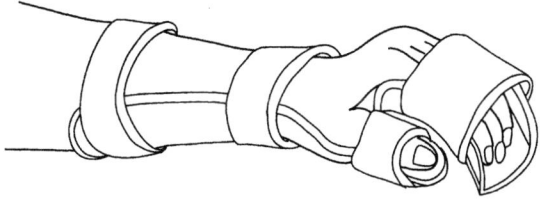

Abb. 2.51. Palmare Lagerungsschiene für das Handgelenk, die Langfinger und den Daumen (Waldner-Nilsson 1997)

Im weiteren sollte die Spielzeit verringert werden, falls sich die Beschwerden spezifisch auf das Instrumentenspiel zurückführen lassen. Sofern sich die Symptomatik durch die Schiene bessert, aber nicht vollständig verschwindet, ist u. U. eine zusätzliche medikamentöse Behandlung zur Unterdrückung der Entzündung sinnvoll. Bei chronischen Beschwerden und Entwicklung einer Atrophie der Daumenballenmuskulatur (motorischer Ast des N. medianus) besteht eine eindeutige Indikation zur Operation durch einen Handchirurgen (siehe Abschn. 2.4.4).

Kompression des Ellennervs (N. ulnaris) am Ellenbogen (Kubitaltunnelsyndrom, Sulcus-ulnaris-Syndrom)

Der Ellennerv verläuft am Ellenbogen durch eine Knochenrinne (Sulcus nervi ulnaris), deren Dach von straffem Binde- und Sehnengewebe gebildet wird. Als *Ursachen* kommen äußerer Druck durch Aufstützen oder falsche Lagerung, die chronische Luxation (Ausrenkung) des sog. Ellen/Speiche-Gelenks, Arthrosen, chronische Polyarthritis und traumatische (d. h. durch direkte Gewalteinwirkung bedingter) Schädigung z. B. bei Frakturen (Knochenbrüchen) in Frage. Doch auch in diesem Fall kann eine einseitige und anhaltende Belastung durch häufige Beuge- und Streckbewegungen (z. B. bei Geigern) eine entsprechende Nervenschädigung auslösen.

Als charakteristische *Symptome* werden vom Patienten Gefühlsstörungen an Ring- und Kleinfinger sowie am benachbarten Handrücken beschrieben. Anfänglich treten die Gefühlsstörungen nur periodenweise und besonders bei der Beugung des Ellenbogengelenkes auf. Häufig ist auch ein Dehnungsschmerz zu beobachten, der vom Ellenbogen ausgehend bis in den kleinfingerseitigen Teil der Hand ausstrahlt. Bei länger bestehender Schädigung kann eine Muskelschwäche oder eine Rückbildung (Atrophie) der vom N. ulnaris versorgten Muskulatur auftreten. Die vom N. ulnaris versorgten Muskeln, die im Bereich der Hand liegen (Handbinnenmuskulatur) (Mm. interossei, Mm. lumbricales), beugen normalerweise die Fingergrundgelenke und strecken die Zwischenfingergelenke durch ihren Ansatz am Strecksehnenapparat. Ist diese Handbinnenmuskulatur (intrinsische Muskulatur) vollständig gelähmt, kommt es typischerweise zur Krallenstellung des Ring- und Kleinfingers. Zusätzlich tritt oft eine Kraftminderung bei Faustschluß und bei Abspreizung der Finger ein.

Die *konservative Therapie* beinhaltet neben der Ursachenabklärung und der Ausschaltung der zugrunde liegenden Kompression die Instruktion über eine entsprechende Lagerung des Ellenbogens und eine evtl. mögliche Haltungskorrektur. Das Aufstützen auf die maximal gebeugten Ellenbogen sollte vermieden werden; ein dorsaler Ellenbogenschutz, wie er z.B. von Skateboard-Fahrern benutzt wird, ist hilfreich. Auch ein kleines Kissen, das während der Nacht in die Ellenbeuge gewickelt wird, kann eine Entlastung des Nerven bewirken und so zu einer Verringerung der Symptomatik beitragen.

Daneben kann der betroffene Ellenbogen zur Druckentlastung mit Hilfe einer Schiene in Extension oder leichter Beugestellung - d.h. max. 35 Grad - gelagert werden (Abb. 2.52). Die Schiene sollte täglich so oft wie möglich, aber speziell über Nacht getragen werden. Die gesamte Tragdauer ist abhängig vom Abklingen der Symptome, kann aber je nach Ausmaß der Symptomatik durchaus 10-12 Wochen betragen. Lassen die Symptome nach, so wird die Schiene entsprechend angepaßt, um eine größere Ellenbogenbeugung zu ermöglichen. Wenn eine Ellenbogenbeugung von mehr als 100 Grad möglich ist, kann die Schiene abgesetzt werden. Das Instrumentenspiel sollte für 1-2 Wochen radikal reduziert werden, es kann dann in modifizierter Haltung

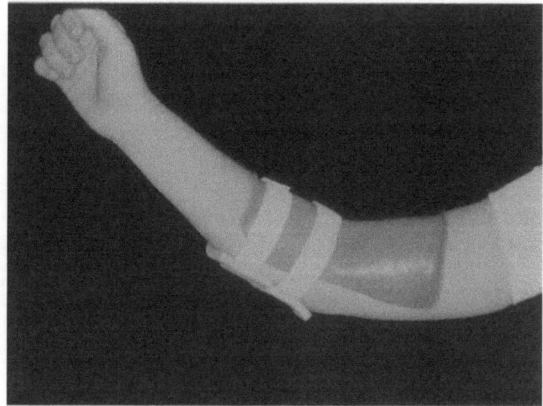

Abb. 2.52. Eine statische Ellenbogenschiene entlastet den N. ulnaris, indem die volle Ellenbogenflexion verhindert wird (Foto: Judy C. Colditz, OTR, Raleigh/NC, USA)

und zeitlich begrenzt wieder aufgenommen werden. Kältepackungen sowie entzündungshemmende Medikamente werden im Rahmen der konservativen Behandlung ebenfalls eingesetzt.

Kann auf diese Weise keine durchgreifende Reduktion der Symptome erzielt werden, so muß – wie bei allen Kompressionssyndromen – die Indikation zur Operation gestellt werden, um bleibende Schäden zu vermeiden (siehe Abschn. 2.4.4).

Ist es bereits zu einer Krallenstellung gekommen, so muß durch eine Schiene die Überstreckung (Hyperextension) der Fingergrundgelenke des Klein- und Ringfingers verhindert werden, so daß der intakte M. extensor digitorum (Muskel des Unterarms, der den 2.-5. Finger streckt) seine Kraft auf den Streckapparat übertragen kann, um eine Streckung der Zwischenfingergelenke zu gewährleisten.

Kompression des Ellennervs (N. ulnaris) am Handgelenk ("Loge-de-Guyon-Syndrom")

Der knöchern-bindegewebige Tunnel, durch den der N. ulnaris gemeinsam mit der Ellenschlagader (A. ulnaris) in den Handbereich eintritt, befindet sich neben dem Karpalkanal auf der Ellenseite der Hand. Auch dieser Kanal wird von den Handwurzelknochen sowie von Band- und Sehnenstrukturen begrenzt.

Neben Tumoren, arthrotischen oder rheumatischen Veränderungen können akute oder chronische Traumen als *Ursache* eines sogen. distalen N. ulnaris-Syndroms in Frage kommen. Auch gleichförmige und sich wiederholende Belastungen der Hand werden in diesem Zusammenhang als Ursachen diskutiert.

Das Beschwerdebild variiert je nach Ursache, anatomischer Lage und Aufzweigung der Nervenäste. Als *Symptome* treten motorische und/oder sensible Ausfälle aller vom N. ulnaris versorgten Muskeln im Bereich der Hand auf. Ein distales N.-ulnaris-Syndrom kann auch in Kombination mit einem Karpaltunnelsyndrom ("Carpal-Tunnel-Syndrom") (CTS) auftreten.

Bei einer *konservativen Therapie* steht auch hier eine Abklärung und Vermeidung der verursachenden Belastung und eine entsprechende Behandlung im Vordergrund.

Kompression des Speichennervs (N. radialis) zwischen den beiden Köpfen des M. supinator (Supinatorlogensyndrom)

Auf seinem Weg vom Ellenbogen zur Streckseite des Armes tritt der tiefe Ast (Ramus profundus), ein motorischer Teil des N. radialis, durch den M. supinator, der das obere Ende der Speiche umgreift. Diese Durchtrittsstelle wird auch als Arkade von Frohse bezeichnet, da die Muskelfasern hier eine arkadenartige Öffnung für den Durchtritt des Nerven ausbilden.

Als *Ursachen* für ein Supinatorlogensyndrom kommen meist Brüche oder Ausrenkungen des Speichenköpfchens vor. Eine Kompression durch sehnige Ränder der dort befindlichen Muskeln oder Druckschädigungen durch raumfordernde Prozesse können jedoch ebenfalls zu einem Supinatorlogensyndrom führen. Zum Teil findet sich keine eindeutige Ursache; allerdings läßt sich oft eine ungewohnte oder chronische Belastung des betroffenen Armes feststellen. Bei der Kompression des Speichennervs fehlen im allgemeinen sensible Ausfälle. Motorisch kann es zu einer Streckschwäche der Finger kommen. Belastungsabhängige Schmerzen bestehen im Bereich der speichenseitigen Unterarmseite, die bis ins Handgelenk ausstrahlen können. Eine Verstärkung der Beschwerden kann durch Auswärtsdrehung (Supination) gegen Widerstand oder durch Streckung des Mittelfingers gegen Widerstand ausgelöst werden.

Im Rahmen einer *konservativen Therapie* kann bei geringfügigen Beschwerden auch hier eine Aufklärung hinsichtlich schonender Bewegungsmuster und eine temporäre Schienenbehandlung mit einer statischen Schiene zu einer Linderung und zu einem Abklingen der Beschwerden führen (Abb. 2.53). Bei anhaltenden Beschwerden besteht auch beim Musiker die Indikation für eine Operation (siehe Abschn. 2.4.4).

Entzündungen des Sehnengleitgewebes (Tendovaginitiden)

Verläuft eine Sehne mit ihrer Sehnenscheide in Knochenrinnen oder unter engen Bandstrukturen hindurch, kann es in diesem Bereich bei akuter, evtl. ungewohnter Belastung zum Auftreten von schmerzhaften Reizzuständen kommen. Derartige sog. Tendovaginitiden der oberen Extremität stellen ein häufiges Beschwerdebild bei Musikern dar.

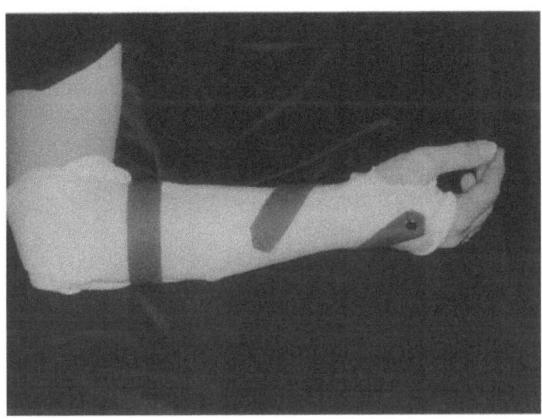

Abb. 2.53. Wird die statische Schiene für den Ellenbogen und das Handgelenk frühzeitig abgegeben, so kann es zu einem Abklingen der Symptomatik kommen und eine Operation umgangen werden (Foto: Judy C. Colditz, OTR, Raleigh/NC, USA)

Tendovaginitis der Fingerbeugesehnen

Eine Sehnenscheidenentzündung der Fingerbeugesehnen kann nach akuter Belastung auftreten. Sie ist gekennzeichnet durch Schwellung und Schmerz im Bereich der ellenseitigen (distal-ulnaren) Unterarmbeugeseite. Die Fingerbeweglichkeit ist eingeschränkt, die Entzündung kann tastbar („Krepitus") und hörbar („Lederknarren") sein. Die Ruhigstellung erfolgt in der Intrinsic-Plus-Stellung für ca. 3-4 Tage (siehe Abb. 2.51, S. 243).

Tendovaginitis stenosans de Quervain

Die Tendovaginitis stenosans de Quervain ist eine Entzündung innerhalb des 1. Strecksehnenfaches. Betroffen sind hier die Sehnengleitgewebe des M. abductor pollicis longus, eines Muskels, der den Daumen abspreizt, und des M. extensor pollicis brevis, des Muskels, der das Daumengrundglied im Gelenk streckt. Beide liegen dem sogen. Griffelfortsatz der Speiche (Processus styloideus radii) auf, der daumenseitig am Unterarm tastbar ist.

Als *Symptome* bemerkt der Patient zunächst eine Schwellung und dann einen in Richtung Daumen und Unterarm ausstrahlenden Schmerz. In einem späteren Stadium verdickt sich das Gewebe des Sehnenfaches selbst und behindert so zusätzlich die Sehnengleitfähigkeit. Eine übermäßige Beanspruchung der Sehnen, z.B. durch intensi-

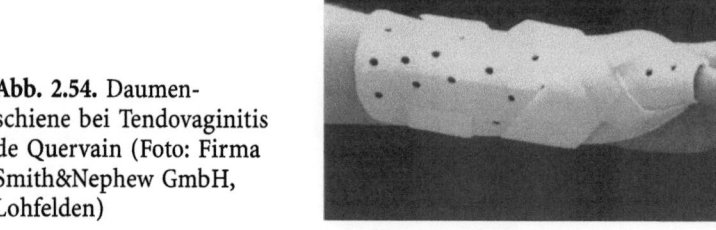

Abb. 2.54. Daumenschiene bei Tendovaginitis de Quervain (Foto: Firma Smith&Nephew GmbH, Lohfelden)

ves Abwinkeln der Hand zur Ellenseite hin, kann die Erkrankung auslösen. Wird der Daumen unter die Hand in Richtung Kleinfinger geführt, tritt ebenfalls ein verstärkter Sehnenzug auf.

Das Ziel der Behandlung besteht in einer weitgehenden Reduktion des entzündlichen Prozesses, um eine normale schmerzfreie Bewegung der Hand zu gewährleisten. Die *konservative Behandlung* im Frühstadium beinhaltet eine Ruhigstellung des Handgelenks sowie des Daumens durch eine statische Schiene, um eine Reduktion der Daumen- und Handgelenksbelastung zu erzielen (Abb. 2.54). Die Schiene wird in regelmäßigen Abständen für eine schmerzfreie aktive Mobilisation entfernt. Zusätzlich können entzündungshemmende Medikamente eingesetzt werden. Zudem sollten die Bewegungen, die die Erkrankung auslösen, abgeklärt und korrigiert werden, um ein erneutes Auftreten zu verhindern. Auch hier kann eine Reduktion der Spielzeit zu einer Besserung der Symptomatik beitragen.

Bestehen die Schmerzen trotz konsequenter konservativer Therapie über 4–6 Wochen weiter, muß ggf. die Indikation zur Operation gestellt werden (siehe Abschn. 2.4.4).

Tendovaginitis stenosans („schnellender Finger", „Triggerfinger")

Bei der Tendovaginitis stenosans handelt es sich um eine knotige Verdickung der Sehne oder des Sehnengleitgewebes einer Fingerbeugesehne. Die verdickte Sehne bleibt an beiden Seiten (proximal und distal) des 1. Ringbandes, das sich über dem Mittelhandköpfchen befindet, hängen. Betroffen sind häufig Patienten ab dem 50. Lebensjahr, so daß hier degenerative Prozesse als *Ursache* angenommen werden. Aber auch eine zeitweilige Überbelastung oder sich wiederholende Handbewegungen können die Symptome auslösen.

Im Rahmen der *konservativen Therapie* kann im Anfangsstadium eine vorübergehende Entlastung und Ruhigstellung durch eine Schiene

2.4 Weiterführende Therapie

zur Linderung der Beschwerden beitragen. Falls keine Besserung eintritt, kann die Thermotherapie mit Kälte oder Wärme und anschließenden leichten Massagen eingesetzt werden. Therapeutisch werden weiterhin passive und aktive Übungen zur Verbesserung der Ausdauer, Koordination, Flexibilität und Muskelkraft durchgeführt.

Bestehen die Schmerzen trotz konsequenter konservativer Therapie weiter, muß auch hier u. U. die Indikation zur Operation gestellt werden (siehe Abschn. 2.4.4).

Überlastungsbeschwerden

Die Anforderungen, die das Instrumentenspiel an das Bewegungssystem des Musikers stellt, sind sehr groß. Die komplexen, sich wiederholenden und häufig mit Kraft und Schnelligkeit ausgeführten Bewegungen führen in einigen Fällen an die Grenze der körperlichen Belastbarkeit und können so die Ursache sehr unterschiedlicher Überlastungsbeschwerden darstellen. Norris (1995) weist u. a. auf folgende Faktoren hin, die zu Überlastungsbeschwerden der Muskel-Sehnen-Einheit führen können:

- inadäquate körperliche Voraussetzungen,
- plötzliche Steigerung der Gesamtspieldauer,
- fehlerhafte Technik und Übegewohnheiten,
- Abweichung vom gewohnten Instrument oder Repertoire,
- unzureichende Rehabilitation nach Verletzung oder Erkrankung,
- unangemessene Körperhaltung und Körperbewegungen,
- zusätzliche belastende Aktivitäten,
- anatomische und geschlechtsspezifische Faktoren.

Als weitere prädisponierende Faktoren sind die gleichzeitige Anspannung der Beuge- und Streckmuskulatur (die sogen. Kokontraktion), die individuelle Körperhaltung, eine Hypermobilität z. B. der Schulter oder der Fingergrundgelenke, die individuelle Konstitution und andere Faktoren zu nennen. Technische Fehler können durch ständige Wiederholung über längere Zeit zu einer inadäquaten Belastung der Muskulatur und der Sehnen- und Bindegewebe führen (siehe Abschn. 1.1.2).

Betroffen ist hauptsächlich die obere Extremität, aber auch die Halswirbelsäule und der Schultergürtel.

> So klagen *Pianisten* häufig über Schmerzen im Bereich der Außenseite des Armes sowie im Bereich der Beuger des 4. und 5. Fingers der rechten Hand. Bei *Streichern* sind die rechte Schulter des Bogenarmes, die Beuger und Strecker der linken Hand und die Handgelenksstrecker betroffen. Bei *Bläsern* treten häufig Beschwerden in der rechten Hand und hier insbesondere im Bereich des Daumens auf, da dieser Finger das Instrument während des Spiels unterstützt.

Überlastungsbeschwerden des Daumensattelgelenkes

Überlastungsbeschwerden des Daumensattelgelenkes finden sich häufig bei Klarinettisten, Oboisten und Saxophonisten, die das Instrument mit dem Daumen unterstützen müssen. Gleichzeitig werden entsprechende Symptome aber auch bei Klavierspielern beschrieben. Hier kann eine Daumenschiene, die auch während des Spiels getragen werden kann, Entlastung schaffen.

Allgemeine Behandlungsrichtlinien bei Überlastungsbeschwerden

Die Behandlung des Patienten mit akuten oder chronischen Überlastungsbeschwerden kann in eine Akut- und in eine Spätphase untergliedert werden. Behandlungsschwerpunkte während der Akutphase beinhalten die absolute oder zeitweilige Ruhigstellung mit Hilfe einer Schiene sowie eine Reduktion der Spielzeit und anderer belastender Tätigkeiten. Kälte, Wärme (Abb. 2.55), Massage, Ultraschall sowie entsprechende Medikamente sind in diesem Stadium hilfreich.

Sind die akuten Beschwerden abgeklungen, wird die Schiene nur noch zeitweise getragen; das Hauptaugenmerk der Therapie richtet sich dann auf die graduierte Belastung.

Häufig werden die Überlastungsbeschwerden lediglich im Bereich der Finger oder des Handgelenkes angegeben. Die Erfahrung zeigt aber, daß Instrumentalisten mit mangelnder Schulterstabilität unbewußt auch eine ausgeprägte gleichzeitige Anspannung der beugenden und streckenden Hand- und Fingermuskulatur, d.h. der extrinsischen Handmuskeln, entwickeln (Kokontraktion).

2.4 Weiterführende Therapie

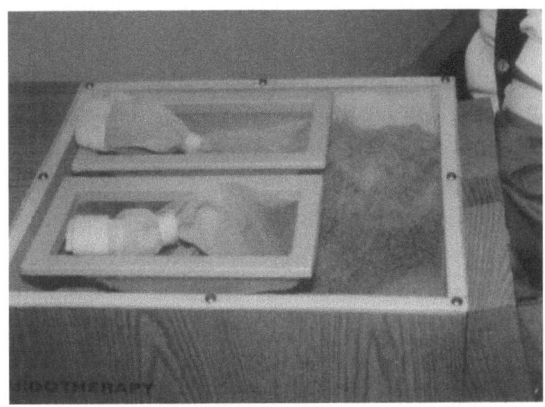

Abb. 2.55. Die Fluidotherapie ermöglicht die Wärmeapplikation in warmem, wirbelnden Maisschrotgranulat zur Förderung der Durchblutung, Entspannung, zur Vergrößerung der Gewebeelastizität und zur Verbesserung der Gelenkbeweglichkeit

▶ Eine Therapie, die auf die Behandlung von distalen Überlastungsbeschwerden des Armes und der Hand abzielt, berücksichtigt daher insbesondere folgende Punkte:
  - Stabilisierung der Muskulatur des Schultergürtels (insbesondere des M. serratus anterior, M. serratus inferior und M. trapezius).
  - Stabilisierung und Kräftigung der Handbinnenmuskulatur (Mm. interossei, Mm. lumbricales).*)
  - Graduierte Belastung (zunächst isometrisch, d.h. reine Muskelanspannung ohne Bewegung, dann Übungen ohne Widerstand, später gegen steigenden Widerstand).
  - Übungen zur Steigerung der Ausdauer.
  - Übungen zur Prävention.
  - Technikumstellung am Instrument.

Obwohl der Musiker extreme Leistungen von seinen Muskeln und Gelenken erwartet, werden die Muskeln vor einem Konzert in den seltensten Fällen durch Dehnung und Wärme adäquat vorbereitet.

Kühle und unvorbereitete und damit ungeschmeidige Sehnen, Muskeln, Bänder und Gelenke fördern die Entstehung berufsbedingter Erkrankungen.

---

* Dies gilt insbesondere für Pianisten, da hier erst die intrinsische Muskulatur die ausdauernde und unabhängige Bewegung der langen Fingerflexoren und -extensoren ermöglicht.

Hier hat sich zur Prävention beispielsweise das Basistraining nach Klein-Vogelbach bewährt (Lahme et al. 2000). Weitere direkte Techniken zur psychophysischen Entspannung sind u. a. die Alexander-Technik, die Feldenkrais-Pädagogik, das Stretching, das Autogene Training sowie Yogatechniken. Ausgewogene sportliche Aktivität und Entspannungstechniken unterstützen den Gesundungs- und Therapieprozeß durch Einbeziehung ganzheitlicher Komponenten. Spezifische Dehnübungen während der Spielpausen beugen Verkrampfungen vor und verbessern die muskulären Abläufe während des Spiels.

Insgesamt sollte die Behandlung chronischer oder akuter Überlastungsbeschwerden eine Balance zwischen Ruhe und Belastung vermitteln, um die Erkrankungssymptome zu verringern und eine Neuorientierung der Spieltechniken zu ermöglichen. Dieses Ziel kann insbesondere durch die Anpassung von Schienen, die nur für einen Teil des Tages oder für die Nacht getragen werden, erreicht werden.

Ausblick

Bei der Diagnostik und Therapie von Erkrankungen der oberen Extremität einschließlich der Hand sind komplexe physiologische Gegebenheiten zu berücksichtigen. Die Patientengruppe der Musiker stellt darüber hinaus aufgrund der engen Verknüpfung zwischen individuellen emotionalen, beruflich-sozialen, neurophysiologischen und biomechanischen Gegebenheiten ganz spezielle Anforderungen an den Therapeuten. Gerade durch den Einsatz von Schienen ergeben sich neue und individuell wesentlich verbesserte Perspektiven der Behandlung. Diese setzen jedoch eine notwendige Spezialisierung und ausreichende Erfahrung des Therapeuten mit den Erkrankungen und ihrer Behandlung voraus. Eine gute Zusammenarbeit im „therapeutischen Team" ist nicht nur für die medizinischen Aspekte, sondern auch für die psychologischen Komponenten von wesentlicher Bedeutung. Erst die Berücksichtigung und richtige Gewichtung aller Faktoren wird im Einzelfall zu einem optimalen und befriedigenden Behandlungsergebnis führen.

Literatur

Aiello B (1993) DeQuervain's tendinitis. In: Clark GL, Wilgis EFS, Aiello B, Eckhaus D, Eddington LV (eds) Hand Rehabilitation. Churchill Livingstone, New York

Aiello B (1993) Epicondylitis. In: Clark GL, Wilgis EFS, Aiello B, Eckhaus D, Eddington LV (eds) Hand Rehabilitation. Churchill Livingstone, New York

2.4 Weiterführende Therapie

Aiello B (1993) Ulnar nerve compression in cubital tunnel. In: Clark GL, Wilgis EFS, Aiello B, Eckhaus D, Eddington LV (eds) Hand Rehabilitation. Churchill Livingstone, New York

Aiello B (1993) Ulnar nerve compression in Guyon's canal. In: Clark GL, Wilgis EFS, Aiello B, Eckhaus D, Eddington LV (eds) Hand Rehabilitation. Churchill Livingstone, New York

Aiello B (1993) Carpal tunnel syndrome. In: Clark GL, Wilgis EFS, Aiello B, Eckhaus D, Eddington LV (eds) Hand Rehabilitation. Churchill Livingstone, New York

Breier S (1997) Verletzung der Beugesehnen. In: Waldner-Nilsson B (Hrsg) Ergotherapie in der Handrehabilitation. Springer, Berlin Heidelberg New York Tokyo

Breier S, Lahme A (1997) Die Behandlung des Thoracic Outlet Syndroms. praxis ergotherapie 10/1:15–23

Dawson WJ (1997) Common problems of wind instrumentalists. Medical problems of performing artists 12:107–112

Diday-Nolle AP (1997) Nervenkompressionssyndrome. In: Waldner-Nilsson B (Hrsg) Ergotherapie in der Handrehabilitation. Springer, Berlin Heidelberg New York Tokyo

Eaton RG (1992) Entrapment syndromes in musicians. Journal of Hand Therapy 5/2:91–96

Heinzler J (1991) Compendium der Anatomie, 10. Aufl. Eigenverlag, München (Medizinisches Repetitorium, Bd. VIII)

Hochberg FH, Ledermann RJ (1995) The upper extremity difficulties of musicians. In: Hunter JM, Mackin EJ, Callahan AD (eds) Rehabilitation of the hand: surgery and therapy. Mosby, St. Louis/MO, USA

Hoffmann R (1997) Handchirurgie. In: Wicki O, Largiadèr F, Sturm A (Hrsg) Checklisten der aktuellen Medizin. Thieme, Stuttgart

Johnson CD (1992) Splinting the injured musician. Journal of Hand Therapy 5/2:107–110

Klein-Vogelbach S, Lahme A, Spirgi-Gantert I (2000) Musikinstrument und Körperhaltung. Eine Herausforderung für Musiker, Musikpädagogen, Therapeuten und Ärzte. Gesundheitsvorsorge im Musikeralltag. Springer, Berlin Heidelberg New York Tokyo

Lahme A, Amstein I (1996) Gymnastik für Orchestermusiker. Das Orchester 9:23–24

Lowe C (1992) Treatment of tendinitis, tenosynovitis, and other cumulative trauma disorders of musicians' forearms, wrists and hands... Restoring function with hand therapy. Journal of Hand Therapy 5/2:84–90

Markinson RE (1992) Tendinitis and related inflammatory conditions seen in musicians. Journal of Hand Therapy 5/2:80–83

Markinson, RE (1990) Hand injuries in sports and performing arts: treatment of musical hands: redesign of the interface. Hand Clinics 6/3:525–543

Norris R (1995) The musician's survival manual. A guide to preventing and treating injuries in instrumentalists, 2nd edn. MMB Music, Saint Louis/MO, USA

McGrouther DA, Colditz JC (1998) Interactive hand-therapy edition. Primal Pictures, London (CD-ROM)

Rudigier J (1990) Kurzgefaßte Handchirurgie. Hippokrates, Stuttgart

Sturzenegger M, Bohli E (1991) Schienenbehandlung an der Hand. Hans Huber, Bern

Waldner-Nilsson B (1997) (Hrsg) Ergotherapie in der Handrehabilitation. Springer, Berlin Heidelberg New York Tokyo

2.4.4
Handchirurgische Maßnahmen bei Musikern: Möglichkeiten und Grenzen
(Günther Straub)

Prinzipiell muß davon ausgegangen werden, daß bei professionellen Musikern ein gewisses Maß an Zunkunftsangst vorherrscht und operative Maßnahmen oftmals abgelehnt werden. Dies ist durchaus nicht unbegründet, denn viele Störungen sind funktionell verursacht und lassen sich nicht mit dem Messer lösen. Gerade hier muß der Handchirurg zum Handtherapeuten werden.

Die Behandlung muß in jedem Fall mit der Erhebung einer ausführlichen Befunderhebung beginnen, die auch außermedizinische Bereiche einschließt.

Der Zeitbedarf inklusive Untersuchung und Beratung beträgt 1–1,5 Stunden. Eine umfassende klinische Untersuchung der oberen Extremität in entkleidetem Zustand ist erforderlich.

Bei Operationen der Hand ist eine feinste atraumatische Technik (feinstes Nahtmaterial, feinstes Instrumentarium) erforderlich. Der Eingriff darf nur von einem Spezialisten mit langjähriger Erfahrung in der Handchirurgie durchgeführt werden. Bevor operiert wird, sollten alle konservativen Maßnahmen ausgeschöpft sein (siehe Abschn. 2.4.3).

Die einzige klare Operationsindikation ist das Vorliegen einer anatomischen Besonderheit (z.B. überzählige Sehnen, abnorme Muskeln) (siehe S. 10), die das Instrumentalspiel behindern kann und bei der eine konservative Therapie keine Besserung erwarten läßt.

Eingriffe sollten in Plexusanästhesie (Betäubung des Nervengeflechts, das den Arm sensibel versorgt; vgl. Abb. 1.40, S. 64) und Blutleere durchgeführt werden. Die adäquate Schmerzausschaltung ist die beste Prävention einer operationsbedingten Ernährungsstörung des Gewebes (Reflexdystrophie, Morbus Sudeck). Eine örtliche Betäubung ist ungenügend. Nach der Operation muß eine spezielle Handtherapie zur Verfügung stehen.

Im Zusammenhang mit der Handchirurgie ist eine interdisziplinäre Zusammenarbeit unabdingbar.

Typische Erkrankungen

Im folgenden werden Krankheitsbilder der Hand beschrieben, bei denen auch beim Musiker gelegentlich ein handchirurgischer Eingriff notwendig wird.

Tendovaginitis stenosans de Quervain

- *Ursache:* chronische Friktion im Sehnenfach, erhöhter Muskeltonus, häufig mehrere überzählige dünne Sehnen, Längssepten im Fach, langer Muskelbauch, spezielle Daumenhaltung und -techniken (siehe auch Abschn. 2.4.3).
- *Operationsindikation:* Versagen konservativer Maßnahmen wie Lagerungsschienen, Infiltration, physikalische Therapie, Muskelrehabilitation, Haltungsänderung.
- *Technik:* Spaltung des Sehnenfaches am streckseitigen Rand unter Beachtung des N. radialis superficialis. Sofortige handergotherapeutische Rehabilitation.
- *Cave:* Ähnliche Beschwerden wie Gefühlsstörungen des radialen Handrückens verursacht das Wartenberg-Syndrom, d.h. die isolierte Kompression des N. radialis superficialis am Unterarm.

Tendovaginitis stenosans („schnellender Finger", „Triggerfinger")

- *Ursache:* lokale Synovitis der Flexorsehnen am Ringband A1 durch chronische Belastung; Mikrotraumen, oft als Vorläufer allgemeiner Bindegewebserkrankungen wie z.B. Morbus Dupuytren (siehe auch Abschn. 2.4.3).
- *Therapie:* Injektion eines Corticoids unter das Ringband.
- *Operationsindikation:* erst bei Therapieversagen operative Spaltung, die normalerweise zu voller und beschwerdefreier Funktion führt.

Kompression des Mittelarmnervs (N. medianus) am Handgelenk („Carpaltunnelsyndrom", CTS)

- *Ursachen:* chronische Friktion, gebeugtes Handgelenk, abnorme Muskelbäuche, intermittierende Ischämie im N. medianus, Sehnenscheidenentzündungen, Stoffwechselerkrankungen (siehe auch Abschn. 2.4.3).

- *Symptome:* Schmerzen besonders nachts, Gefühlsstörungen in Daumen, Zeige- oder Mittelfinger; Kraftminderung, „Ungeschicklichkeit", Muskelatrophie am Daumenballen.
- *Therapie:* vorerst konservativ mit Überprüfung der Handgelenksstellung, Instrumenten- und Körperhaltung; Infiltration, Dehnungsübungen, Lagerungsschienen für die Nacht, physikalische Therapie.
- *Operationsindikation:* bei anatomischen Besonderheiten, bei starken Schmerzen oder manifesten neurologischen Ausfällen nach Versagen konservativer Maßnahmen. Präoperative neurophysiologische Untersuchung empfehlenswert.
- *Technik:* kurzer Hautschnitt in der proximalen Hohlhand und Spaltung des Tunneldaches an seiner ulnaren Begrenzung; keine zirkuläre Neurolyse, bei Bedarf Epineurotomie. Endoskopische Spaltung ist nicht unumstritten, da die Komplikationsrate von der Erfahrung des Operateurs abhängt.

Ganglion carpi

- *Ursache:* gestörte Gelenkmechanik, Mikrotraumen, Gefügelockerung der intercarpalen Bänder, Überlastung bei inadäquater Muskelbalance.
- *Therapie:* übermäßige Flexion des Ellenbogens vermeiden; physikalische und Haltungstherapie.
- *Operativ:* Dekompression unter Belassung des Nervs in seinem Tunnel.

N. radialis-Kompressionssyndrome

- *Ursache:* Durchtritt durch das laterale Muskelseptum führt bei chronischer Muskelkontraktion (Trizeps) zu Kompression; fibröse Strukturen (siehe auch Abschn. 2.4.3).
- *Therapie:* Korrektur der Haltung und Bewegung, Muskeldehnung, physikalische Therapie.
- *Operativ:* Dekompression an der Oberarmaußenseite, vorher exakte neurophysiologische Untersuchung.

Supinator-Syndrom

- *Ursache:* Kompression des N. radialis bei seinem Durchtritt durch den M. supinator, fibröse Arkade, Gefäßarkaden, Muskelspannungszunahme, Bewegungsstereotypien (Pro-Supination), Arthrose des Humeroradialgelenkes, degenerative Erkrankungen. Kann oft nicht vom „Tennisellbogen" (Epicondylitis humeri radialis) unterschieden werden (siehe auch Abschn. 2.4.3).
- *Therapie:* Dehnung, Nervenmobilisation, Muskelbalancierung, Änderung der Bewegungsmuster, Infiltration, physikalische Therapie.
- *Operativ:* Freilegung des N. radialis von radial-streckseits und Dekompression, Spaltung der Frohse-Arkade, Behebung jeder möglichen Kompressionsursache.

Sozialmedizinische Aspekte

3.1
Soziale Sicherheit für Berufsmusiker
(Hans-Michael von Heinz)

In Abschn. 3.1 geht es um Aspekte der sozialen Sicherheit bei Berufsmusikern. Die einzelnen Möglichkeiten der Absicherung innerhalb des Sozialsystems werden dargelegt. Als Beispiel dient die Situation im Bundesland Sachsen. *Sachsen weist die größte Musikdichte der Welt auf* und ist somit ein repräsentatives Kollektiv.

Angesprochen sind drei ganz unterschiedliche Berufsgruppen: *Berufsmusiker*, *Ärzte* und *Juristen in der Ministerialverwaltung*. Im Zuge der vielzitierten „Föderalisierung der Sozialversicherung" sollte es diesen Gruppen gemeinsam gelingen, zunächst ein sachsenspezifisches, später vielleicht für den Gesamtbereich der Bundesrepublik Deutschland gültiges Modell zur angemessenen medizinischen Versorgung von Berufsmusikern zu entwickeln.

3.1.1
Die arbeitsrechtliche Situation abhängig beschäftigter Berufsmusiker

Die Mehrzahl der Berufsmusiker im Freistaat Sachsen ist derzeit immer noch als abhängig Beschäftigte und nicht als Selbständige bzw. Arbeitgeber/Unternehmer tätig. Das „Institut für kulturelle Infrastruktur" beim Sächsischen Staatsministerium für Wissenschaft und Kunst (SMWK) hat eine Konzeption zur Strukturierung der Orchesterarbeit veröffentlicht, in der es u. a. um die gegenwärtige Situation der Mitglieder des Rundfunkblasorchesters Leipzig, der städtischen Orchester und des MDR-Rundfunkorchesters geht:

> Das Rundfunkblasorchester Leipzig ist mit 35 Planstellen nach dem Stand Juni 1993 nach wie vor das einzige nichtmilitärische professionelle Blasorchester Europas. Durch Auftritte in Funk und Fernsehen der DDR bei der Bevölkerung hoch geschätzt, wurde es vom Mitteldeutschen Rundfunk ungeachtet der Stellungnahmen der Sächsischen Staatsregierung nicht übernommen. Die Musiker des Orchesters verdingten sich daraufhin auf ABM-Basis als Pädagogen bei der Musikhochschule „Ottmar Gerster" des Landkreises Leipzig und führten die Orchestertätigkeit auf privater Grundlage fort. Der Landkreis leistet Zuschüsse zu den ABM-Mitteln des Arbeitsamtes, und der Freundeskreis der Musikschule hat die Trägerschaft für das ABM-Projekt übernommen.
>   In der Stadt Leipzig sind drei Orchesterkörper tätig:
> 1. Das (städtische) Gewandhausorchester als weltweit größtes symphonisches Orchester mit knapp 200 Musikerplanstellen und 122 Verwaltungsangestellten. Der Sondertarifvertrag für die Musiker ist (bei derzeit 80 Prozent Westtarif) angelehnt an denjenigen der (städtischen) Münchner Philharmoniker.
> 2. Das Rundfunkorchester des MDR als weltweit zweitgrößtes symphonisches Orchester mit 168 Musikerplanstellen. Der Sondertarifvertrag für die Musiker (bei derzeit 80 Prozent Westtarif) ist angelehnt an denjenigen des Münchner Rundfunks.
> 3. Das (städtische) Orchester der Musikalischen Komödie, das derzeit in die Oper Leipzig integriert ist, mit 56 Musikern, ebenfalls mit Haustarifvertrag bei 80 Prozent Westtarif.
> (SMWK 1993).

Wesentlich für die soziale Sicherheit der Berufsmusiker in Sachsen ist die Tatsache, daß es sich bei den Mitgliedern der in und für Leipzig tätigen Orchester um „Arbeitnehmer" im Sinne des Arbeitsrechts und damit laut Sozialversicherungsrecht um abhängig Beschäftigte im Sinne des §7 SGB IV handelt. Gemäß dessen Abs. 1 ist „Beschäftigung" die nichtselbständige Arbeit, insbesondere in einem Arbeitsverhältnis.

Ein abhängiges Beschäftigungsverhältnis ist grundsätzlich in
- der gesetzlichen Rentenversicherung (GRV),
- der gesetzlichen Krankenversicherung (GKV),
- und der gesetzlichen Unfallversicherung (GUV).

versicherungspflichtig (vgl. Schulin 1993). Nach der Rechtsprechung des Bundessozialgerichtes (BSG) ist es zudem durch die Weisungsgebundenheit des Arbeitnehmers bzw. die Eingliederung in einen „Betrieb" gekennzeichnet. Mit anderen Worten: Die Weisungsbefugnis liegt beim „Betriebsinhaber", d.h. hier bei der Stadt Leipzig bzw. beim MDR als Träger oder Betreiber des jeweiligen Orchesters. Die Arbeitgeber- bzw. Betriebsunternehmerfunktion kann auch dem Orchester als Gesamtheit der hierin zusammengeschlossenen Musikern selbst zukommen, beispielsweise in der Rechtsform eines eingetragenen Vereins (e.V.) gem. §§ 21, 22 BGB, nicht jedoch in der Form einer Gesellschaft des bürgerlichen Rechts (GbR) nach §§ 705 ff. BGB, weil den einzelnen Gesellschaftern einer GbR eher der Status eines nicht abhängig Beschäftigten, d.h. eines Selbständigen, zukommt.

3.1.2
Die rechtspolitische Forderung nach Selbständigkeit

Eine selbständige Erwerbstätigkeit als Gegenstück zum Status des abhängig Beschäftigten ist insbesondere durch die *persönliche Unabhängigkeit* charakterisiert. Der Selbständige ist nicht in einen Betrieb oder eine Organisation eingebunden. Gleichzeitig trägt er die wirtschaftliche Verantwortung für sein Einkommen, ist also selbst dafür verantwortlich, mit seiner Arbeit ein angemessenes Entgelt zu erzielen.

Weist die Tätigkeit des Berufsmusikers gleichzeitig Merkmale der Selbständigkeit *und* der Abhängigkeit auf, ist laut BSG[1] entscheidend, welche Merkmale im gesamten Erscheinungsbild überwiegen. Verträge und Vertragsverhältnisse dienen lediglich als Indiz bzw. als Auslegungshilfen für die Interpretation der tatsächlichen Gegebenheiten. Nur wenn die tatsächliche Gestaltung der Tätigkeit eines Berufsmusikers in etwa *gleichem Maße* für Abhängigkeit wie auch für Selbständigkeit spricht, ist die vertragliche Ausgestaltung ausschlaggebend.

---

[1] Entscheidungssammlung des Bundessozialgerichtes (BSGE) 47, 201 (204).

Schließen sich Orchestermusiker zu einer Gesellschaft bürgerlichen Rechts (GbR) zusammen, kommt es wesentlich auf die Gestaltung des Rechtsverhältnisses zwischen Musikern und Orchester an. Hierbei sind insbesondere die näheren Umstände der Eingliederung in das Orchester, ihre Haftung gegenüber dem Orchester und gegenüber Dritten und der Umfang ihrer Risikotragung bedeutsam.

Konkret heißt das: Soll jeder einzelne Gesellschafter (Musiker) dazu verpflichtet werden, an Konzerten und Proben mitzuwirken – auch dann, wenn er gegen die Durchführung gestimmt hat –, spricht dies für den Status einer abhängigen Beschäftigung. Denn wenn er Ort und Zeit seiner Arbeitsleistung nicht mehr frei bestimmen kann, gibt jeder Gesellschafter einen Teil seiner Selbständigkeit auf. Er wird abhängig vom Mehrheitsbeschluß der Gesellschafter bzw. vom Beschluß der Geschäftsführung ist daher in die Institution der Orchester-GbR eingegliedert.

Für die Beantwortung der Frage, ob insgesamt ein abhängiges Beschäftigungsverhältnis vorliegt, sind jedoch noch weitere Kriterien wichtig. So ist z. B. die finanzielle Risikoverteilung der Gesellschafter zu prüfen – wird ein Minus an persönlicher Unabhängigkeit u. U. durch ein Plus an Risikotragung und persönlicher Haftung ausgeglichen?

Sichert die GbR dem Musiker zudem eine feste Grundvergütung zu und befreit ihn von der Haftung im Innenverhältnis, ist von einem abhängigen Beschäftigungsverhältnis auszugehen. Wird der erwirtschaftete Gewinn hingegen allein nach dem Einsatz jedes Gesellschafters verteilt und trägt der einzelne Gesellschafter das Risiko seiner Arbeitsunfähigkeit auch im Krankheitsfall selbst, so spricht dies für den Status einer selbständigen Tätigkeit – vorausgesetzt, das Gesamtbild stimmt.

Die rechtspolitische Empfehlung lautet: Der Berufsmusiker (im Freistaat Sachsen) sollte sich vom Status des abhängigen Beschäftigten, dem arbeitnehmerähnlichen Tätigsein, lösen und den Status des Selbständigen, zumindest unternehmerähnlich Tätigen anstreben.

Nur mit dem Schritt in die Selbständigkeit ist die Entwicklung zum freien Künstler und Musiker möglich. Sicherheit und Freiheit bedingen sich zwar gegenseitig und sind auch auf der Ebene unseres Verfassungsrechts letztlich gleichrangig – und doch schließen sie sich im Berufsleben gegenseitig aus. Die schöpferische Kunst profitiert letztlich eher von der Freiheit und der damit notwendigerweise einherge-

henden Unsicherheit als – überzeichnet formuliert – von materieller Sicherheit nach Vollkasko-Manier.
Welche finanziellen bzw. versicherungspolitischen Konsequenzen die Entscheidung für die Selbständigkeit hat, wird im folgenden gezeigt.

3.1.3
Versicherungspolitische Konsequenzen

Neben den Landwirten und Publizisten bilden die Künstler eine der wenigen Gruppen von Selbständigen, die nach wie vor in die *gesetzliche Versicherungspflicht* einbezogen sind. Grund dafür ist bei den Künstlern die Annahme, daß sie sich auch als Freischaffende in einer „arbeitnehmerähnlichen Stellung" befinden (vgl. Schulin 1994).

Die Sozialversicherung der selbständigen Künstler stellt ein Sondersystem dar, das im Gesetz über die Sozialversicherung der selbständigen Künstler und Publizisten (Künstlersozialversicherungsgesetz, KSVG) vom 27. Juli 1981[2] geregelt ist.

Während die Sozialversicherung den Einzelnen als soziales Wesen absichert sichert die Privat- bzw. Individualversicherung den Einzelnen als Individuum. Sozialversicherung und Privatversicherung stehen grundsätzlich nebeneinander. Für seine private Versicherung auf den diversen Gebieten muß der Versicherungsnehmer gesonderte Prämien zahlen, so daß die Leistungen aus den beiden Systemen Privat- und Sozialversicherung untereinander nicht verrechnet werden können.

Gesetzliche Krankenversicherung (GKV)

Hinsichtlich der Versicherungspflicht in der gesetzlichen Krankenversicherung (GKV) verweist § 5 Abs. 1 Nr. 4 SGB V auf die Vorschriften des KSVG, die im folgenden erläutert werden.

Nach *§ 1 KSVG* werden selbständige Künstler in der GKV versichert, wenn zwei Voraussetzungen erfüllt sind:
- Sie müssen die künstlerische Tätigkeit erwerbsmäßig und nicht nur vorübergehend ausüben und
- sie dürfen im Zusammenhang mit der künstlerischen Tätigkeit nicht mehr als einen Arbeitnehmer beschäftigen.

---

[2] BGBl. I, S. 705, zuletzt geändert durch das Erste SGB III-Änderungsgesetz vom 16.12.1997 (BGBl I, S. 2970) – 1. SGB III-ÄndG –.

Bei der Anzahl der Beschäftigten werden Auszubildende und geringfügig Beschäftigte im Sinne des §8 SGB IV nicht berücksichtigt.

§2 KSVG enthält eine *Bestimmung des Begriffs „Künstler".* Künstler im Sinne des KSBG ist, wer z. B. Musik schafft, ausübt oder lehrt. Den versicherungspflichtigen Personenkreis hat die Bundesregierung durch Berufsgruppenkataloge näher konkretisiert. Um zu veranschaulichen, welche Arten von „Musikern" es laut Gesetzt gibt, hier ein Auszug aus der „Verordnung zur Durchführung des Künstlersozialversicherungsgesetzes" vom 23. Mai 1984[3]. Da heißt es in §2 Abs. 3:

> Dem Bereich „Musik" werden die selbständigen Tätigkeiten als Komponist, Textdichter, Librettist, Musikbearbeiter, Arrangeur, Kapellmeister, Dirigent, Chorleiter, Instrumentalsolist in der „ernsten Musik", Orchestermusik in der „ernsten Musik", Opern- Operetten- und Musicalsänger, Lied- und Oratoriensänger, Chorsänger in der „ernsten Musik", Sänger in Unterhaltungsmusik, Show, Folklore, Tanz- und Popmusiker, Unterhaltungs- und Kurmusiker, Jazz- und Rockmusiker, Disk-Jockey, Alleinunterhalter, künstlerisch-technischer Mitarbeiter im Bereich Musik, Pädagoge, Ausbilder im Bereich Musik und ähnliche selbständige künstlerische Tätigkeiten im Bereich Musik zugeordnet.

Dieser Katalog ist nicht einmal annähernd abschließend. Wegen der verfassungsrechtlich geschützten Kunstfreiheit (Artikel 5 Abs. 3 Satz 1 GG) wäre eine staatliche Definition des Kunstbegriffes auch problematisch.

Rechtswissenschaftler sehen in der Aufstellung von Berufsgruppenkatalogen für Künstler einen Widerspruch in sich, weil sich ihrer Ansicht nach der Begriff der Kunst einer eindeutigen und von allen Beteiligten gebilligten Definition entzieht (Schulin 1994). Dennoch bedürfe es einer Abgrenzung der künstlerischen von der nichtkünstlerischen Tätigkeit. Zu diesem Zweck biete es sich an, nicht den künstlerischen *Wert* einer Tätigkeit, sondern deren eigenschöpferischen *Charakter* in den Vordergrund zu stellen. Eine solche Konkretisierung der Versicherungspflicht nach Berufsgruppen dürfte wohl noch mit der Kunstfreiheit vereinbar sein.

Die *§§ 3 ff. KSVG* regeln die *Ausnahmen von der Versicherungspflicht* u. a. der selbständigen Künstler. Diese tritt in einer Reihe von Fällen hinter die Versicherungspflicht nach anderen Vorschriften zu-

---

[3] BGBl. I, S. 709, zuletzt geändert durch Verordnung vom 26. September 1997 (BGBl. I, S. 2364).

rück. So kann man, wenn man bereits als abhängig Beschäftigter versichert ist, nicht mehr als Selbständiger versichert sein. Das schließt sich gegenseitig aus. In diesem Fall geht die Versicherungspflicht als Beschäftigter gemäß §5 SGB V der Versicherungspflicht nach KSVG vor (Schulin 1994). Umgekehrt schließt die hauptberufliche Tätigkeit als selbständiger Künstler die Versicherungspflicht als abhängig Beschäftigter (im Sinne von §5 Abs. 1 Nr. 1 SGB V, vgl. §5 Abs. 5 SGB V) aus. Dies gilt auch dann, wenn der Selbständige eine mehr als nur geringfügige Nebenbeschäftigung aufnimmt.

Wesentlich für den nach dem KSVG Versicherten ist, daß mit *eigenem Unternehmerrisiko*, also im oben erläuterten Sinne *selbständig* gearbeitet wird.

Selbständige Musiker, die ihrerseits eine Arbeitgeberfunktion innehaben, werden vom Gesetzgeber nicht für schutzwürdig gehalten und sind demzufolge nicht nach dem KSVG versichert.

Damit der Schutz des KSVG greift, darf deshalb maximal *eine* Vollzeit-Arbeitskraft beschäftigt werden. Nicht mitgezählt werden Auszubildende und geringfügig Beschäftigte (die Geringfügigkeitsgrenze beträgt seit 1.4.1999 im Monat 630 DM, und zwar gleichermaßen in den alten und neuen Bundesländern). Diese Personen können für einen Künstler tätig werden, ohne daß dies Auswirkungen auf ihren Versicherungsschutz nach dem KSVG hat.

Eine weitere Voraussetzung für den Versicherungsschutz nach dem KSVG ist, daß das Arbeitseinkommen aus selbständiger künstlerischer Tätigkeit eine gewisse Mindestgrenze überschreitet. Diese Grenze entspricht der auf ein Kalenderjahr hochgerechneten Geringfügigkeitsgrenze, die in den neuen Bundesländern im Jahr 1999 bei einem Jahresarbeitseinkommen (= Betriebseinnahmen minus Betriebsausgaben, also Gewinn) von 3×DM 520 (für Januar bis März 1999) + 9×DM 630 (für April bis Dezember 1999), also insgesamt bei DM 1560 + DM 5670 = DM 7230 liegt.

Gesetzliche Unfallversicherung (GVU)

Bezüglich der gesetzlichen Unfallversicherung (GUV) sind für den Musiker vor allem zwei Punkte wichtig:
- der Arbeitsunfall und
- die Berufskrankheit.

Der *Arbeitsunfall* kann den Musikern hauptsächlich in der Form des Wegeunfalls treffen. Die Ausgaben der Unfallversicherung für Wegeunfälle, (d. h. für Straßenverkehrsunfälle in der Rechtsform des Wegeunfalls gemäß § 8 Abs. 2 SGB VII) machen derzeit etwa ein Fünftel aller Rentenausgaben der GUV aus.

Die Liste der *Berufskrankheiten* ist offen, und in Zukunft sollten typische Musikergebrechen und -leiden daraufhin geprüft werden, ob sie in diese Liste aufgenommen werden können.

Eine Nachfrage bei der zuständigen Verwaltungs-BG hat ergeben, daß die Versicherungsbeiträge für einen selbständigen Einzelnen niedriger sind, als wenn die Versicherung über einen Orchesterkörper als Unternehmer läuft und der einzelne Musiker darüber als abhängig Beschäftigter abgesichert wird.

Zusatzversorgung zur gesetzlichen Rentenversicherung durch die Versorgungsanstalt der deutschen Kulturorchester (VddKO)

Hinter der Abkürzung „VddKO" verbirgt sich die Versorgungsanstalt der deutschen Kulturorchester, organisiert bei der Bayerischen Versicherungskammer. Die VddKO ist keine Sozialversicherung im eigentlichen Sinne, sondern ein Sondersystem, eben eine Zusatzversorgung, die mit der GUV nichts zu tun hat. Die VddKO gewährt z. B. Zusatzleistungen zur gesetzlichen Rentenversicherung, u. a. aber auch Zahnersatzleistungen.

3.1.4
Forderung nach speziellen Rehabilitationseinrichtungen für Berufsmusiker im Freistaat Sachsen

Zur Forderung nach speziellen Rehabilitationseinrichtungen für Musiker in Sachsen gibt es zwei gegensätzliche Ansichten: die der Bundesversicherungsanstalt für Angestellte (BfA) und die der in Sachsen tätigen Musiker. Die BfA in Berlin ist ein zentral organisierter Rentenversicherungsträger für sämtliche Angestellten in der Bundesrepublik Deutschland. Laut Auskunft der leitenden Ärztin im Bereich Rehabilitation ist die BfA *gegen* die Einrichtung eines eigenen Rehabilitationsstranges oder gar einer eigenen Rehabilitationsklinik für Berufsmusiker und ebenso auch *gegen* die Gründung von Arbeitsgemeinschaften zu diesem Thema in den einzelnen Bundesländern. Die Begründung – aus der Sicht eines bundesweit zuständigen Sozialversicherungsträgers nicht unverständlich – lautet, die BfA sei nicht in der Lage, 16 Bundesländer zu bedienen und sich an deren einzelnen Initiativen zu beteiligen. Sie werde aber nach wie vor nach dem Grundsatz verfahren, die Berufsmusiker, deren Spezialleiden nicht verkannt würden, „handverlesen" und „individuell", aber doch gemeinsam mit Rehabilitanden anderer Berufsgruppen in den allgemeinen Rehabilitationskliniken zu betreuen. Im Hinblick auf den Gleichheitsgedanken mögen derlei Bedenken verständlich sein.

Auf der anderen Seite steht die sächsische Auffassung. Sachsen weist die größte Orchesterdichte der Welt auf. Dieser Tatsache sollte auch durch Sonderinitiativen Rechnung getragen werden. So würde sich die Einrichtung der Vogtland-Klinik Bad Elster für die Gründung einer eigenen Abteilung für Spezial-Rehabilitationmaßnahmen für Berufsmusiker geradezu anbieten. Dieser Auffassung ist auch der Abteilungsleiter „Sozialversicherung" im Sächsischen Staatsministerium für Soziales, Gesundheit und Familie (SMS). Mit anderen Worten: Das Ministerium würde ein solches Pilotprojekt unterstützen. Die Frage der Finanzierung ist allerdings noch zu klären.

Literatur

Institut für kulturelle Infrastruktur beim Sächsischen Staatsministerium für Wissenschaft und Kunst (SMWK) (1993) Konzeption zur künftigen Strukturierung der Orchesterarbeit im Leipziger Raum im Zusammenhang von Kulturraumgesetz und Privatisierungskonzept der Sächsischen Staatsregierung vom 24. August 1993
Schulin B (1993) Sozialrecht. Ein Studienbuch, 5. Aufl. Werner, Düsseldorf
Schulin B (1994) Handbuch des Sozialversicherungsrechts. Bd. I: Krankenversicherungsrecht. C.H. Beck, München

3.2
Der Betriebsarzt in szenischen Musiktheatern
(Waltraud Küntzel)

Abschn. 3.2 gibt einen umfassenden Überblick über den Themenkomplex der arbeitsmedizinischen Betreuung an szenischen Musiktheatern. Die Autorin ist Internistin und Arbeitsmedizinerin und hat mehr als zwanzig Jahre lang ein von den Berufsgenossenschaften gegründetes überbetriebliches arbeitsmedizinisches Zentrum geleitet. Als Betriebsärztin war sie viele Jahre lang an zwei großen Musiktheatern tätig. Hier berichtet sie über ihre Erfahrungen und die Besonderheiten einer arbeitsmedizinischen Betreuung nach dem Arbeitssicherheitsgesetz (ASiG) an Musiktheatern.

3.2.1
Betriebsorganisation eines Musiktheaters

Schauspiel, Oper, Operette, Ballett (die Gesamtheit der darstellenden Künste), aber auch die Schaustätte selbst nennen wir „Theater". Das griechische Wort *theatron* bezeichnete ursprünglich die Zuschauermenge, später dann den Zuschauerraum mit ansteigenden Sitzen. Zu einem Theater gehören heute ein Bühnenhaus, Zuschauer-, Proben-, Werkstätten-, Magazin- und Verwaltungsräume. In ihnen agiert eine Vielzahl von Menschen mit unterschiedlichen Berufen in engmaschiger, voneinander abhängiger Vernetzung mit dem *einen* Ziel, daß täglich pünktlich der Vorhang aufgeht, damit Theater gespielt werden kann. Die allabendliche Vorgabe lautet: „Theater muß sein!" In Musiktheatern müssen nach erhobenem Taktstock mit einer im Millisekunden-Bereich liegenden Genauigkeit Mensch und Maschinen im Dienste des Publikums, von dem dafür Beifall erwartet wird, zu einem harmonischen Ganzen verschmelzen.

Betrachten wir die Verflechtungen der einzelnen Arbeitsgruppen (Abb. 3.1), so wird der kritische Betrachter hinter den Kulissen immer wieder fasziniert staunen, daß Ausfälle und für den Zuschauer nicht spürbare Katastrophen in einem Musiktheater große Ausnahmen darstellen. Dabei muß man sich einerseits vorstellen, daß Störfälle proportional zur Zahl der voneinander abhängig Arbeitenden ansteigen und daß andererseits Spielpläne in Häusern mit gutem Ruf und hohem künstlerischen Niveau schon Jahre im voraus erstellt wer-

3.2 Der Betriebsarzt in szenischen Musiktheatern

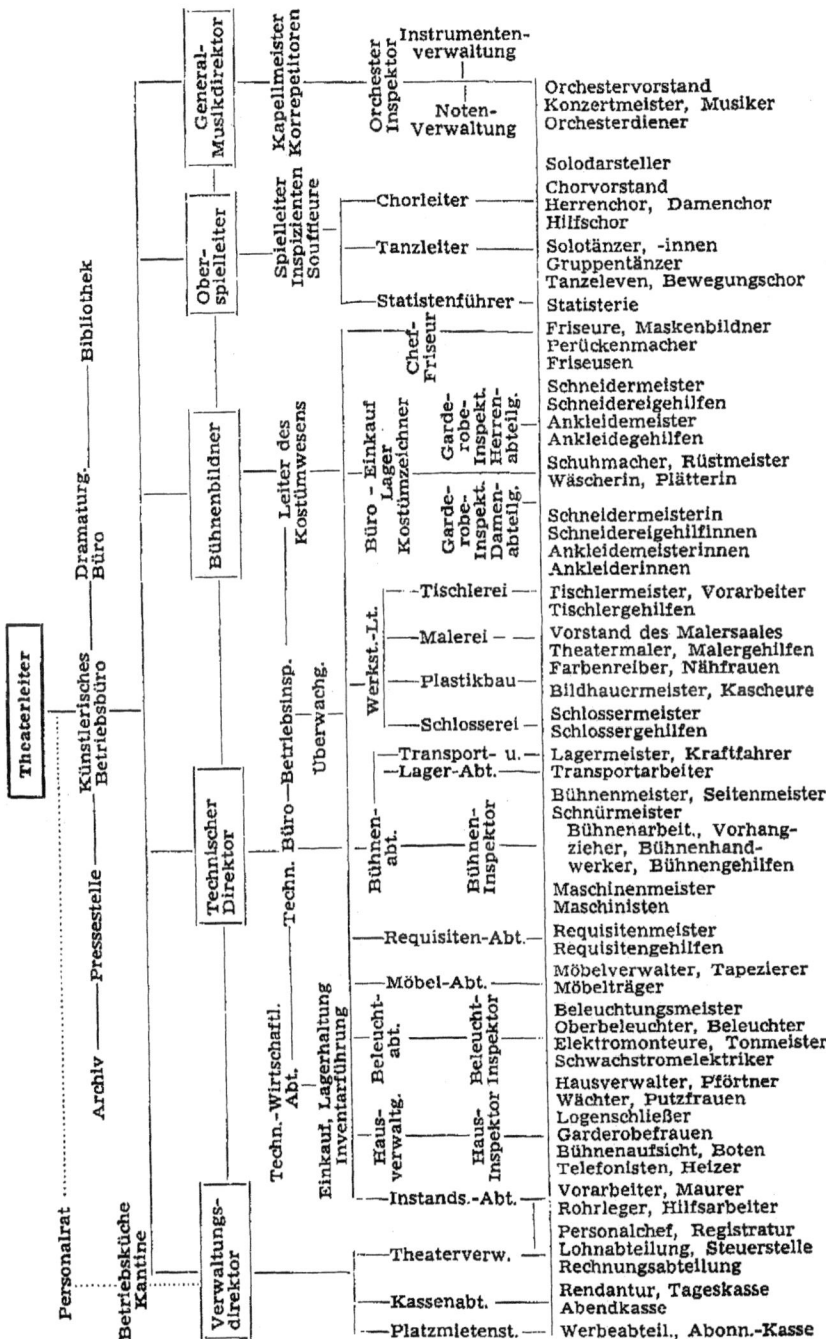

Abb. 3.1. Schema der Betriebsorganisation im Theater (Unruh 1969)

den. Die präzise Koordination von Dirigenten, Regisseuren, Bühnenbildnern, Lightdesignern und Solisten, die aus der ganzen Welt anreisen und jeweils höchst individuelle, eigenwillige Ansprüche haben, mit der Technik und dem Kostümwesen stellt aufwendige organisatorische Anforderungen an den Stab der Intendanz und verlangt von allen Beteiligten eine hohe Disziplin – insbesondere in Repertoire-Theatern mit mehreren Premieren pro Theatersaison.

Neben Jahres-, Monats-, Wochen- und Tagesplänen werden bis zur Premiere eines Stückes Konzeptions- und Regiegespräche, Bau-, Beleuchtungs-, Ensemble-, Solo-, Stell-, Orchester-, Chor-, Klavier-, Haupt-, Schluß- und Generalproben festgelegt. Erstmals zusammengeführt werden alle Arbeitsgruppen in der ersten Klavierschlußprobe noch ohne Orchester (Abb. 3.2). Der Zeitdruck bis zur Generalprobe wird stündlich deutlicher spürbar. Im Endstadium einer bevorstehenden Neuaufführung „knistert's" schon am Personaleingang; eine nervöse Hektik breitet sich bei allen aus. Es bleibt stets eine gewisse Unberechenbarkeit des Ablaufs bis zur letzten Stunde vor einer Neuinszenierung, meist sogar bis zu jedem täglichen Spielbeginn und -ende. Jede Wiederholung eines Repertoire-Stückes verläuft etwas anders. Aufführungen werden von Menschen gemacht, die nicht immer die gleiche Tagesform haben oder zum Teil auch ausgetauscht werden. Über die gesamte Spielzeit herrscht zumindest bei allen Verantwortlichen im Theater Anspannung bis zum Ende eines jeden abendlichen Spiels. Die Erleichterung wird geradezu sichtbar beim ersten Applaus.

Die Zeiteinheit für alle nicht auch nur andeutungsweise brennenden Probleme – auch den *Arbeitsmediziner* betreffende Vorschläge – ist im Repertoire-Theater die Zeit „nach der Premiere". So wird auch der Arbeits- und Gesundheitsschutz bestimmt vom Premierenkalender – eine Notwendigkeit, der sich der Arbeitsmediziner anpassen muß, wenn er sich nicht als „persona non grata" hinauskatapultieren lassen will. In den Augen vieler gilt er als zwar per Gesetz verordnete, aber vernachlässigbare Institution, da arbeitsmedizinische Probleme im Theater angeblich nicht existieren. Die meisten Beschäftigten sind davon überzeugt, daß Theater seine eigenen Gesetze hat und daß allgemein anerkannte Ordnungsregeln der Wirtschaft auf sie nicht anwendbar sind. Dem Betriebsarzt wird laut und ausholend bedeutet, warum Vergleiche z. B. mit der produzierenden Industrie nicht gezogen werden können.

Die Frage ist in der Tat berechtigt, ob bei aller Eigendynamik mit täglich wechselnden Szenerien und einer täglich anders zusammengesetzten Mannschaft eine kontinuierliche arbeitsmedizinische oder si-

3.2 Der Betriebsarzt in szenischen Musiktheatern

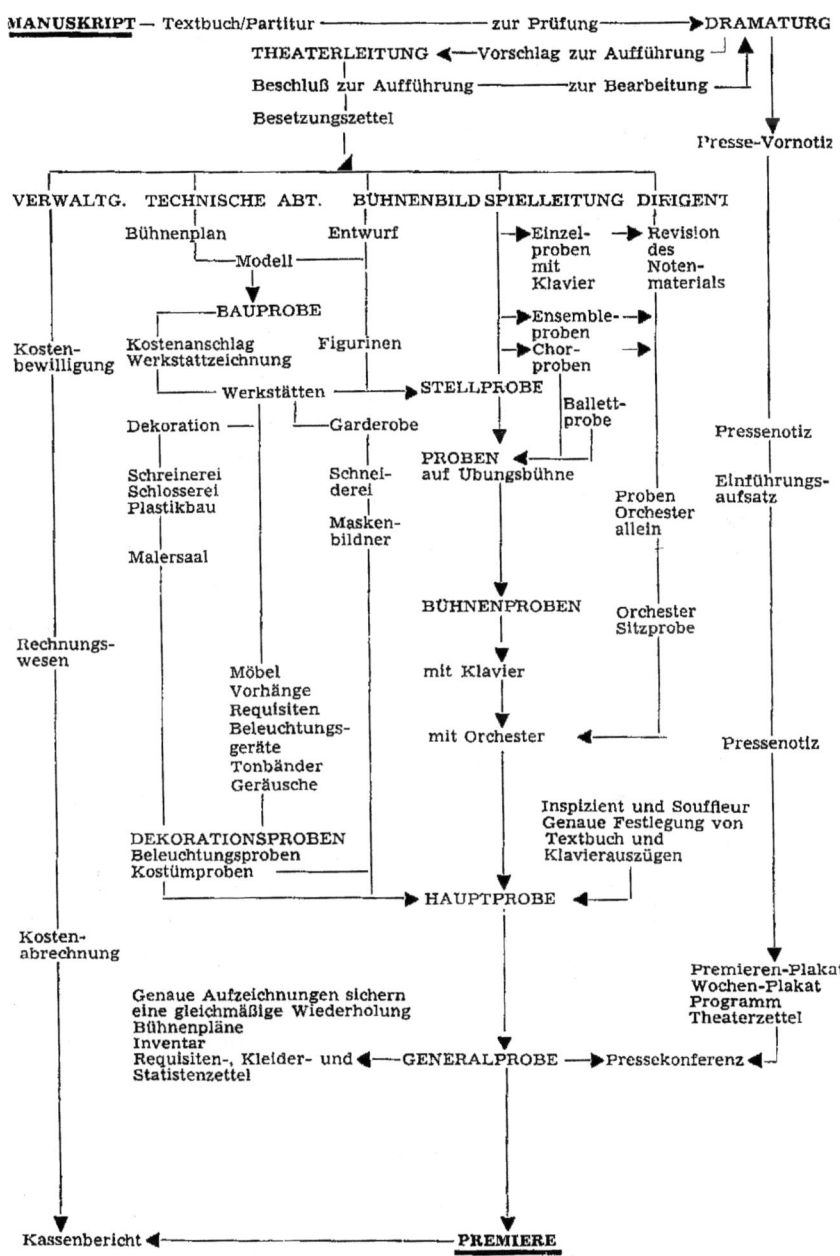

Abb. 3.2. Der Werdegang einer Opernaufführung (Unruh 1969)

cherheitstechnische Betreuung in einem Theater überhaupt ihren Platz finden kann – oder ob sie überhaupt nötig ist, wenn jeder weiß, daß es sich um kurzfristige, wieder abzubauende Arbeitsplätze handelt, geprägt von vermeintlichen Improvisationen und einer täglichen Verwandelbarkeit.

Einige traditionelle Aufführungen werden tatsächlich noch mit ein paar Soffitten und Stellwänden, nahezu ohne Maschinerie inszeniert. Zunehmend bestimmt jedoch eine automatisierte, hochkomplizierte Technik die Bühnenbilder. Szenische Darstellungen werden immer dynamischer, höher, größer, aufwendiger, ausgeklügelter. Computergesteuerte Apparaturen haben Einzug gehalten. Auf diese Weise sind auch größere Gefahren für alle Agierenden vorprogrammiert. Demzufolge wird ein Reglement erforderlich, damit alle im Theater Schaffenden ausreichend vor Unfällen, Berufskrankheiten oder berufsbedingten Krankheiten geschützt werden. Dieser Schutz muß im Rahmen der Fürsorgepflicht des Arbeitgebers in allen Planungen vordergründig verankert sein. Da alle mit Unvorhergesehenem, das zum entsprechend angepaßten schnellen Handeln vor allem bei den Aufführenden zwingt, rechnen, hört man beim Hinweis auf Gefahren oft den Satz „Es wird schon nichts passieren!" – dies ist jedoch eher als Beschwörungsformel zu interpretieren.

Berufskrankheiten und berufsbedingte Erkrankungen

Nach einer Statistik der Landesunfallkasse Hamburg aus dem Jahr 1998 (Landmann 1998) spielen Organisationsmängel die Hauptrolle bei *Unfällen* auf Bühnen und Szenenflächen. Zu zwei Dritteln ist das künstlerische Personal betroffen. Die Unfallhäufigkeit ist in Relation zur Beschäftigtenzahl und im Vergleich zu Arbeitsbereichen in der Wirtschaft hoch. Dagegen sind im sog. Berufskrankheiten-Verfahren durch die Berufsgenossenschaften anerkannte *Berufskrankheiten* in Theatern sehr selten.

> Berufskrankheiten sind im § 6 des 7. Sozialgesetzbuches gesetzlich begründet: Es handelt sich um Krankheiten, die in einer Berufsgruppe häufiger auftreten als in der Normalbevölkerung.

Die Forschung im Bereich der *„berufsbedingten Erkrankungen"* ist allerdings noch im Gang. Probleme ergeben sich aufgrund der schwierigen Abgrenzung berufsbedingter Erkrankungen von schicksalhaften

Krankheiten, da diese meist nicht nur aufgrund einer Schädigung durch die Arbeit allein, sondern oft auch durch die persönliche Lebensweise, die Konstitution und Empfindlichkeit des Betroffenen (sog. Confounding-Faktoren) verursacht werden. Für berufsbedingte Krankheiten gibt es bislang noch keine verbindliche Definition.

In den Jahresstatistiken der einzelnen Berufsgenossenschaften werden die Berufskrankheiten von Musikern und Sängern nicht extra ausgewiesen. Der Landesunfallkasse Bayern wurden laut mündlicher Mitteilung in den Jahren 1996 bis 1998 Verdachtsanzeigen über folgende *Berufskrankheiten* aller Opernhäuser Bayerns gemeldet:

- BK 2301: 23 Lärmschwerhörigkeiten,
- BK 2101: 2 Sehnenschäden,
- BK 2102: 4 Meniskusschäden (bei Tänzern),
- BK 2106: 2 Drucklähmungen der Nerven (davon 1 Hornist).

Über die Anerkennung als Berufskrankheiten liegen keine Angaben vor; auch die jeweiligen Tätigkeiten konnten nicht im Detail ermittelt werden.

3.2.2
Sicherheit und Arbeitsschutz
– wer trägt die Verantwortung?

Mit seiner Fürsorgepflicht ist in letzter Instanz der Intendant verantwortlich für die Sicherheit und Gesundheit aller Bediensteten sowie auch aller Gäste. Er hat dafür zu sorgen, daß alle Beschäftigten/Engagierten keine durch den Beruf verursachten Befindlichkeitsstörungen, Krankheiten oder Behinderungen erleiden.

Unter dem Anspruch der „künstlerischen Freiheit" ist zunächst einmal alles erlaubt; dem phantasievollen Gestalten sollten tunlichst keine Grenzen gesetzt werden. „Kunst, Wissenschaft und Lehre sind frei" – Artikel 5 des Grundgesetzes –, nach Artikel 2 hat jedoch auch jeder das Recht auf Leben und körperliche Unversehrtheit.

Ein eventueller Einspruch gegen die die Normen überschreitenden, gefahrvollen Ideen eines Regisseurs, Bühnenbildners, Lightdesigners oder Choreographen gilt als Sakrileg und muß sehr gut begründet werden. Dem Intendanten obliegt diese Gratwanderung, die protestierenden Schreie des Regisseurs wegen fehlenden Kunstverständnisses gleich des ganzen Hauses wieder zu dämpfen und vermittelnd einzugreifen.

Basierend auf fatalen Ereignissen und damit auf den Ergebnissen der Ursachenforschung wurden für die Sicherheit und den vorbeugenden Gesundheitsschutz Gesetze, Regeln, Vorschriften und DIN-Normen geschaffen. Es kommen immer neue oder abgeänderte hinzu. Oft werden aber im Theater Kompromisse bis an die Grenze der Zumutbarkeit eingegangen, da man nicht riskieren will, ein monatelang geprobtes Stück zu Fall zu bringen. Nicht alle Gefährdungen sind vorhersehbar; manche werden erst bei den Schlußproben deutlich. Deshalb gibt es für Inszenierungen einige Ausnahmeregelungen, die auch der Betriebsarzt kennen muß, wenn er meint, intervenieren zu müssen.

Da Verantwortungsträger neben ihren vielen anderen Aufgaben sicherheitstechnische und Gesundheitsgefahren nicht immer abschätzen können – unter anderem auch, weil sie nicht überall gleichzeitig präsent sein können –, hat der Gesetzgeber ihnen mit Unterstützung der Gewerkschaften, Berufsgenossenschaften und der Gewerbeaufsicht *Sicherheitsingenieure* und *Betriebsärzte* als Berater sozusagen „auferlegt".

Arbeitsschutzgesetz (ArbSchG), Arbeitssicherheitsgesetz (ASiG) und Unfallverhütungsvorschriften (UVVen)

Die Bestellung eines *Betriebsarztes* und einer *Sicherheitsfachkraft* hat sich nach dem ASiG (ein ausschließlich bundesrepublikanisches Gesetz), das bereits seit 1974 in Kraft ist, zu richten. Detaillierte Durchführungsanweisungen und Handlungsanleitungen sind in der UVV „Betriebsärzte, Sicherheitsingenieure und andere Fachkräfte für Arbeitssicherheit" (UVV GUV 0.5/VBG 122 und 123) zu finden. Bis zur Verabschiedung des ArbSchG (Gesetz zur Verabschiedung der EG-Rahmenrichtlinie Arbeitsschutz und weiterer Arbeitsschutzrichtlinien – europaweit gültige Mindestvorschriften) im August 1996 war der Öffentliche Dienst durch das ASiG nicht betroffen, es sei denn, die Landesregierungen hatten positive Erlasse in Anlehnung an das ASiG oder die Arbeitsstättenverordnung verfügt.

Aus diesem Grunde ist im Vergleich zu Industrie, Handel und Gewerbe die betriebsärztliche und sicherheitstechnische Betreuung in den Theatern nur zögerlich angelaufen. Unbestritten ist inzwischen, daß Menschen ruhiger bzw. weniger ängstlich arbeiten, wenn Unfall- und Gesundheitsgefahren bewußt gemacht, Unfälle verhindert und Risiken minimiert wurden, und daß die Zahl der Unfälle und Berufskrankheiten durch sicherheitstechnische und arbeitsmedizinische Maß-

3.2 Der Betriebsarzt in szenischen Musiktheatern

nahmen gesunken sind. Gesundheitsschutz macht frei. Befreitsein von Gefahren bewirkt mehr Unbefangenheit, Unbeschwertheit und ein Gefühl der Sicherheit. Dies wiederum steigert den persönlichen Wirkungsgrad, die Effektivität und die Konzentrationsfähigkeit beim Spiel selbst; es fördert die Stimmigkeit und die Harmonie der Darstellung.

In § 15 des ArbSchG sind auch dem Beschäftigten Pflichten auferlegt: Er muß nach seinen Möglichkeiten und nach Unterweisung und Weisung des Arbeitgebers selbst für seine Sicherheit und Gesundheit Sorge tragen. Er hat außerdem für die Sicherheit und Gesundheit der Personen zu sorgen, die von seinen Handlungen oder Unterlassungen bei der Arbeit betroffen sind. Er muß die ihm zur Verfügung gestellten Arbeitsmittel und persönlichen Schutzausrüstungen bestimmungsgemäß verwenden.

Die UVV „Allgemeine Vorschriften" (GUV 0.1/VBG1) regelt für alle Betriebe in gleicher Weise allgemeingültige Arbeitsvoraussetzungen. Für spezielle Arbeitsplätze hingegen existiert und entsteht auch weiterhin eine Flut an Vorschriften. Aus der Fülle der Vorschriften, die vom Hauptverband der gewerblichen Berufsgenossenschaften herausgegeben werden, verabschiedet die zuständige Berufsgenossenschaft jedoch jeweils nur die, die für ihre Versicherten anwendbar sind. So findet man z. B. für die Einsatzzeit eines Betriebsarztes in durchaus vergleichbaren Berufsgruppen unterschiedliche Einschätzungen.

Aufgaben des Betriebsarztes

Sicherheitsfachkraft und Arbeitsmediziner (Facharzt mit Prüfung bei der Landesärztekammer nach einer 4jährigen Weiterbildung nach dem Staatsexamen in dafür anerkannten Institutionen) sollen Berater von Arbeitgeber und Arbeitnehmern gleichermaßen sein. Sie arbeiten ohne Weisungsbefugnis und sind auch nicht weisungsgebunden.

Das Aufgabenfeld des Arbeitsmediziners liegt ausschließlich im Präventivbereich, also im Vorfeld von vorhersehbaren Unfällen und Gesundheitsschäden.

Arbeitsmediziner werden unter Mitbestimmung des Betriebs-/Personalrats von Unternehmen (z. B. Kultusministerium, Landratsamt, Stadtverwaltung für Theater) mit einem bestimmten Zeitkontingent bestellt. Die Mindesteinsatzzeit richtet sich nach der Zahl der Mitarbeiter, die mit dem sog. Gefahrentarif multipliziert wird. Der Gefahrentarif ist abhängig von der berufsbedingten Unfallhäufigkeit und/oder der Zahl der Berufskrankheiten in einem Unternehmen. Nach der UVV GUV 0.5 werden für einen Betriebsarzt in Theatern z.Z. 0,25 Stunden pro Mitarbeiter und Jahr angesetzt. Alle präventivmedizinischen Aufgaben sollen in dieser Zeit erfüllt werden.

Die betriebsärztliche Tätigkeit umfaßt im wesentlichen folgende *Aufgabenbereiche:*

- Umsetzung berufsgenossenschaftlicher und anderer gesetzlicher Auflagen:
  - regelmäßige Begehung und Beobachtung der Arbeitsplätze; wenn erforderlich, Änderungsvorschläge bei festgestellten gefahrengeneigten Arbeitsabläufen oder zu Schutzmaßnahmen und Arbeitserleichterungen (z.B. Handhabung von Lasten auf der Bühne mit kleineren Zargen oder leichteren Aluminiumkonstruktionen, Tragegriffe und/oder Rollen an Möbeln oder Stellwänden; bequemere, aber sichere Fluggeschirre für Darsteller),
  - Mitwirkung bei ergonomischen Fragen der Arbeitsplatzgestaltung, bei der Planung, Ausführung und Unterhaltung sozialer und sanitärer Einrichtungen,
  - Beratung zu persönlichen Schutzausrüstungen (z.B. Gehörschutz, Schutzschuhe, Arbeitskleidung, Hautschutz),
  - Vorschläge zur Verbesserung der klimatischen Verhältnisse (Licht, Luft, Feuchtigkeit, Lärm),
  - Hinwirken auf Hygiene und Sauberkeit,
  - Überprüfung der Gefahrstoffe auf ihre Unschädlichkeit oder Drängen auf Ersatz durch weniger gefährliche Stoffe vor allem in der technischen Produktion, aber auch im Kostümwesen und in der Maskenbildnerei,
  - Schulungen zu gesundheitsbewußtem Verhalten, zum Umgang mit Risikofaktoren physikalischer oder chemischer Art,
  - Mitwirkung bei der Organisation der „Ersten Hilfe" und Überwachung der regelmäßigen Ausbildung von Ersthelfern,
  - arbeitsmedizinische Vorsorgeuntersuchungen in regelmäßigen Abständen mit Begutachtung zur Eignung für definierte Aufgaben oder für den Umgang mit Gefahrstoffen; dabei Forschen nach Berufskrankheiten bzw. Aufdeckung von berufsbedingten Gesundheitsstörungen/Erkrankungen oder Abklärung von Befindlichkeitsstörungen bei bestimmten Tätigkeiten; ggf. Meldung von Berufskrankheiten und/oder Beseitigung der Noxen,
  - Beratung zur Arbeitszeitenregelung nach der Arbeitszeitordnung (AZO) und zu Pausenregelungen,

- Einflußnahme auf das Nahrungsangebot in Kantinen;
- sozialmedizinische Aufgaben:
  - Beratung zur Wiedereingliederung von Beschäftigten nach langer Krankheit bzw. bei eingetretener Nichteignung zur Umsetzung auf einen geeigneten Arbeitsplatz,
  - Hilfe bei Renten- oder Rehabilitationsverfahren;
- psychologische Betreuung:
  - Suchtberatung,
  - Hilfsangebote zu Mobbing und Streßbewältigung,
  - Betreuung von chronisch und vor allem auch psychisch Kranken.

Auch für die *Dokumentation der Tätigkeit* sind Anhaltspunkte vom Gesetzgeber im ASiG bereits vorgesehen. So soll der Betriebsarzt dem Arbeitgeber bei festgestellten Gefährdungen seine Änderungsvorschläge schriftlich unterbreiten. Diese Vorschläge können einzelne Personen und/oder Betriebsabläufe betreffen. Findet keine Umsetzung statt, hat der Personal-/Betriebsrat Anspruch auf eine Kopie des Berichts, da diese Institutionen über zusätzliche Möglichkeiten zur Durchsetzung von Arbeitsschutzmaßnahmen verfügen.

Darüber hinaus verlangt das ArbSchG nunmehr bei mehr als 10 Mitarbeitern eines Betriebs (auch für den öffentlichen Dienst) schriftliche *Arbeitsplatzanalysen*, die vom Arbeitgeber zu erstellen sind. Hier können der Betriebsarzt und die Sicherheitsfachkraft eingeschaltet werden. Seit Inkrafttreten dieses Gesetzes sind unzählige Computerprogramme für Arbeitsplatzanalysen auf dem Markt. Wichtig ist jedoch nicht das formale „Wie", das auch im Gesetz nicht bestimmt ist, sondern die Tatsache, daß die regelmäßige Überprüfung des Arbeitsplatzes dokumentiert und Abhilfe kontrollierbar wird. Dies gilt im übrigen auch für jede Neuinszenierung. Auf diese Weise werden Verantwortungsträger sozusagen „gezwungen", sich mögliche Gefahren bewußt zu machen. Die Devise „Das haben wir schon immer so gemacht" ist ein Hemmnis für jede sicherheitstechnische und arbeitsmedizinisch zu fordernde Veränderung.

In Unternehmen mit mehr als 20 Mitarbeitern ist ein *Arbeitsschutzausschuß* einzurichten. Dem Entscheidungsverantwortlichen sind zwei Personal-/oder Betriebsräte, die für den gesamten Betrieb bestellte Sicherheitsfachkraft (Ingenieur/Meister) und – sofern aus dessen Bereich Themen verhandelt werden – auch der Sicherheitsbeauftragte (eine in Sicherheitsfragen geschulte Person einer Arbeitsgruppe, die die Arbeitsabläufe aufgrund eigener Mitarbeit besonders gut kennt und ständig am Arbeitsplatz anwesend ist) und der Betriebsarzt beigeordnet.

Im Vergleich zu stationären Arbeitsplätzen in der Industrie sind in den Werkstätten seltener, auf der Bühne jedoch häufiger Ad-hoc-Entscheidungen gefragt, da plötzlich während der Proben noch neue Regieeinfälle berücksichtigt werden sollen; Verwerfungen und Änderungen finden gelegentlich selbst noch bei der Generalprobe statt. Oft stellt sich erst bei den gemeinsamen Schlußproben heraus, daß Wege und Handlungen auf der Bühne mit dem Takt des Dirigenten nicht in Einklang gebracht werden können. Dies kann in der kompletten Umstellung einer Szene oder sogar in der Umgestaltung von technischen Einrichtungen gipfeln. Auch dann erwarten die Unfallversicherungen für den abgeänderten Verlauf einer szenischen Aufführung eine neue schriftliche Arbeitsplatzanalyse mit Arbeitsanweisungen sowie eine Unterweisung aller Mitarbeiter zu möglichen Gefahren. Bei Unfällen wird diese Analyse als Beweismaterial für die Ermittlung der Schuldfrage hinzugezogen. Theorie und Praxis divergieren jedoch oft im Theateralltag.

In der UVV „Veranstaltungs- und Produktionsstätten für szenische Darstellung" GUV 6.15/VBG 70 sind Handlungsanleitungen für normierte Schutzziele nachzulesen. Zu den Veranstaltungs- und Produktionsstätten zählen Theater, Freilichtbühnen, Mehrzweckhallen, Studios, Ateliers, Spiel- und Szenenflächen in Konzertsälen, Schulen, Kabaretts, Varietés, Bars und Diskotheken. Diese Vorschriften gelten für alle Anlagen und Betriebsmittel sowie für maschinentechnische Einrichtungen. Geregelt wird z. B. die Standsicherheit und Tragfähigkeit von Flächen und Aufbauten sowie deren sichere Begehbarkeit, die Neigung von Schrägen, die Absturzsicherheit, die Sicherung gegen unbeabsichtigte Bewegungen, die Sicherheit von Trag- und Anschlagmitteln sowie von betriebsbedingt bewegten Einrichtungen. Auch die Sicherheit in den Werkstätten bei Einwirkung von gehörschädigendem Lärm, beim Umgang mit Gefahrstoffen, die in die Atemluft oder auf die Haut gelangen (Schweißrauche, Holzstäube, Farbdämpfe, Dämpfe von Klebern oder Schaumstoffen, Reinigungsmittel, Desinfektionsmittel u. ä.) wird berücksichtigt. Darüber hinaus gibt es strenge übergeordnete technische Regeln und Richtgrößen und Anweisungen für den Einsatz von Chemikalien durch die Gefahrstoff-Verordnung. Schon während der Entstehung eines Bühnenbildes ist der Betriebsarzt mit der Sicherheitsfachkraft zur Überwachung und Gefahrenabwehr eingebunden.

Nach der UVV GUV 6.15/VBG 70 wird gefordert, daß auf der Bühne grundsätzlich nur Fachkräfte die Leitung und Aufsicht führen und daß mit dem Steuern und Warten maschinentechnischer Einrichtungen ebenfalls nur Fachkräfte betraut werden dürfen. Nach § 17 der

UVV GUV 6.15 müssen *alle* beteiligten Personen vor Aufnahme der Proben zu den erforderlichen Unfallverhütungsmaßnahmen unterwiesen werden. Dies gilt sowohl für künstlerische als auch für technische Mitarbeiter und alle weiteren Mitwirkenden. Eine Mitwirkung des Betriebsarztes ist erwünscht. Bei gefährlichen szenischen Vorgängen müssen die Unterweisungen in geeigneten Zeitabständen wiederholt werden – eine Einweisung kann in bestimmten Fällen durchaus vor jeder Probe oder Vorstellung nötig werden.

Alle gefahrträchtigen Vorgänge (z. B. offene Verwandlungen, Szenen mit maschineller Bewegung, Abspringen von Personen, Aktionen mit Fluggeschirren oder auf Flugkörpern, Singen und Tanzen auf Podesten mit Absturzgefahr, Einstürzen von Bauteilen, Umgang mit Waffen und pyrotechnischen Gegenständen, Tragen von behindernden Kostümen) müssen bis zur Sicherheit der Betroffenen mit Schutzvorrichtungen und auch mit „Habachtrufen" ausreichend geprobt werden.

Endproben müssen grundsätzlich unter den gleichen Bedingungen durchgeführt werden wie Aufführungen. Betriebsanweisungen müssen für jeden verständlich und nachvollziehbar sein. Ggf. müssen sie sogar in der Sprache des Anzusprechenden sein, wenn dessen Deutschkenntnisse nicht ausreichend sind.

Arbeitsmedizinische Vorsorgeuntersuchungen

Letztendlich hat sich der Intendant aber auch davon zu überzeugen, daß ein Mitarbeiter/Darsteller für seine Aufgaben gesundheitlich geeignet ist. Neben der Vermeidung persönlicher desolater Schicksale durch Invalidität aufgrund eines Berufsunfalles oder einer Berufskrankheit geht es dabei – realistisch betrachtet – auch darum, immense Behandlungs- und/oder Krankheitskosten, die den Betrieb – auch den Staatsbetrieb – belasten, abzuwenden. „Unfallverhütung und Gesundheitsschutz mit allen geeigneten Mitteln" ist das Schlagwort aller Aufsichtsbehörden.

Die erforderliche körperliche Eignung für definierte Tätigkeiten soll durch eine betriebsärztliche Untersuchung bereits vor der Einstellung als sog. *Erstuntersuchung*, später durch *Wiederholungsuntersuchungen* festgestellt werden. Bei Zweifeln muß der Arbeitgeber in jedem Fall eine Überprüfung sofort, zwischen den Terminen, durchführen lassen. Der Untersuchungsinhalt ist in den „berufsgenossenschaftlichen Grundsätzen für arbeitsmedizinische Vorsorgeuntersuchungen" mit

Mindestanforderungen für den Betriebsarzt vorgegeben. Die im Rahmen der Fürsorgepflicht erforderlichen Vorsorgeuntersuchungen mit den Nachuntersuchungsfristen sind in der UVV GUV 0.6/VBG 100 nachzulesen. Sog. Einwirkungsdefinitionen, durch die bestimmt wird, bei welchem Personenkreis solche Eignungsuntersuchungen durchgeführt werden sollen, sind aus der ZH 1/600 des Hauptverbandes der Berufsgenossenschaften zu ermitteln und sollten zwischen Arbeitgeber, Personalrat und Betriebsarzt betriebsspezifisch festgelegt werden. Ein sog. Stellen-Kataster mit Beschreibung der Tätigkeitsmerkmale des Probanden für alle Einsatzbereiche ist dafür wünschenswert. Das Ergebnis der arbeitsmedizinischen Vorsorgeuntersuchung erkennen die Aufsichtsbehörden nur dann an, wenn die Untersuchung von einem Arzt durchgeführt wurde, der durch den Landesverband der gewerblichen Berufsgenossenschaften oder den Gewerbearzt ermächtigt wurde.

Bei den arbeitsmedizinischen Begutachtungen wird unterschieden zwischen
- duldungspflichtigen und
- nicht duldungspflichtigen Untersuchungen.

Nicht duldungspflichtig, für eine große Gruppe von Beschäftigten in Theatern jedoch durchaus wichtig sind die in etwa 3-Jahres-Abständen zu wiederholenden Eignungsuntersuchungen nach G 24 (Hautbelastungen), nach G 23 (Einflüsse von atemwegsreizenden Substanzen wie Stäuben, Nebeln, Dämpfen), nach G 42 (Hepatitis-Vorsorge bei Darstellern und Maskenbildner mit Berührungskontakten; auch eine Tuberkulosevorsorge ist neuerdings wieder empfehlenswert) und nach G 41 (Absturzgefahren). Im technischen Bereich kommen noch weitere Grundsatzuntersuchungen wie G 25 (Fahr-, Steuer-, Überwachungstätigkeiten) und nach der Gefahrstoffverordnung bei Umgang mit gefährlichen Arbeitsstoffen (wie z. B. Holzstäube, Lösungsmittel) in Frage.

Insbesondere gilt aber ausnahmslos für alle ein gutes *Sehvermögen* mit einem ausreichenden Lichtsinn (Dämmerungssehen) als Grundvoraussetzung. Bei stark wechselnden und aus künstlerischen Gründen häufig eingeschränkten Lichtverhältnissen, bei Blendung und Spiegelungen auf der Bühne, im Orchestergraben, an den Computerplätzen von Stellwerk, Tontechnik, Inspizienz, Galerie und Hydraulik mit Fahr- und Steuertätigkeiten sowie im Fahrwesen sind die Sehaufgaben besonders hoch. Rasche Blickwechsel von Nah auf Fern erfordern besonders gute Korrekturen bei Fehlsichtigkeit. Häufiger werden Mehrstufenbrillen nötig.

Zudem bestehen bei allen in der Produktion Tätigen *Belastungen des Skelettsystems*: im Orchestergraben, an Computerarbeitsplätzen durch einseitig statische Haltungen, im Transport, auf der Bühne, in den Werkstätten (gemischt statisch-dynamisch durch die Handhabung unhandlicher und schwerer Lasten, Tragen und Heben in der Gruppe), für Darsteller Zwangshaltungen, aber auch durch langes Stehen bei Proben auf immer häufiger szenisch verwendeten schiefen Ebenen mit großem Neigungswinkel.

Wirbelsäulenschäden werden unter bestimmten Bedingungen nach mindestens 10jähriger Tätigkeit und krankheitsbedingter Berufsaufgabe als Berufskrankheit anerkannt und entschädigt.

Für die Techniker werden sie allerdings abgewiesen, weil hier aufgrund der vielen szenisch bedingten Zwangspausen die Voraussetzung einer regelmäßigen Belastung über einen 8-Stunden-Tag hinaus nicht erfüllt ist.

Die einzige *duldungspflichtige* Untersuchung im Musiktheater ist die Lärmvorsorge nach G 20, eine Prüfung der Hörschwelle für definierte Frequenzen und Lautstärken. Sie betrifft Musiker, Sänger und Tontechniker genauso wie die in den technischen Bereichen Beschäftigten (Schlosser, Schreiner, Bühnentechniker). Im Orchestergraben, aber auch bei Sängern können z.B. durchaus Schalldrucke auftreten, die einem startenden Düsenflugzeug ähnlich sind.[4] Die Wahrscheinlichkeit, daß eine berufliche Lärmschwerhörigkeit entsteht, bei der Haarzellen des Hörorgans irreversibel zerstört werden, wächst, wenn der Lärmpegel über eine Einwirkung von 8 Stunden im Mittel 85 dBA (sog. Beurteilungspegel) beträgt. Schallpegel und Einwirkungszeit verursachen in direkter Abhängigkeit einen nicht reparablen Innenohrschaden.

Der Arbeitgeber und alle Untersuchten haben Anspruch auf ein schriftliches *Ergebnis zur arbeitsmedizinischen Eignung*. Die Ergebnisse dürfen nur lauten:
- „keine Bedenken",
- „keine Bedenken unter bestimmten Voraussetzungen" (hier werden z.B. notwendige, an den Probanden angepaßte Arbeitsplatzverbesserungen vermerkt oder Schutzmaßnahmen vorgeschlagen),

---

[4] Zur Lärmproblematik siehe Marquard u. Schäcke (1998).

- „befristete gesundheitliche Bedenken" (z. B. im behandlungsbedürftigen Krankheitsfalle oder bei erhöhten Laborparametern nach Einwirkung von toxischen Gefahrstoffen),
- „dauernd gesundheitliche Bedenken" (wenn mit einer Wiederherstellung der Gesundheit nicht zu rechnen ist).

Die Ergebnisse muß der ermächtigte Arzt am Jahresende dem Landesverband der gewerblichen Berufsgenossenschaften für statistische Ermittlungen mitteilen. In die letzte der genannten Kategorien fallen weniger als 1 Prozent aller Untersuchungen in der Bundesrepublik.

Die ärztliche Schweigepflicht gilt selbstverständlich auch für den Arbeitsmediziner bezüglich aller Belange des Mitarbeiters und des Betriebs. Ärztliche Befunde dürfen zum Schutze des Untersuchten in keinem Fall dem Arbeitgeber bekanntgemacht werden; nur der Betroffene kann sie verlangen.

Alle technischen und ärztlichen Befunde der Vorsorgeuntersuchungen müssen 30 Jahre lang aufbewahrt werden; im Feststellungsverfahren einer Berufskrankheit durch die Berufsgenossenschaften wird darauf zurückgegriffen. Arbeitsunfähigkeitsbescheinigungen auf ihre Berechtigung zu prüfen, ist dem Betriebsarzt im ASiG untersagt. Er hat aber die Möglichkeit, durch präventivmedizinische Interventionen in das Krankheitsgeschehen eines Betriebes einzugreifen.

Arbeitsmedizinische Sprechstunden

Der Arbeitsmediziner ersetzt nicht den Hausarzt, er therapiert nicht. Zu behandelnde klinische Beschwerden oder differentialdiagnostisch weiter zu führende Befunde müssen dem Haus- oder Facharzt übergeben werden. Dennoch sind für Beratungsgespräche unter vier Augen regelmäßige arbeitsmedizinische Sprechstunden nötig. Jeder Mitarbeiter eines Unternehmens soll den Betriebsarzt während der Arbeitszeit aufsuchen können. Wie der Arzt zu erreichen ist, sollte durch Aushänge (Telefonnummern am Schwarzen Brett) sichtbar gemacht werden. Bei Abwesenheit sollte ein Vertreter benannt werden, vor allem aber sollte während der Arbeitszeit ein gut funktionierender Telefondienst über Helferinnen und neuerdings über elektronische Kommunikationsmittel verfügbar sein.

Im übrigen ist - wie oft fälschlich angenommen wird - der Betriebsarzt nicht der „Theaterarzt", der gemäß der Verordnung über

Versammlungsstätten während der Vorstellungen für das Publikum anwesend sein muß. Diese Bereitschaftsärzte aus allen medizinischen Sparten werden für Freikarten notfallmäßig tätig; sie wechseln täglich und sind nicht im Theater angestellt.

Arbeitsmedizinische Vorsorgeuntersuchungen haben nur ihre Berechtigung, wenn sie den gesamten Menschen mit seinem Arbeitsumfeld im Blickfeld haben. Sie sollen im Vorfeld einschränkender Gesundheitsschäden und daher regelmäßig stattfinden.

Sie sollen umfassender sein als in der Akutmedizin, wo die organbezogene Beschwerdenbeseitigung den Vorrang hat. Sie sind nur dann sinnvoll, wenn ausführliche Beratungen angeschlossen werden. So dienen Ergebnisbesprechungen in erster Linie der Motivation zu verantwortungsbewußtem Gesundheitsschutz und sicherheitsbewußtem Verhalten, wobei auch ein Fehlverhalten in der Freizeit thematisiert werden soll. Ratschläge zu persönlichen Schutzausrüstungen, aber auch zu Entspannungstrainings, zu sportlicher Betätigung, zu gesundheitszuträglichem Eßverhalten, zu Alkohol- und anderen Suchtproblemen führen unter vier Augen oft eher zum Erfolg als am Arbeitsplatz unter Zeitdruck oder bei Schulungen einer Arbeitsgruppe. Der Betriebsarzt sollte Zeit für den einzelnen haben, was in der Regel auch möglich ist. Darin liegt auch seine Stärke.

Arbeitspsychologische Anliegen – Unterforderung, Überforderung, Gruppendruck –, Probleme mit gesplitteten Arbeitszeiten, mit Drogen im weitesten Sinne, mit Allergien, Probleme mit der Wirbelsäule und den Gelenken, vorübergehende Behinderungen aufgrund chirurgischer Eingriffe, interkollegiale Schwierigkeiten, in letzter Zeit nach meinen Erfahrungen zunehmend auch Mobbing, fehlende Anerkennung, psychische Erkrankungen mit Leistungseinbußen u. a. sind Themen in Einzelgesprächen.

5.2.3
Psychologie im Theater

Beschäftigte im Theater unterscheiden sich in ihrem Verhalten durchaus von in gewerblichen Bereichen Tätigen: Tradierte Verhaltensweisen mit dem Bewußtsein einer herausragenden Stellung führen oft zu emotionaler Skepsis und irrationaler Ablehnung vieler anderswo als Norm geltender Verhaltensmuster. Es bedarf einer mühevollen, langmütigen Arbeit und braucht viel mehr Zeit, bis dem Betriebsarzt in einem Theater Kompetenz zuerkannt wird – allerdings in Musiktheatern doch noch leichter als in Sprechtheatern, in denen der Betriebsarzt hinter der Bühne als Beobachter während der Vorstellung und bei den Proben in den Augen der Schauspieler in jedem Fall irritiert. Körperliche Aktionen und geistige Konzentration auf das auswendig zu sprechende Wort stellen hohe, in der Probe besonders störanfällige mentale Anforderungen dar, wenn die Form, der Ausdruck noch nicht gefunden ist.

Die Beteiligten halten sich trotz der Proben – die immer als nicht ausreichend betrachtet werden – bis zum letzten Moment stets alle möglichen Zwischenfälle vor Augen, und man begegnet häufiger einer schulterklopfenden fatalistischen Auffassung, daß es „schon schiefgehen" wird, kombiniert mit der Anstrengung, mit allen geeigneten Mitteln den Abend „nicht platzen" zu lassen. Selbst wenn schlechte Kritiken fast vorprogrammiert scheinen, wird es nicht zum Fiasko des szenischen Ablaufs kommen. Ist der Vorhang offen, gibt jeder sein Bestes, das Team funktioniert solidarisch – trotz vorheriger Aufgeregtheit und vieler Schimpfkanonaden. Selbst bei tatsächlich auftretenden Störungen versucht jeder, an seinem Platz auch unter Gefahren eine Szene „über die Bühne zu bringen". Es kam sogar schon zu schwereren Verletzungen, weil Bühnenwerker oder Darsteller unter Einsatz aller Kräfte fallende Stellwände oder Requisiten gehalten haben oder nach Verrenkungen weitergespielt haben, um den szenischen Verlauf nicht zu unterbrechen und dem Zuschauer zu dienen. Diese unbedingte Bereitschaft zur Solidarität gilt im Orchestergraben ebenso wie im Chor und für alle Darsteller, die unter hoher Anspannung den Abend für das Publikum bestmöglich gestalten wollen. Der gemeinsame Erfolg bewirkt ein hohes Gruppenverständnis nach außen: „Wir Theatermacher".

Für den Betriebsarzt heißt es hier, mit besonderem psychologischen Geschick in die Theateratmosphäre hineinzuhören, zu beobachten und als Neuling zurückhaltend Erfahrungen zu sammeln.

Der erhobene Finger mit dem Gesetzestext ist grundsätzlich nicht erwünscht, im Theater aber im besonderen nicht. Erfahrungen aus der Industrie mit stationären Arbeitsplätzen sind hilfreich, aber nur bedingt übertragbar. Wichtig ist hier vielmehr, daß der Arzt sehr gute aktuelle ergonomische, physiologische, arbeitshygienische und arbeitspsychologische Kenntnisse parat hat und genau über die Vorschriften zur Beurteilung, ob eine Aktion noch tolerierbar sein darf,

Bescheid weiß. Solche Abschätzungen sind oft sofort und auf der Stelle erforderlich; für ein Literaturstudium ist dann meist keine Zeit mehr.

Arbeitsmedizinische Belastungsprofile zu erforschen ist besonders schwierig, weil Proben verschoben werden, wenn die Arbeitszeitordnung z. B. eine bestimmte Szene nicht mehr zuläßt. Bei Aufführungen hat der Betriebsarzt dazu überhaupt keine Chance. Bei Endproben werden „Experimente" wegen des Zeitdrucks nicht geduldet. Dies ist wohl einer der Gründe, weshalb es wenig arbeitswissenschaftliche Literatur über Belastungen/Beanspruchungen im Theater gibt.

Eine hohe Kompromißbereitschaft und eine standfeste, gut fundierte Argumentations- und Überzeugungskraft sind oft vonnöten. Ein unerfahrener Betriebsarzt ohne gutes theoretisches Wissen in der Berufskunde, in der Gesetzeskunde, in bezug auf DIN-Normen, Regeln und Vorschriften wird sich in der Betreuung von Theatern schwertun. Förderlich für die Akzeptanz des Betriebsarztes ist natürlich auch noch ein Interesse an Musik und Schauspiel. Letzteres erhöht auch die Bereitschaft zu flexiblen, bis teilweise in die Nacht dauernden Arbeitszeiten, die für Arbeitsmediziner sonst nicht die Regel sind. Bei Endproben gilt die Arbeitszeitordnung nicht. Neben Konzeptions- und Regiebesprechungen sollte der Betriebsarzt in jedem Fall an einer der Endproben teilnehmen, weil er hier den größten Teil der Belegschaft im Zusammenspiel vor Augen hat.

Es ist erfreulich festzustellen, daß das Sicherheits- und Gesundheitsbewußtsein bei Intendanten, Verwaltungs- und szenischen Direktoren, bei Bühnenbildnern und Regisseuren, Leitern der Betriebstechnik und des Kostümwesens wie auch bei Chor- und Orchestervorständen zunimmt – eine Entwicklung, die in der Industrie schon mindestens 10 Jahre vorher in Gang kam. Der Druck von seiten des Personals selbst mit seinen im Arbeitsschutz geschulten gewerkschaftlichen Vertretern, von seiten der Gewerbeaufsicht und der Unfallversicherungsträger, die die Durchsetzung des Arbeitsschutz- und Arbeitssicherheitsgesetzes überwachen, ist größer geworden. Leider beginnt dieses Umdenken bei manchen Verantwortlichen aber erst nach schweren Unfällen.

5.2.4
Spezielle Arbeitsplatzprobleme

Nicht nur auf der Bühne, sondern vor allem auch im Orchestergraben sind Licht, Temperatur, Feuchtigkeit – also das *Raumklima* – ein emotional geladenes Diskussionsthema. Auch wenn die nach der Arbeitsstättenverordnung geforderten Zuträglichkeitsparameter eingehalten werden sollen, sieht die Realität oft anders aus: Die Meßwerte schwanken stark; sie sind abhängig von den Bühnenaufbauten und von der unterschiedlichen Zahl der Musiker im Orchestergraben. Nicht immer können Befeuchtungsanlagen auf der Bühne angeschaltet werden, weil sie Prospekte, Soffitten oder Aufbauten durchtränken und zudem das Wachstum von Pilzen begünstigen würden. Den Bühnenwerkern sind die in den Pausen mit Druck durch Düsen weitflächig Wasser zerstäubenden Geräte zu laut; Darsteller beschweren sich über zu trockene Luft, Musiker über den Schwitzkasten des Orchestergrabens, alle gemeinsam über zu viel belästigenden Staub.

Der Arbeitsmediziner hat auf eine gute tägliche Feuchtreinigung hinzuwirken und darauf zu drängen, daß anstelle von Besen Staubsauger benutzt werden. Zudem muß er jährlich vor den Theaterferien auf die erforderliche Grundreinigung der Funktionsräume aufmerksam machen.

Legt man die Arbeitsstättenverordnung zugrunde, sind *Umkleide-, Schmink- und Mannschaftsräume* meist überbelegt und haben oft keine Fenster; Fluchtwege werden oft als Aufenthaltsräume und für Garderobe oder Requisiten genutzt. Für Pausen schaffen sich Bedienstete Provisorien in fensterlosen Nischen und Abstellräumen, was durchaus nicht immer beklagt wird, da eine allgemeine Enge als unausweichlich akzeptiert wird. Allerdings hat sich das Zahlenverhältnis von Männern zu Frauen im technischen Bereich und im Orchester in den letzten Jahren deutlich verschoben, die sanitären Einrichtungen wurden dieser Entwicklung jedoch nicht angepaßt. Hier gibt es z.Z. in vielen Theatern Konfliktstoff, weil es erstaunlich schwierig ist, die kostenträchtigen Umbauten nach der Arbeitsstättenverordnung vor allem auch bei den Kollegen selbst durchzusetzen. In alten Theatern sind Toiletten und Sozialräume ein schwerwiegendes arbeitsmedizinisches Problem, das wegen der Vorgabe des Gebäudes nur schlecht lösbar ist.

Der Aufforderung zu einer *Unterrichtung in Erster Hilfe* (UVV GUV 03/VBG 109) kommen Darsteller und Orchestermitglieder unter dem

Vorwand, sie hätten zu wenig Zeit, selten nach. Wegen der Unfallhäufigkeit und der Wechselschichten sollten auf der Bühne und in den Werkstätten allerdings in jedem Fall die geforderten 10 Prozent der Mitarbeiter ausgebildet sein. Die Organisation für entsprechende Lehrgänge wird durch die stark wechselnde Schichtbesetzung bei täglich anderen Aufführungen und Arbeitszeiten besonders erschwert. Die Kenntnisse von Laien in Erster Hilfe (eine Auffrischung soll alle 2 Jahre für 16 Stunden ermöglicht werden) ist in letzter Zeit noch wichtiger geworden, weil der Behördenselbstschutz in einigen Bereichen des Öffentlichen Dienstes aus Kostengründen nicht mehr aufrechterhalten wird, so daß Ersthelfer von dieser Seite nicht mehr zur Verfügung stehen. Von den Mitarbeitern wird immer nur unter Protest hingenommen, daß Medikamente – der Ruf nach Aspirin oder Sprühpflastern ist groß – in den vorgeschriebenen, nach DIN genormten Verbandkästen nicht bevorratet sein dürfen. Die Dokumentation von Bagatellunfällen in Verbandbüchern, die bei späteren Folgeschäden oder Komplikationen dem Nachweis gegenüber den Versicherungen dienen soll, wird der Hektik geopfert und ist nur in einigen Arbeitsbereichen durchsetzbar.

Arbeitsmedizin bei Orchestermusikern

Gelingt es dem Betriebsarzt bei Betriebsbegehungen noch, Darsteller und Techniker am Arbeitsplatz in Zwangspausen, zwischen Auftritten und Verwandlungen zu erreichen, so hat er doch selten eine Chance, während der Arbeitszeit Kontakt zu Orchestermitgliedern herzustellen – wenn sie nicht gerade vor oder nach den Proben von sich aus die betriebsärztliche Sprechstunde aufsuchen. Gespräche im Orchestergraben können naturgemäß weder bei Proben noch bei Aufführungen stattfinden. In den Pausen haben die Erholung nach konzentrierter Arbeit und vor allem die Flüssigkeitszufuhr nach vermehrtem Schwitzen besonders im Frack Priorität (Feuchtigkeit und Erwärmung im Orchestergraben nehmen während einer Probe oder Aufführung belastend zu). Nach den Proben oder Vorstellungen gehen alle auffällig schnell ihrer Wege. Ankündigungen von Sprechstunden werden oft nicht gelesen. Daher sollte der Betriebsarzt versuchen, sich in regelmäßigen Abständen in den Orchesterversammlungen „in Erinnerung zu bringen".

Bevor nun einzelne Aspekte näher beleuchtet werden, noch eine Bemerkung vorweg: Viele Orchestermitglieder haben Nebentätigkeiten in kleinen Gruppen oder als Solisten – sog. „Mucken„. Laut Piperek

(1971) liegt der Grund dafür oft nicht im zusätzlichen Verdienst, sondern in der Zufriedenheit, nach eigenem Empfinden spielen zu dürfen.

Durch Nebentätigkeiten werden Erholungsphasen verringert und damit Befindlichkeitsstörungen oder Erkrankungen begünstigt.

Ergonomie am Arbeitsplatz

Über Wirbelsäulenbeschwerden im Orchester wird m. E. genau so häufig geklagt wie in der übrigen Arbeitswelt. Störungen am Bewegungsapparat nehmen als Zivilisationsfolge neben Herz-, Kreislauf- und Atemwegserkrankungen einen der Spitzenplätze ein. Eine offizielle Statistik für Orchestermusiker existiert diesbezüglich nicht.[5]

Wirbelsäulenbeschwerden entstehen nicht nur durch unphysiologische Instrumente (für die es keine DIN Normen gibt), sondern vor allem auch durch verkrampfte Spieltechniken, wie sie die Musikerorthopäden aufdecken. Eine Einflußnahme auf *ergonomische Stühle und Pulte* und auf Faktoren wie Licht, Luft und Lärm wird sowohl in Proberäumen wie auch im Orchestergraben durch die räumliche Enge, aber auch durch die meist traditionell vorgegebene Sitzordnung der Instrumentengruppen selbst limitiert. Die enge Nachbarschaft der Instrumentalisten ist zum Teil auch zur Erzielung eines geschlossenen Klangkörpers erwünscht. In der Bildschirmverordnung sind z. B. über andere Sicherheitsregeln hinaus eine definierte Beleuchtung, eine zumutbare Temperatur und Feuchtigkeit im Arbeitsraum, ein maximaler Lärmpegel und vor allem die ergonomische Gestaltung eines Bildschirmarbeitsplatzes festgeschrieben. Für Arbeitsplätze im Orchester existieren keine separaten Vorschriften. Der Versuch, allein Stühle mit höhenverstellbaren und neigbaren Sitzflächen und Rückenlehnen einzuführen, konnte nicht in letzter Konsequenz realisiert werden, weil diese Stühle im Orchesteralltag nicht praktikabel waren. Unterschiedliche Besetzungen sowohl der absoluten Zahl der am Abend Spielenden wie auch der einzelnen Instrumente erfordern, daß Orchesterstühle stapelbar sind und ständig ausgetauscht werden können.

Die Flexibilität, die für die personenbezogene ergonomisch günstige Einstellung eines Stuhls notwendig ist, bedeutet auch, daß diverse Knöpfe an solchen Stühlen schneller kaputtgehen und wegen der anfallenden Kosten nicht beliebig ersetzt oder repariert werden können.

---

[5] Vgl. hierzu Abschn. 2.2.2.

Daher wird trotz aller ergonomischer Empfehlungen kaum präventivmedizinisch Abhilfe geschaffen. Es war aber auch überraschend zu vernehmen, daß die Musiker selbst die Knöpfe und Hebel nicht jeden Abend bedienen wollten. Man kam auf die Idee, die Stühle mit Namensschildern zu versehen. Dies war den Orchesterwarten allerdings wegen zu hoher Belastung nicht zumutbar, da täglich ein Großteil der Stühle ausgetauscht werden müßte. Erschwerend kommt hinzu, daß der Dirigent den Blickkontakt zu seinen Musikern verliert, wenn Spielende bedingt durch unterschiedliche Sitzhöhen über die Sitzgröße des einzelnen hinaus verdeckt werden.

Durch Aufklärung über die Funktion von Wirbelsäule und Muskulatur mit dem Ziel einer bewußteren Sitzhaltung, durch Hinweise zu besseren Spiel- und Entspannungstechniken während der Aufführung sowie durch Beratungen zu einem geeigneten sportlichen Ausgleich können Betriebsarzt und Musikmediziner Motivationshilfen zur Prävention von Wirbelsäulenbeschwerden geben.

Bezüglich der *Beleuchtung* wäre ideal, wenn jeder Musiker Helligkeit und Einfallswinkel seiner Pultbeleuchtung individuell steuern könnte, da im Alter der Lichtbedarf und die Blendempfindlichkeit zunehmen, während die Adaptationsfähigkeit abnimmt. Gleichzeitig muß verhindert werden, daß das Licht Kollegen, den Dirigenten oder das Publikum blendet. Der Forderung nach einer solchen Pultbeleuchtung steht in erster Linie entgegen, daß Pulte traditionell doppelt besetzt sind; bei großen Aufführungen (Wagner, Strauß) wäre der geringe Platz im Graben darüber hinaus hemmend für Einzelpulte. Leuchtquellen sollten wenig Wärme abstrahlen, die Leuchten sollten entspiegelt sein und ein homogenes Licht auf das Pult strahlen. Die Lichtquelle darf nicht grell sein. Zudem ist darauf zu achten, daß Notenblätter nicht glänzen und die Noten gestochen scharf erscheinen. Vergilbte Notenblätter erhöhen die Sehanforderungen. Im Alter benötigen Kurz- und Weitsichtige oft Mehrstufenbrillen für Pult und Blickkontakt zum Dirigenten.

Schutz auf der Bühne bedeutet natürlich auch Schutz für den Orchestergraben. Unfälle durch in den Graben rollende oder herabfallende Gegenstände, Beeinträchtigungen durch über den Musikern niedergehende Staubwolken oder reizende Nebelschwaden sind bekannt. Die physischen und psychischen Belastungen im Orchester sind aus arbeitsmedizinischer Sicht sehr hoch.[6]

---

[6] Vgl. hierzu Piperek (1971). Piperek beschreibt gesundheitliche, psychische, soziologische und rechtliche Belastungsfaktoren des Musikerberufs.

Lärmbelastung

Musikmachen bedeutet eine berufliche *Lärmbelastung*. Beurteilungspegel bei einzelnen Stimmgruppen sind bei Marquard u. Schäcke (1998) nachzulesen. Laut Marquard u. Schäcke wurden 1994 und 1995 durch die gewerblichen Berufsgenossenschaften und die UV-Träger der öffentlichen Hand nur insgesamt fünf Lärmschwerhörigkeiten dem Grunde nach ohne Entschädigungen anerkannt. Daß es keine schwerwiegenderen Hörstörungen gibt, muß bezweifelt werden. Auffällig ist, daß Musiker an der gemeinsamen Hörvorsorge nach UVV „Lärm" GUV 9.20/VBG 121 ungern teilnehmen – wohl aus Furcht, daß eine Innenohrschädigung festgestellt und publik werden könnte. Ich kenne einen Probanden, der die Meldung einer Berufskrankheit abgelehnt hat (was heute durchaus möglich ist). Insofern ist mit einer Dunkelziffer zu rechnen.

In einem Orchester konnte ich jedoch bei einer Beteiligung aller – inklusive des Musikdirektors – keine meldepflichtige Lärmschwerhörigkeit feststellen, obwohl es sich bei den Untersuchten eher um ältere Musiker mit oft über 40 Berufsjahren handelte. Doch wies nahezu jeder Proband eine sog. typische mehr oder weniger breite Hochtonsenke als Hinweis auf eine Innenohrschädigung auf. Nach Marquard u. Schäcke (1998) scheint diese Hochtonschädigung neben dem Schalldruck und der Einwirkzeit vor allem von der persönlichen Empfindlichkeit abzuhängen. Schwierig wird das Spielen vor allem im Pianissimo dann, wenn der Hörschaden mit einem Tinnitus verbunden ist. Die Wahrnehmung leiser Töne und des Orchesterklangs wird dadurch beeinträchtigt. Musiker berichten, daß es einer besonders großen Anstrengung bedarf, leise zu spielen, wenn die Lautstärke eines Tons unter der des Ohrgeräuschs liegen soll.

Lärmschwerhörigkeit an sich schränkt die Lebensqualität erheblich ein; für ein Orchestermitglied wird sie fatal und kann bis zur Berufsaufgabe führen. Da der Klangkörper des Orchesters erhalten bleiben soll, sind Schallschutzmaßnahmen wie punktuelle Schilde aus Acryl oder anderen durchsichtigen Kunststoffen hinter den Sitzen bei besonders empfindlichen Musikern oder z. B. bei Musikern, die vor der Piccoloflöte mit ihren hochfrequenten Tönen oder vor den Bläsern sitzen, schwierig durchzusetzen. Vor allem wurde bisher nicht gemessen, ob der Schalldruck durch solche Schutzmaßnahmen seitlich auf den Nachbarn abgeleitet wird und für diesen den Lärmpegel potenziert.

Noch bis vor einigen Jahren gab es persönlichen Gehörschutz in Form von Kapseln oder Stöpseln, die bestimmte Frequenzen dämpfen konnten, nur gegen Industrielärm. Zur Zeit probieren einige Orchester in Deutschland sog. Otoplastiken (individuell angepaßter, in das Ohr zu steckender Gehörschutz) aus. Diese sind zum Teil in der Lage, eine Dämpfung für ein breiteres Spektrum von Tönen zu ermöglichen; differenziertes Hören für das stimmliche Einfügen in den Klangkörper ist jedoch damit immer noch schwierig. Daher haben sich die Otoplastiken bisher noch nicht richtig durchgesetzt. Musiker berichten, daß sie ihren Gehörschutz beim Üben tragen und immer dann bei Aufführungen benutzen, wenn besonders laute Passagen zu erwarten sind. Mit einer gewissen Übung sei dies möglich; der Tragekomfort sei gut. Die Empfehlung eines Gehörschutzes sollte von der Hörkurve und von der Empfindlichkeit des einzelnen abhängig gemacht werden. Die Kosten sind hoch und nur dann gerechtfertigt, wenn der persönliche Schutz auch in Anspruch genommen wird. Verbesserungen sind noch zu erwarten.

Grundsätzlich ist darauf hinzuweisen, daß ausreichende Lärmpausen der Gefahr einer Innenohrschädigung vorbeugen.

Ein falscher Ton oder eine rhythmische Ungenauigkeit stören den Klang des gesamten Orchesters. Der Druck von seiten der Kollegen und die Anforderungen des Musikers an sich selbst nehmen mit dem Ruf des Ensembles zu. Der Musiker muß hörbar immer sein Bestes geben. Psychische Belastungen beeinflussen das Herz-Kreislauf-System negativ. Piperek (1971) berichtet in diesem Zusammenhang über erhöhte Arbeitspulse und erhöhte Blutdruckwerte beim Spielen.

Medikamenten- und Alkoholabhängigkeit

Vegetative und psychoneurotische Störungen wie auch ein vermehrter Gebrauch von Psychopharmaka, Schlaf- und Schmerzmitteln sind bei Orchestermusikern häufig anzutreffen. Auch Alkoholprobleme sind immer wieder festzustellen. Es ist erstaunlich, daß durchaus langjährige Alkoholikerkarrieren zu beobachten sind, obwohl Alkohol Fingerfertigkeit, Konzentrations- und Reaktionsvermögen hemmt. Es gibt sogar anspruchsvolle Musiker – auch Solisten –, die nur mit Alkohol fehlerfrei und sensibel spielen können, bis durch Organschäden oder Fehlverhalten ein Abstieg in der Laufbahn eintritt. Galten Ausfälle durch vermehrten Alkoholkonsum vor ein paar Jahren noch als Kavaliersdelikt, findet jetzt schon sehr früh eine Intervention durch die Stimmgruppe und/oder den Orchestervorstand statt. Fehler und häufige Fehlzeiten werden nicht mehr zugelassen. Ich selbst habe mehrere alkoholbedingte Entlassungen beobachtet.

Daher ist eine „Betriebsvereinbarung Sucht" eine wichtige Handlungsanleitung für Vorgesetzte zum Umgang mit Betroffenen, aber auch zum Schutz für die Süchtigen selbst. Der Betriebsarzt sollte sich daran beteiligen, daß von Suchtkranken frühzeitig Heilungsangebote angenommen werden. Er sollte darauf hinwirken, daß eine wirksame Suchtberatung stattfinden kann, (z.B. durch Schulungen von Betriebs-/Personalräten und Vorgesetzten). Derartige Betriebsvereinbarungen finden sich in den letzten Jahren in vielen Musiktheatern Deutschlands.

Die Situation älterer Orchestermusiker

Problematisch – wie zunächst in der Arbeitswelt allgemein – ist besonders die Situation älterer Orchestermitglieder. Im Gegensatz zum Handwerker, Kaufmann oder Wissenschaftler, der im Alter aus dem Schatz seiner Berufserfahrungen schöpfen kann, wird dem alternden Musiker das Nachlassen der Fingerfertigkeit, der Schnelligkeit, des Atemvolumens, der Kraft zum schlimmen Problem. Um gegen das Nachlassen der Fertigkeiten anzukämpfen, arbeitet ein alternder Orchestermusiker täglich mit Mechanismen der Gegensteuerung (vermehrtes Üben oder auch Aufputschmittel). Dadurch werden Gesundheitsstörungen begünstigt.

Leistungsdruck und Leidensdruck, die Angst, vor allem moderne Neueinspielungen nicht mehr zu schaffen, nehmen im Alter zu. Die Spanne zwischen Belastung und Beanspruchung („Stress" und „Strain") wächst. Arbeit wird zum „Dis-Streß" (vgl. Lahme et al. 1999). Ausfälle kann sich ein Orchestermitglied kaum leisten, weil genügend junge Anwärter in den Startlöchern stehen. Diese Belastungen werden noch größer, wenn sich Unzufriedenheit durch Frust dazugesellt. Im mittleren Lebensalter wird einem solchen Instrumentalisten oft klar, daß die einst geplante Karriere als Solist oder zumindest als Stimmführer nicht erfolgreich war. Er spielt dann häufig widerstrebend, da der Dirigent die unumstößliche Autorität hat. Interpretatorische Freiräume haben Orchestermusiker nicht.

Arbeitsmedizin bei Sängern

Einfacher als zu den Orchestermitgliedern läßt sich zu den Chorsängern, Gesangssolisten und den Tänzern Kontakt aufnehmen – nicht etwa, weil sie besonders häufig die Sprechstunden aufsuchen würden, und auch nur dann, wenn der Betriebsarzt während Proben und Aufführungen hinter die Kulissen geht. In Musiktheatern ist dies unproblematisch; auch Garderoben und Schminkräume bieten sich für arbeitsmedizinische Beratungen an.

Neben Staub und Trockenheit auf der Bühne und in den Chorsälen sind für den Arbeitsmediziner auch die Belastungen für das *Herz* und die *Atmung* durch einengende, schwere Kostüme und für die *Haut* durch Perücken, Bärte und Schminke relevant.

Belastungen für die Haut

Es ist schon schwierig genug, den Maskenbildner von hygienischen Schminkutensilien inklusive einer Palette von Grundschminken für jeden einzelnen zu überzeugen. Es ist allerdings um so mehr verwunderlich, daß die Akzeptanz solcher Arbeitsmittel bei Chorsängern auffällig gering ist. Auch Solisten bringen oft nicht ihre eigene Ausstattung mit. So wird es andererseits auch mehrmals pro Spielzeit nötig, darauf hinzuweisen, daß auch Maskenbildner Anspruch auf gewaschene Schminkschwämme haben. Der Umgang mit und die gemeinsame Nutzung von Schminkutensilien werden relativ locker gehandhabt; Hygienevorschriften werden keineswegs immer eingehalten.

Ebenso ist darauf zu achten, daß allergiegetestete Schminken eingeführt sind. Aggressive Reinigungsmittel und andere Mittel, die die Schutzfunktion der Haut zerstören, müssen durch hautschonende Substanzen ersetzt werden. So ist z.B. Brennspiritus zur Entfernung von Mastix, einem Perückenkleber, immer noch in allen Schminkräumen anzutreffen, obwohl es dafür hautschonende, nachfettende Präparate gibt. Der Vorgang dauert allerdings länger.

Allergische Hauterkrankungen und Atemwegserkrankungen nehmen wie überall auch bei Sängern zu; diesbezügliche Berufskrankheiten sind nach einer Anfrage bei der Landesunfallkasse München allerdings bisher nicht anerkannt. Eine schwerwiegende Haut- oder Atemwegserkrankung würde im szenischen Musiktheater unweigerlich das „Aus" bedeuten. Schwere, die Transpiration behindernde Kostüme können bei vermehrtem Schwitzen auch nichtallergische Hauterkrankungen verschlimmern.

Belastungen für Skelettsystem, Augen, Ohren und Stimme

Bei Sängern wird das *Skelettsystem* durch schwere Bekleidung mit Accessoires und unphysiologische Zwangshaltungen, langes Stehen bei Proben – zunehmend auch auf schiefen Ebenen –, Stehen auf unebenem Bodenbelag und durch ungünstiges Schuhwerk stark beansprucht. Die Beweglichkeit des Sängers muß bis ins hohe Alter erhalten bleiben, damit er unverkrampft schnell agieren und dabei singen kann.

Wirbelsäulen- und Gelenkschäden kann der Sänger vorbeugen, indem er sich einen sportlichen Ausgleich verschafft. Wenigstens bei Proben sollten geneigte Flächen eliminiert werden.

Probenräume sollten ein zuträgliches Raumklima haben. Die *Lichtverhältnisse* müssen wie bei den Orchestermusikern blendfrei sein, den Sehanforderungen beim Notenlesen und beim Blickkontakt zum Chorleiter angepaßt werden. Ein kontrastreiches Notenbild sollte jedem Sänger zur Verfügung stehen.

Auch Sänger sind erhöhten *Schalldrucken* ausgesetzt, sei es, daß sie sich im Chor oder beim Solo gegenseitig „beschallen„ oder sich selbst „besingen", wenn die Stimme z. B. beim Vornüberbeugen oder Ansingen einer Wand reflektiert wird. Wir haben bei einem Baß mit anerkannter Lärmschwerhörigkeit einen Schalldruck von bis zu 130 dBA gemessen, wenn er zum Tisch geneigt eine Arie sang. Auch Probenräume sind oft zu klein und dementsprechend laut. Wird eine Hörstörung bei Solisten bekannt – selbst wenn dies bis dahin nicht auffällig war –, wird er aus Angst vor falschen Einsätzen als Kammersänger kaum noch mit wichtigen Rollen betraut.

Ein zusätzliches Problem ergibt sich, wenn im Alter *Stimmprobleme* durch Knötchenbildung und Überreizung der Stimmlippen auftreten. Hör- und Singstörungen können zum psychologischen Fiasko führen, wenn der Solist Einsätze verpatzt oder wenn „unsaubere" Vibratotöne produziert werden. Auch im Chor wird der Gruppendruck für alternde Sänger erheblich. Die Verhaltensweisen und psychischen Auffälligkeiten sind dann oft die gleichen wie bei den Orchestermusikern (siehe S. 94).

Impfschutz

Für Sänger (wie auch für Tänzer) ist ein ausreichender Impfschutz durch Standardimpfungen (Tetanus, Diphtherie, Polio) wichtig. Die Ansammlung vieler Menschen auf engem Raum birgt die Gefahr von Endemien, wenn auch schlimmere Fälle bisher nicht bekannt sind. Schmutzinfektionen sind möglich. Sänger und Tänzer, die hautnahe Berührungskontakte haben, sollten darüber hinaus gegen Hepatitis B geschützt sein. Auch Tuberkulose ist bereits endemisch in Theatern vorgekommen, so daß eine entsprechende Überwachung mittels regelmäßiger Tuberkulintests sinnvoll ist. Zu berücksichtigen ist außerdem, daß sich auf der Bühne Menschen aus Ländern mit unterschiedlicher Häufung von Infektionskrankheiten hautnah begegnen. Vor allem bei Gastspielen in Ländern mit erhöhtem Infektionsrisiko wird ein Impfschutz unumgänglich. Die Frage der Übernahme von Impfkosten durch Krankenkassen im allgemeinen wird z.Z. in der Öffentlichkeit häufig diskutiert.

Der Impfschutz für Gastspiele in Ländern mit hohen Infektionsgefahren obliegt der Fürsorgepflicht des Arbeitgebers und ist rechtzeitig vom Betriebsarzt zu veranlassen.

Berufsunfähigkeit bei Orchestermusikern und Sängern

Ein weites Feld in der beraterischen Tätigkeit des Betriebsarztes ist der Eintritt einer Berufsunfähigkeit. Anerkennungsverfahren sind schwierig, weil altersbedingte Behinderungen die künstlerische Arbeitsfähigkeit zwar mehr beeinflussen als in anderen Berufen, diese jedoch in der Beurteilung der Rentenversicherer nicht anders gewichtet werden.

Im Theater existieren kaum Ausweicharbeitsplätze für Musiker und Sänger. In andere Berufe können sie kaum vermittelt werden. Daher müssen häufig arbeitsmedizinische Einschätzungen für Versicherungsträger mit positivem und negativem Leistungsbild durchgeführt werden. Dabei wägt der Arbeitsmediziner ab, welche Tätigkeiten auf dem allgemeinen Arbeitsmarkt noch und welche nicht mehr verrichtet werden können, und legt die Einschränkungen für den Beruf fest.

5.2.5
Probleme der betriebsärztlichen Betreuung: Zusammenfassung

Die Aufgaben eines Betriebsarztes im Theater sind vielschichtig und abwechslungsreich – wenn er bereit ist, auf die Mitarbeiter zuzugehen, sich Proben und Premieren anpaßt und sich nicht scheut, Probleme bewußt zu machen. Bei der Durchsetzung von Maßnahmen für Sicherheit und Gesundheitsschutz stößt er häufiger auf Widerspruch als in gewerblichen Unternehmen; er kann aber durchaus auch Erfolg damit haben.

Da Theater vom Staat subventioniert werden, scheitern Veränderungen – wenn sie nicht gerade wegen lebensbedrohlicher Gefahren nötig sind – häufiger auch an den Kosten. Daher ist hier eine eher abwartende, aber nicht resignierende Haltung bei der Beratungstätigkeit mehr als in anderen Berufszweigen erforderlich. Es dauert länger, bis ein Vertrauensverhältnis aufgebaut ist, so daß Mitarbeiter freiwillig zum Betriebsarzt gehen. Eine gute Zusammenarbeit mit dem Personalrat und den Vorständen von Chor und Orchester ist besonders wichtig und muß intensiv gepflegt werden. Wie die Technik und alle Werkstätten steht auch der Betriebsarzt im Schatten der Erfolge der Kunst; Applaus sollte nicht erwartet werden. Bei ausreichendem Engagement findet er eine Betätigung mit dem gesamten Katalog arbeitsmedizinischer Anforderungen vor – ein umfassendes Arbeitsfeld, das Spaß macht und Zufriedenheit schaffen kann.

Literatur

Landmann R (1998) Organisationsmängel spielen die Hauptrolle. Faktor Arbeitsschutz 4:11ff
Klein-Vogelbach S, Lahme A, Spirgi-Gantert I (1999) Musikinstrument und Körperhaltung. Eine Herausforderung für Musiker, Musikpädagogen, Therapeuten und Ärzte. Gesundheitsvorsorge im Alltag. Springer, Berlin Heidelberg New York Tokyo
Piperek M (1971) Streß und Kunst. Wilhelm Braunmüller, Wien
Marquard U, Schäcke G (1998) Gehörgefährdung durch Musizieren im Orchester. Zentralblatt Arbeitsmedizin 48/5:188ff
Unruh W (1969) Theatertechnik. Klasing, Berlin
Werner-Jensen A (1981) Oper intern – Berufsalltag vor und hinter den Kulissen. Goldmann, München

Sachverzeichnis

A
Alexandertechnik 17
Allopurinol 13
altersabhängige Veränderungen 50
Amalgamsanierung 38–40
Antiphlogistika 13
Arbeitsmedizin
– bei Orchestermusikern 287–292
– bei Sängern 293–295
– – Augenbelastungen 294
– – Belastungen der Stimme 294
– – Hautbelastungen 293
– – Impfschutz 295
– – Ohrenbelastungen 294
– – Skelettsystembelastungen 294
Arbeitsmediziner 270
arbeitsmedizinische
– Eignung 281
– Sprechstunden 282
– Vorsorgeuntersuchungen 279
Arbeitsplatzprobleme 286
Arbeitsschutz 273
Arbeitsschutzausschuß 277
Arbeitsschutzgesetz 274
Arbeitssicherheitsgesetz 274
Arthrose (*siehe* Gelenkverschleiß)
Augenbelastungen 294
Ausweichbewegungen 81
Autogenes Training 17

B
Bandscheibenverschleiß 108
Bandscheibenvorfall 110
Bauklötzchenspiel 71
Belastungen der Stimme 294
Berufskrankheiten 266, 272
Berufsunfähigkeit 295

Beschleunigungsverletzungen der Halswirbelsäule 113
Betriebsarzt 268, 275
Betriebsorganisation eines Musiktheaters 268
Bruxismus 24–29
Bursa subakromialis 58
BWS-Syndrom 114, 115

C
Carpaltunnelsyndrom 255
Chiragra 12
Chondrose 108
Colchizin 13
Computertomogramm 118

D
Daumensattelgelenk, Überlastungsbeschwerden 250
Deckplatteneinbrüche 8
degeneratives Lumbalsyndrom 116
digitale Bildgebung 212–214
dreidimensionale
– computergestützte Haltungs- und Bewegungsanalyse 207–212
– Wirbelsäulenanalyse 7
dynamische Wirbelsäulenanalyse 210

E
Ehlers-Danlos-Syndrom 13
Entlastungsstellungen 101–106
Entzündungsprozesse 54
Epicondylitis humeri radialis 55
Epikondylitisbandage 57
Ergonomie am Arbeitsplatz 288, 289

F
Facettensydrom 118
Fallbeschreibungen 127–205
FBL (*siehe* Funktionelle Bewegungslehre)
Feldenkrais 17
Fitneßtraining 220
Fixateur externe 8
Florettfechten 220
Focusing 17
fokale Dystonie 123–126
Funktionelle Bewegungslehre (FBL) 1, 74–77, 101–106
funktionelle Kopfgelenksyndrome 90
Fusionsoperation 7

G
Ganganalyse 210
Ganglion carpi 256
Gelenkinstabilitäten 1, 13
Gelenkverschleiß 119–123
Gesellschaft bürgerlichen Rechts 262
Gicht 11–17
– primäre 12
– sekundäre 12
Gichtknoten 12
Gipskorsett 7
Golgi-Organe 49
Gonagra 12

H
Halsmuskulatur 22
Halswirbelsäule, Beschleunigungsverletzungen 113
Haltungs- und Bewegungsanalyse 207–212
– Ganganalyse 210
– Wirbelsäulenanalyse 207, 210
Handbögen 236
handchirurgische Maßnahmen 254–257
– Carpaltunnelsyndrom 255
– Plexusanästhesie 254
– Supinator-Syndrom 257
– Tendovaginitis stenosans 255
Hautbelastungen 293
Hexenschuß 116
HMS (Hypermobilitätssyndrom) 13
hubfreie Mobilisation 76
Hyaluronsäure 121

Hypermobilität 1, 13
– Einteilung nach *Beighton* 15
– Erweiterung nach *Lahme* 15
Hypermobilitätssyndrom (HMS) 13

I
Institut für kulturelle Infrastruktur 259
Intrinsic-Plus-Stellung 236
Ischialgie 116

J
Jogging 220

K
Kauorgan 20
Kausystem 17–43
Kernspintomographie 206, 207
kieferorthopädische Aspekte 34–38
Kieferwinkelstütze nach *Lahme* 42
Kinesiologie 17
Knirschkontakte 25
Konversionsneurose 95
Kopfgelenksyndrome, funktionelle 90
Kopfschmerz 87–90, 112
– funktionelle Kopfgelenksyndrome 90
– Nackenkopfschmerz 89
– Spannungskopfschmerz 90
Korsett
– Gipskorsett 7
– Kunststoffkorsett 7
– Stützkorsett 9
Korsettbehandlung 5
Kortikoid 121
Krankenversicherung 260 263–265
Künstlersozialversicherungsgesetz 263

L
Lärmbelastung 290
Lasègue-Zeichen 117
Lendenlordose 117
Leukozytose 12
Lokalanästhetika 57, 93
Lumbalsyndrom 68, 116

M
Manualtherapie 57
Marfan-Syndrom 13

Sachverzeichnis

Massage, mobilisierende 76
Mechanorezeptoren 49
Medikamenten- und Alkoholabhängigkeit 291
Mobilisation
- hubfreie 76
- widerlagernde 76
mobilisierende Massage 76
Morbus *Scheuermann* 8-11
Muskel-Sehnen-Ansatz 47

N
Nackenkopfschmerz 89
Nervenkompressionssyndrome 240-247
Nervenverbindungen 49
Nervus trigeminus 23
Neuraltherapie 92
neuroradikuläres Zervikalsyndrom 111

O
Ohrenbelastungen 294
Operation nach *Hohmann/Wilhelm* 57
Overuse-Syndrom 45-77

P
Parese 117
Physikalische Medizin 215-219
Plexus brachialis 64
Plexusanästhesie 254
PNF (propriozeptive neuromuskuläre Fazilitation) 52
Projektionsbeschwerden 28
Projektionschmerzen 29
Prophylaxe 32
propriozeptive neuromuskuläre Fazilitation (PNF) 52
Psychologie im Theater 283

R
Rehabilitationseinrichtungen 266
Rentenversicherung 260
Repetitive Strain Injury (RSI) 68
Rotatorenmanschette 58

S
Scheuermann-Krankheit (*siehe* Morbus *Scheuermann*)
Schiefhals 110
Schienen
- dynamische 233, 234
- statische 232
Schienenbehandlung 220-252
- nach Amputation 228
- bei Funktionseinschränkungen 226
- Protektion 222
Schienenkonstruktion 230
Schlundmuskulatur 22
Schmerz (*siehe auch* Kopfschmerzen) 77-98
- Behandlung 85-87, 91
- - Lokalanästhetika 92
- - Neuraltherapie 92
- - physikalische Verfahren 99
- psychosomatische Aspekte 94
- somatischer 78
Schmerz-Dysfunktionssyndrom 29
Schmerzentstehung 78
Schmerzerleben, subjektives 79
Schmorl'sche Knötchen 8
Schulterblatt 59
Schwimmen 220
Schwindel 112
Sehne
- Reaktionen auf Immobilisation 50
- Verschleißerkrankungen 52
Sehnengewebe 48, 49
Sehnen-Knochen-Ansatz 48
Sehnenvariationen 10
Sehnenverletzungen 53
Seitverbiegungen 1
sekundäre Prävention 1
Skelettsystembelastungen 294
Skoliose 2-6
- funktionelle 2
- Gipsverbände 5
- Korsettbehandlung 5
- strukturelle 2
Skoliosis ischiadica 117
„Slow twitch"-Muskelfasern 69
soziale Sicherheit 259
sozialmedizinische Aspekte 259-296
Spannungskopfschmerz 90
Spondylarthrose 109
Spondylolisthesis 6-8
Spondylolyse 6

Spondylosis deformans 108
Sport (Sporttherapie) 219, 220
- Fitneßtraining 220
- Florettfechten 220
- Jogging 220
- Schwimmen 220
- Wasserwalking 220
statische Wirbelsäulenanalyse 207, 210
Stoffwechselstörungen 11-17
Stützkorsett 9
Styloiditis radii 61
subjektives Schmerzerleben 79
Supination 56
Supinator-Syndrom 257

T
Tendomyosen 51
Tendopathien
 (*siehe auch* Sehne) 46-58
Tendovaginitis
- der Fingerbeugesehne 247
- stenosans 248-250, 255
- - de *Quervain* 247, 248, 255
Thoracic Outlet Syndrom 63
Tophi 12
Totalendoprothese 122

U
Überbrückungsmieder

Überlastungsbeschwerden (*siehe auch*
 Overuse-Syndrom) 1
- des Daumensattelgelenkes 250
Unfallverhütungsvorschriften 274
Unfallversicherung 260, 265, 266

V
Valleix'sche Druckpunkte 116
Versorgungsanstalt der deutschen Kulturorchester 266
vertebrobasiläres Syndrom 112

W
Wasserwalking 220
widerlagernde Mobilisation 76
Wirbelfusion 8
Wirbelgleiten (*siehe* Spondylolisthesis)
Wirbelsäule, seitliche Verkrümmung
 (*siehe auch* Skoliose) 2
Wirbelsäulenanalyse 7
- dynamische 210
- statische 208, 210

Z
Zähneknirschen (*siehe* Bruxismus)
Zervikalsyndrom 67
Zervikozephalgie 89
Zungenmuskulatur 22

Druck (Computer to Film): Saladruck, Berlin
Verarbeitung: H. Stürtz AG, Würzburg

MIX
Papier aus verantwortungsvollen Quellen
Paper from responsible sources
FSC® C105338

If you have any concerns about our products,
you can contact us on
ProductSafety@springernature.com

In case Publisher is established outside the EU,
the EU authorized representative is:
**Springer Nature Customer Service Center GmbH
Europaplatz 3, 69115 Heidelberg, Germany**

Printed by Libri Plureos GmbH
in Hamburg, Germany